本专著受国家重点研发计划项目资助——基于“道术结合”思路与多元融合方法的名老中医经验传承创新研究（项目编号：2018YFC1704100）

王琦 著
倪诚 整理

王琦医书精选

5

王琦方药应用31论

全国百佳图书出版单位
中国中医药出版社
·北京·

图书在版编目（CIP）数据

王琦方药应用 31 论 / 王琦著；倪诚整理 .—北京：
中国中医药出版社，2022.12
（王琦医书精选）
ISBN 978-7-5132-7931-4

Ⅰ .①王… Ⅱ .①王… ②倪… Ⅲ .①方剂学 Ⅳ .
① R289

中国版本图书馆 CIP 数据核字（2022）第 223594 号

中国中医药出版社出版
北京经济技术开发区科创十三街 31 号院二区 8 号楼
邮政编码　100176
传真　010-64405721
北京联兴盛业印刷股份有限公司印刷
各地新华书店经销

开本 787 × 1092　1/16　印张 18.75　字数 359 千字
2022 年 12 月第 1 版　2022 年 12 月第 1 次印刷
书号　ISBN 978 – 7 – 5132 – 7931 – 4

定价　79.00 元
网址　www.cptcm.com

服 务 热 线　010-64405510
购 书 热 线　010-89535836
维 权 打 假　010-64405753

微信服务号　zgzyycbs
微商城网址　https://kdt.im/LIdUGr
官 方 微 博　http://e.weibo.com/cptcm
天猫旗舰店网址　https://zgzyycbs.tmall.com

如有印装质量问题请与本社出版部联系（010-64405510）

本专著受国家重点研发计划项目资助——基于“道术结合”思路与多元融合方法的名老中医经验传承创新研究（项目编号：2018YFC1704100）

第一课题组：名老中医经验挖掘与传承的方法学体系和范式研究（课题编号：2018YFC1704101）

内容提要

用药如排兵、用方如布阵。本书为《王琦医书精选》之一，全书在系统考察王琦教授对方药应用31论研究历程的基础上，分理论、应用两篇加以全面介绍。理论篇包括“用方9论”和“用药22论”。“用方9论”突破传统的辨证立法、以法统方的主流格局，架构主病主方、汤方辨证、辨体用方、经方、名方、小方、自拟方、方药活用、组方法度等多元化的制方模式，其中主病主方较之专病专方、汤方辨证较之辨证用方具有明显的优势，辨体用方较之辨病、辨证用方具有无可替代的作用。“方药应用31论”针对方药历史上不同学派之争，提出“经方时方各擅其长，无需各立门户；辨证用方专病专方，无需形同水火；复方单方择善而从，无需厚此薄彼；活方活法活用，全在领悟贯通”，以申其义。“用药22论”打破传统的“以药论药”的单一格局，构建阴阳论、动静论、升降论、开阖论、润燥论、轻重论、气血水论、药量论、性味论、辨体论、要药论、专药论、专长论、毒药论、反药论、时令论、对药论、引药论、生熟论、药敏论、男女论、药食论等多元化的遣药模式，其中辨体论、男女论和药敏论从“药－体”视野重视不同的体质类型和状态对药物反应的个体差异性，药食论从“药食同源”角度引导人们认识“食兼药用”的意义。应用篇包括方剂类、中药类、实验研究及国外中药研究，较为全面地反映了王琦教授将方药理论研究转化为临床应用、基础研究的思路和成果。

经方时方各擅其长，无需各立门户；
辨证用方专病专方，无需形同水火；
复方单方择善而从，无需厚此薄彼；
临证活方活法活用，全在领悟贯通。

——王　琦

前言

在中医药理论指导下，中药和方剂蕴含着丰富的遣药制方思想，不仅是中医理、法、方、药的重要组成部分，而且是辨病、辨证、辨体论治的产物，是古今医家学术思想和临床经验的载体。明代医家张景岳在《景岳全书》卷五十～六十设有“新方八阵”与“古方八阵”，清代医家徐灵胎在《医学源流论》卷上专设“用药如用兵论”。用药如排兵、用方如布阵的理念由此可见。

我在近50年的临床实践中，充分认识到临证是源头活水，方药须活法活用，逐渐感悟并形成用方9论和用药22论，合称“方药应用31论”。回顾我的研究历程，大约经历了以下几个阶段：

一、汲取小方与讲究组方法度阶段（1960～1980年）

民间小验方有很多好东西，值得认真汲取，其中有的甚至是重大科研成果的开端。早在20世纪60～70年代，我在江苏高邮工作时，和有关同志参加青蒿抗疟的验证工作，整理了“青蒿治疗疟疾125例疗效观察”刊登在《陕西新医药》1975年第3期上发表，并对青蒿抗疟文献做了复习，青蒿绞汁生服与《肘后方》所载一致。中医研究院中药所等单位同时派人到高邮实地考察，为后来“青蒿素”的研制提供了第一手材料。1970年初，我从民间用大蒜、芒硝外敷“流痰”的经验中得到启示，首先用于单纯性急性阑尾炎外敷治疗获得成功，并推广运用340例，痊愈率为90.9%，在江苏省中草药展览会上展出。除撰文在《新医学》杂志发表外，《新华日报》为此做了专题报告，嗣后有关急腹症书籍将此疗法列为治疗措施之一。

这一期间，我还先后运用鬼针草熏法治疗小儿单纯性腹泻等，均有临床总结见诸报刊，并发表“加强小方小药的研究工作”“谈组方法度及加强小方研究应用的意义”“医生处方用药力求少而精”等专文，倡导对小方的应用。

二、初拟新方与习用名方阶段（1965～1975年）

自拟方为古今医家在长期的医疗实践中，根据临床心得总结出来的有效方剂。20世纪60年代，我自拟龙胆清脑汤（龙胆草、大青叶、连翘、栀子、黄芩、石膏、牡丹皮、生地、玄参、天麻、钩藤、石决明、杭菊花）治疗流行性脑脊髓膜炎37例，治愈36例，仅1例有后遗症（“龙胆清脑汤治疗流行性脑脊髓膜炎37例的临床小结”发表在《江苏中医》1965年第12期）。该方据余师愚清瘟败毒饮化裁，并重用龙胆草。用自拟方升提固脱煎（党参、白术、生黄芪、制黄精、制龟板、大枣、枳壳、巴戟天、当归、升麻、益母草）内服，再配合益母草、枳壳煎水熏洗，治疗子宫脱垂20例，有15例Ⅱ度以上者获愈（“升提固脱煎合并外治法治疗子宫脱垂20例”发表在《辽宁中医杂志》1980年第6期）。用自拟五参汤（党参、太子参、丹参、玄参、参三七）治疗急性心肌炎及窦性心动过速颇效。用自拟方柴芩二丁半汤（柴胡、黄芩、金钱草、郁金、蒲公英、紫花地丁、半边莲、木香、川楝子）治疗急性胆囊炎，经100例临床观察，痊愈57例，显效31例，好转9例，3例转手术治疗。用自拟五草汤（车前草、鱼腥草、白花蛇舌草、益母草、茜草）治愈急性泌尿系感染，症见尿频、尿急、尿痛、小便淋沥不畅等，肉眼血尿或镜下血尿，尿常规检查见大量白细胞或红细胞，经治数百例，皆屡验不爽［收载于2008年中国中医药出版社出版的《中国当代名医名方录（修订本）》］。

1976年之前我用名方较多。后来对于名方的应用，主要学习其制方思想，临证时既能执守，又能圆通，明其理而活其法。诚如清代韦协梦所说：“方虽出于古人，药仍进于医手，安可抱残守缺，以某方治某病，必求几希之合而昧化裁之妙哉？”（《医论三十篇》）补中益气汤原治中气不足、清阳下陷之气虚发热，我根据《内经》“中气不足，溲便为之变”理论及补气固摄思想，用治神经性尿频及乳糜尿常获效机。复元活血汤原治跌打损伤，恶血留于胁下，痛不可忍等症，我根据活血祛瘀、疏肝通络的制方思想，用于治疗前列腺痛，常数剂痛止。所以，对名方的应用，主要是师其法而活其用。

三、重视经方与汤方辨证阶段（1976年至今）

1976年我在全国中医研究生班随岳美中、赵锡武、王文鼎、方药中等名老中医查房门诊，后又跟任应秋、刘渡舟等教授学习。见到他们尽管学术风格各异，但熟谙经典、擅用经方的功底则一，目睹其治验甚多，常以经方起沉疴，愈顽疾，不惟理法谨严，学有渊源，且圆通活变，独具匠心。我和盛增秀等同志对他们的经验进行认真整理，结合我们的临床体会和近人经验写成了《经方应用》一书（1981年宁夏人民出版社出版），由于便于临床应用，出版后受到了读者的欢迎。由我整理的“五位现代名老中医应用经方经验”在《陕西中医》1982～1983年连载5期。

“汤证一体”是经方核心思想。张仲景在方证之间建立了“证因方名，方因证立”的内在联系，如桂枝汤证、麻黄汤证、青龙汤证等，从而成为张仲景辨证论治的一个显著特点。我认为，方若游离了证，则无的放矢；证若游离了方，便治无所依。“汤证”是中医辨证论治的要素之一，其方法亦为医家习用。1998 年我为畅达主任医师《汤方辨证及临床》所写序文中也表达了以上论述。

四、开创辨体用方论阶段（1977 年至今）

较长时期以来，中医临床多强调辨病、辨证用方，忽略淡化辨体用方；中医科研仍停留在“方－病”“方－证”方面，有关“方－体相应”的研究阙如，从而使临床、科研思维局限，成为影响并制约中医疗效提高的重要因素之一。

从 1977 年至今，我在从事中医体质学的研究过程中，一直在思考中医体质理论如何向临床实践转化的问题。经过 30 年坚持不懈的探索与实践，先后提出“辨体论治”“辨体用方”论；撰写的“论辨体论治的科学意义及其应用”发表在《浙江中医药大学学报》2006 年第 2、3 期，“辨体用方论”发表在《天津中医药》2009 年第 1、2 期。

“辨体用方论”的提出，不仅是中医方剂学新的视角，而且使人们在临床上从“方－证”“方－病”的思维角度，转向“方－体”的思维角度，即以体质特征与状态为前提，整体把握以人为本，从而产生思维方式的转换。改善体质将是中医学防治疾病的新途径，在方药研究方面也将产生新的思路与成果。

五、主张方药活用论阶段（2000 ～ 2006 年）

昔孙思邈有“读书三年，便谓天下无病可治，及治病三年，乃知天下无方可用”之语。天下方书，数以万计，何以“无方可用”？我以为，一则理论积淀不够，难以掌握贯通；二则领悟欠深，难以临证活用。于是，撰写了“方药活用论”发表在《天津中医药大学学报》2006 年第 3 期。主张“经方时方各擅其长，无需各立门户；辨证用方专病专方，无需形同水火；复方单方择善而从，无需厚此薄彼；活方活法活用，全在领悟贯通”。

六、构建用药 22 论阶段（2003 年至今）

关于临证用药，清代医家徐灵胎在《医学源流论》卷上专设“用药如用兵论”。他说：“古人好服食者，必生奇疾，犹之好战胜者，必有奇殃。是故兵之设也以除暴，不得已而后兴。药之设也以攻疾，亦不得已而后用，其道同也。故病之为患也，小则耗精，大能伤命，隐然一敌国也。以草木偏性，攻脏腑之偏胜，必能知彼知已，多方以制之，而后无丧身殒命之忧。”用药如同用兵的道理由此可见。理法方药中药物升降浮沉的把握，性味亲和的选择，轻重润燥的安排，动静结合的驱遣，分量多寡的裁酌，多含精蕴。作为驾驭药物的医生，必须了解每味药的四气五味、升降浮沉、功效特长等。

一个有经验的好医生，之所以有灵验、神奇的用药效果，与其独特的用药理论、风格有关，即所谓“用之中的，妙不可言”。我将临床用药理论归纳为阴阳论、动静论、升降论、开合论、润燥论、轻重论、气血水论、药量论、性味论、辨体论、要药论、专药论、专长论、毒药论、反药论、时令论、对药论、引药论、生熟论、药敏论、男女论、药食论 22 个方面。2010 年 5 月 8 日、2011 年 11 月 9 日，我分别在第四批全国名老中医药专家学术经验继承培训班、北京中医药大学第 13 届学术节上做了“临床用药 22 论”报告，引起强烈反响。

七、倡导主病主方论阶段（2007 年至今）

在辨病用方的形成和发展过程中，古今医家和学者对于主病主方与专病专方、多病通治方三种学说的内涵和外延界定不一，尤其是“通治方”常与专病专方混为一谈，且将其概念外延至专科系列方、分经专病系列方等。清·徐灵胎《兰台轨范》中首次对主病主方与多病通治方做了较为贴切的初步界定，其曰“一病必有主方，一方必有主药”“如一方所治之病甚多者，则为通治之方，先立通治方一卷以俟随症拣用”。遗憾的是并未引起后世足够的重视。现代学者有谓专病通治方就是针对临床各科某一疾病的若干证候均能通治获效的方剂，前人亦称其为主方；亦有将专病专方与主病主方等同者。

有基于此，我在确定三位学术继承人的师承论文和学位论文时，由倪诚教授撰写“王琦教授主病主方学术思想和临床经验总结及治疗变应性鼻炎的临床研究”。在我的指导下，他首先从“主病主方”的内涵界定入手，进而研究主病主方“四级”制方思路及其“四维”运用模式，总结我对 10 个主病主方的诊疗经验，并开展 1 个病种的临床观察。2011 年 11 月 9 日，他在北京中医药大学第 13 届学术节上做了“王琦教授主病主方论”专题报告，引起到会者广泛兴致。《健康报》编辑闻讯随之即与他约稿，于 2012 年 1 月 4 日发表了“四维模式遣方用药——王琦教授主病主方论”。

本书在系统考察我对方药应用 31 论研究历程的基础上，分理论、应用两篇加以全面介绍。理论篇包括用方 9 论和用药 22 论。其中，“用方 9 论”涉及主病主方、汤方辨证、辨体用方、经方、名方、小方、自拟方、方药活用、组方法度；“用药 22 论”涵盖阴阳论、动静论、升降论、开合论、润燥论、轻重论、气血水论、药量论、性味论、辨体论、要药论、专药论、专长论、毒药论、反药论、时令论、对药论、引药论、生熟论、药敏论、男女论、药食论。应用篇包括方剂类、中药类、实验研究及国外中药研究，较为全面地反映了我的方药理论研究转化为临床应用、基础研究的思路和成果。

本书的学术价值体现在：一是突破传统的辨证立法、以法统方的主流格局，架构多元化的制方模式，其中主病主方较之专病专方、汤方辨证较之辨证用方具有明显的优势，而辨体用方较之辨病、辨证用方具有无可替代的作用。二是打破传统的“以药论药”的单一格局，构建多元化的遣药模式，其中辨体论、男女论和药敏论从“药－体”视野重视不同的体质类型和状态对药物反应的个体差异性，药食论从“药食同源”角度引导人们认识“食兼药用”的意义。三是针对方药历史上不同学派之争，提出“经方时方各擅其长，无需各立门户；辨证用方专病专方，无需形同水火；复方单方择善而从，无需厚此薄彼；活方活法活用，全在领悟贯通”，以申“方药活用论”之义。

本书在整理过程中，还得到了倪诚教授的博士生董伟、英孝及我的博士生俞若熙的大力协助，在此一并致谢！

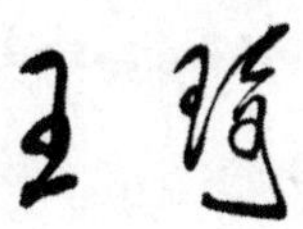

2022 年 6 月

目录

理论篇

第一章　用方9论

第一节　主病主方论[1]

在辨病用方的形成和发展过程中，古今医家和学者对于主病主方与专病专方、多病通治方三种学说的内涵和外延界定不一，尤其是“通治方”常与专病专方混为一谈，且将其概念外延至专科系列方、分经专病系列方等。清·徐灵胎《兰台轨范》中首次对主病主方与多病通治方做了较为贴切的初步界定，其曰“一病必有主方，一方必有主药”“如一方所治之病甚多者，则为通治之方，先立通治方一卷以俟随症拣用”。遗憾的是并未引起后世足够的重视。现代学者有谓专病通治方就是针对临床各科某一疾病的若干证候均能通治获效的方剂，前人亦称其为主方；亦有将专病专方与主病主方等同者。

一、主病主方的内涵界定

王琦教授根据清·徐灵胎《兰台轨范》中提出的“主病主方主药”构想，将主病主方的内涵界定为，一病多方中高度针对贯穿整个疾病始终的主导病机的方剂。如东汉时期张仲景论治百合病有百合地黄汤、百合知母汤、滑石代赭汤、瓜蒌牡蛎散多方，其中高度针对百合病心肺阴虚内热这一主导病机的主方便是百合地黄汤；明·孙志宏《简明医彀》一书在各种疾病后列有主方、成方及简方。所列主方，多系参酌古今文献，结合个人经验体会的自订方，虽无方名，但立方缜密，遣药灵变，或附加减用法，均能切中病机，着意于探索多种疾病的规范化治疗，便于读者参酌选用。如选用当归、生地、白芍药为三消主方，对于上消加人参、麦冬、五味、天花粉水煎，入生藕、鲜地黄汁、人乳服，中消加石膏、知母、甘草、滑石、寒水石，下消加黄柏、知母、熟地、五味子之类。这种制方思路，在主病主方的发展源流中具有典型意义。王琦教授于临床中创用黄精赞育胶囊治疗男性不育，疏肝益阳胶囊治疗阳痿，二药已成为国家新药，海内外患者

[1] 倪诚．王琦教授主病主方学术思想和临床经验总结及治疗变应性鼻炎的临床研究．北京中医药大学临床医学专业博士学位论文，2011：22-32.

皆有服用，多效。主病主方有别于一病一方的专病专方，也异于一方可治多病的通治方。

二、主病主方思想的精髓

审机制方是辨病论治的精髓，是主病主方的逻辑基础。清·柯琴将审机制方作为评价良工的依据，“因名立方者，粗工也；据症定方者，中工也；于症中审病机察病情者，良工也。仲景制方，不拘病之命名，惟求症之切当，知其机得其情”（《伤寒论翼·制方大法第七》）。清·罗浩进一步指出上工审机与组方的先后程序，“医者精于四诊，审察病机，毫无遗误，于是立治以用药，因药以配方……知此乃神圣之极功，上工之能事也”（《医经余论》）。由此可见，“审察病机”是辨病论治的关键所在，明辨病机是论治中立法遣药制方的前提。根据病机所涉及的病因、病位、病性和病势等基本要素，临床辨病论治在根本上则是依据患者的信息，辨识出主病所涉及的因、性、位、势，在此基础上进一步针对病机诸要素遣药制方。

审机制方的实施思路有三：一是分清病机层次，有序遣药组方；二是揆度病机态势，把握制方法度；三是辨识复杂病机，注重“无者求之”。

（一）分清病机层次，有序遣药组方

审机制方是将疾病的病机辨识与方药配伍原理两方面联系起来，以实现“方病对应”的一种辨病论治技术。只有明辨病机主（主导病机）次（次要病机），才能把握制方的整体结构。方剂一般由君药、臣药、佐药、使药四部分构成。主病主方是高度针对贯穿整个疾病始终的主要病机，在君药主导下的君、臣、佐、使各部针对病机多环节的分层夹击的多种作用的集合。例如，王琦教授针对原发性高血压病气逆血乱热扰水停的病机特点，治从清肝镇逆、活血利水立法，取《医学衷中参西录》建瓴汤与《金匮要略》茯苓泽泻饮合方加减。方中重用入血分、性善下行之川牛膝引血下行，活血利水；代赭石质重沉降，擅镇肝逆，合牛膝以引气血下行，直折亢阳，平定气血逆乱之势，共为君药。臣以生龙骨、生牡蛎镇肝潜阳。肝阳偏亢，易于化火生风，所谓“气有余便是火”，故用竹茹清肝泄热；槐角清肝润燥，《本草汇言》善用其治“肝热风燥”；茯苓、泽泻助川牛膝活血利水之力，以上同为佐药。诸药配伍，共奏清肝镇逆、活血利水之功。

（二）揆度病机态势，把握制方法度

所谓病势，是指病情的缓急之势与病证演变发展的趋势。落实到“度势制方”主要有以下两方面内容。

一是根据“治未病”中已病防变的原则，采用截断病机演变的配伍组方思路。如临证在针对当前病证的主导病机为主攻的同时，结合病机的演变趋势，适当选配一些防变的药味，所谓先病用药，以控制病情的发展。例如，王琦教授运用气血痰火“四郁”理论治疗抑郁症，即是在针对气机郁结主导病机为主攻方向的同时，洞察气郁易致血瘀、生痰、化火等病势，以疏肝解郁为主法，兼行活血、祛痰、泻火等法，可有效控制病情发展。

二是顺应病机偏激之势，巧施“反佐”配伍的思路。针对临床一些病重邪甚，病势太过偏激、拒药不受的严重或复杂病情，在不改变全方主治方向的前提下，配用与君药药性相反且能顺应病势（同气相求）的药味，可在全方治疗中发挥相反相成、提高疗效的作用。例如，王琦教授治疗湿热阻滞精室的前列腺炎，针对有时单用黄柏等苦寒药清热燥湿难能取效，少佐辛温之乌药顺应湿热蕴结太过的病势，则可避免拒药不受，有利于清泄湿热。

（三）辨识复杂病机，注重“无者求之”

症状群为病机的外部表象，病机与症状群之间有着一定的对应关系。临床辨识病机主要依据症状进行“司外揣内”。但疾病千变万化，况且辨证论治本身有其一定的局限性，而一些疾病的病机与症状群也并非对应关联，即所谓“症机分离”者亦复不少，如疾病明确而无症状者（无症状性少弱精子症、无症状性蛋白尿等）；症状群中部分症状与病机相反者（真热假寒或真寒假热，大实羸状或至虚盛候等）；症状群中部分症状虽与疾病病机相同但与体质类型相反（湿热痤疮和/或胃火牙痛与阳虚体质表现并见、风寒感冒与阴虚体质表现兼有等）；有同症异病（同一尿频症可分别见于前列腺炎、前列腺增生症和糖尿病等）或同症异机者（同一失眠有阴阳失交、肝不藏魂、心不藏神、心肾不交等不同病机）等。因此，透过病状辨识其真正病机，发现其潜在病机，或探察其新病机，即“无者求之”，对于临证制方遣药至关重要。

三、主病主方的方法

王琦教授在40多年的临床实践中，逐步探索出移植成方、组合小方、新拟验方的主病主方的制方方法。

（一）移植成方挪作新用

异病同治与同病异治，具体体现了中医辨病－辨证－辨体论治的特点。其中不同疾病的共性病机是异病同治的理论依据。谨守方证病机特点，移植成方挪作新用，是主病主方的重要制法和特色之一。例如，当归贝母苦参丸原治妇人妊娠，湿热下注，气郁血虚所致小便难而饮食如故者，王琦教授根据方后所注“男子加滑石半两”，结合前列腺炎湿热下注，气郁血虚（血瘀）的病机要点，移植该方作为前列腺炎的主方；复元活血汤原治跌打损伤，恶血留于胁下，痛不可忍等，王琦教授根据慢性前列腺炎盆腔综合征常出现会阴部刺痛、前列腺直肠指诊常变硬或有结节的血瘀表现，结合西医学关于前列腺因慢性炎症刺激易出现纤维化病变的认识，抓住慢性前列腺炎盆腔综合征“腺体瘀浊阻滞”的病机要点与复元活血汤证“瘀血阻络”的病机特点相符，将复元活血汤移植用于慢性前列腺炎盆腔综合征主方，获效满意；四逆散原治阳郁厥逆，后世拓展用于肝郁气滞所致的多种病证。王琦教授针对男科阳痿多与肝郁气滞、阳气郁遏有关，治肝之法多为常用，故将四逆散加味移植用于阳痿主方，体现阳痿“从肝论治”的制方思想。他如将原用治妇人癥瘕的桂枝茯苓丸移植用作前列腺增生症主方，变妇科之方为男科之用等亦属此例。

（二）组合小方分层合击

临床上，病情变化多样。对于病机复杂的病证，王琦教授根据所治疾病多环节病机的主次轻重，有针对性地选择药味较少的两个以上小方联合应用，以发挥综合治疗效果。例如，王琦教授根据心律失常气阴两虚、心脉瘀阻的病机要点，结合《难经》“损其心者，调其营卫”的观点，将益气养阴之生脉散与活血化瘀之丹参饮、调和营卫之桂枝汤三方组合成心律失常主方；根据冠心病痰瘀互结、气微邪痹的病机要点，选用瓜蒌薤白白酒汤宣痹通阳，丹参饮、金铃子散活血行气，参苏饮（人参、苏木）益气祛瘀，四方合用组成冠心病主方“宽胸通痹汤”。这种由若干小方组合的主方，具有主攻明确、分层合击的整体效应，以及化繁为简、便于掌握的特点，值得提倡。

（三）新拟验方另辟蹊径

王琦教授指出，新拟验方既不是随意的组合，也不是传统方剂的简单加减，必须具有新的制方理论和明确的适应范围。考古今医方，张仲景金匮肾气丸的制方思想突出“阴中求阳”和“少火生气”；钱乙所制六味地黄丸的制方理论则遵循“壮水之主，以制阳光”，因此去金匮肾气丸中附子、桂枝，改干地黄为熟地黄，其主治功效与原方比较已发生了根本变化；张景岳根据“阳中求阴”的制方理论，去六味地黄丸中的“三泻”泽泻、茯苓、牡丹皮，加枸杞子、菟丝子、龟板胶、鹿角胶、川牛膝，制成左归丸；王琦教授根据《内经》“阳化气，阴成形”的理论，在六味地黄丸基础上加枸杞子、桑椹子、仙灵脾、巴戟天等，制成少弱精子症主方。诸如此类的制方方法，颇能体现方剂的制方理论，更能显示制方配伍的特色和特殊规律。

四、主病主方“四维”运用模式

诊疗模式是人们对诊疗活动内在规律认知的反映，它体现其实用性与先进性，直接关系到临床水平与能力的提高。中医诊治疾病的方法丰富多彩，灵活多样。长期以来，中医辨证论治作为核心的诊疗技术，能够有效指导临床，但难以寻找群体规律。要找到这样一种诊疗技术，既能够反映个体差异，又有助于实施群体干预。王琦教授在肯定辨证论治重要性的同时，提出了要形成符合中医当代临床科学规范的、多元动态的开放性的中医诊疗新模式，要根据临床实际，灵活运用辨病论治、辨证论治、辨体论治，多种方法相互结合补充。

王琦教授提出的辨病 - 辨体 - 辨证诊疗模式，现已成为指导已病状态下的多元化运用模式。临床实践表明，中医辨病用方与辨证、辨体用方之间存在“离合关系”。

（一）疾病急骤——主方为纲

主病主方旨在反映疾病病机与方药配伍之间的应答关系。当疾病急骤或突显，病势进展比较迅速，此时疾病的主要矛盾远重于证候表现或体质状态时，应当纲举目张，即以主病主方为纲，也可结合辨证和 / 或辨体加减。王琦教授对于 1 期、2 期原发性高血压病主要用自拟“镇逆降压汤”治疗，对于 3 期高血压患者，常加羚羊粉和 / 或珍珠粉冲服，以平肝息风。如单纯舒张压偏高者，可加生黄芪、葛根、茜草以益气活血。如病程中兼见阳亢化火、痰热腑实等证，和 / 或患者的体质特征较为明显（或阴虚或湿热或痰湿）时，适当兼顾。如此用方，则主次分明，有的放矢，取效迅捷。

（二）病证同显——合方分击

辨病的指向目标是疾病全过程的病理特点与规律，是对某一疾病发生、发展规律的总体认识；辨证的指向目标则是“病”过程中的某一阶段，将疾病某一阶段的病理特点与规律作为研究的主体。当疾病的病情较为轻缓，证候表现较为明显时，一般“合方分击”，即主病主方与辨证用方并举。例如，王琦教授治疗失眠，以法半夏、夏枯草、百合、苏叶、酸枣仁、甘松、柴胡、白芍为主方（高枕无忧汤），如伴见肝郁气滞证，需合用逍遥散；如肝郁化火，合用丹栀逍遥散；肝胆气郁者，合用柴胡加龙骨牡蛎汤；肝胃不和者，可用抑肝散等。这种病证结合，合方分击的用方策略常在临床中实施。

（三）多恙并存——调体用方

辨体所指向的目标是“人”，将人作为研究的主体，主要诊察形体、禀赋、心理以及地域和奉养居处等对人的影响，亦即人对这些因素的反应。当并存的多种病症均以体质为共同背景，则可“多元归一”，即通过辨体用方调治多种病症。前述王琦教授所制“益气轻健汤”调治痰湿体质易患肥胖及代谢综合征者即属此例。

（四）先病后体——序贯用方

在患病过程中，体质、疾病、证候三者从不同的角度、不同的层面反映了疾病的本质、规律与特征。由于病与证的发生都以体质为背景，所以针对当前病证的主病主方或结合辨证用方已获显效时，则可“序贯用方”，即以辨体用方为主用以巩固疗效。这种用方思路在大多情况下均可采用实施，有助于防止疾病复发。

综上所述，“辨病-辨证-辨体”诊疗模式是基于疾病、证候、体质之间的内在联系，将辨病、辨证、辨体相结合，进行综合运用的一种临床诊疗模式。对于已病状态下，王琦教授主张辨病为纲结合辨证辨体的“三维诊疗观”，贯穿主病主方专药的学术思想，强调针对病机，或移植成方或组合小方或新订方药的制方思路。决定辨病用方与辨证、辨体用方这一“离合关系”的因素有四：一是已病状态下病情的轻重缓急和证候的有无；二是体-病相关的关联度大小；三是疾病防治的目标与策略；四是疗效的获取与巩固。

主病主方“四级”制方思路的提出和“四维”运用模式的构建，既体现辨病与辨证、辨体有机结合，又不失目标指归明确、执简驭繁，其针对性与灵活性高度统一的特点，为中医临床诊疗模式注入了新的内涵。

第二节　汤方辨证论[1]

《伤寒论》的辨证思维丰富多彩，其重要特色之一是创立了“汤证一体”的辨证体系。其汤证之间相互对应，后人因之称为汤证，如桂枝汤证、麻黄汤证、青龙汤证等，这样便建立了“证因方名”“方因证立”的内在联系，从而成为仲景辨证论治的一个显著特点。柯韵伯谓，“仲景之方，因证而设……见此证便用此方，是仲景活法”（《伤寒来苏集》）。为了使仲景方更切合临床实用，柯氏在所著《伤寒论附翼》中，亦从辨证论治角

[1] 王琦. 汤方辨证及临床. 北京：中国中医药出版社，1999.

度采用了证以方名，方随证附，以方类证的编写方法，使方证紧密相依。

后世医家对于汤证亦十分重视，清·罗美《古今名医方论》明确指出“夫不知证，便不知方矣”。如逍遥散、二陈汤、理中丸、阳和汤、生化汤均各有其特定证候与病机，方若游离了证，则无的放矢，证若游离了方，便治无所依。由此可见，“汤证”是中医辨证论治的要素之一，其方法亦为医家习用。但一个较长时期以来，人们论及中医辨证论治的内容，多为八纲辨证、脏腑辨证、三焦辨证、卫气营血辨证等，而鲜有论及汤方辨证者，使“仲景活法”竟少问津，隐而不明。

第三节　辨体用方论[1][2][3]

一、辨体用方的理论基础

辨体用方主要研究并阐发人的不同体质状态与其所应用方剂之间的应答关系，即根据不同人群及不同体质特征个体——方剂的反应表达，把握内在规律，从而提高用方的疗效与安全性，体现中医学“因人制宜”的治疗思想。辨体用方与辨病、辨证用方相结合，为临床用方提供多元化的综合用方思维模式。

（一）辨体施方，以人为本，是重要的防治原则

辨体用方的理论基础是辨体论治。“体”是体质。不同个体的特征分别具有各自不同的遗传背景及后天影响因素，其呈现的状态信息表达着生命、健康与疾病现象。辨体论治即以人的体质为认知对象，从体质状态及不同体质分类的特性，把握其健康与疾病的整体要素与个体差异，制定防治原则，选择相应的治疗、预防、养生方法，从而进行“因人制宜”的干预措施。辨体质状态，包括辨体质的强弱胖瘦、年龄长幼、南北居处、奉养优劣等，其中包括人体的肤色、形态、举止、饮食习惯、性格心理以及对季节气候、地域变更的适应性等；辨体质分类，主要对阴虚之体、阳虚之体、气虚之体、痰湿之体等不同体质的区别，或补其阴，或温其阳，或益其气，或利其湿，以恢复其阴阳平衡，实为治本之意。

---

[1] 王琦，倪诚．辨体用方论（一）．天津中医药，2009，26（1）：1-4.
[2] 王琦，倪诚．辨体用方论（二）．天津中医药，2009，26（2）：93-95.
[3] 王琦．方为人所用 方为人所宜．福建中医药大学学报，2010，20（1）：1-3.

盖人体有阴阳、气血盛衰之异，肥瘦老幼之殊；方药有汗、吐、下、和、温、清、消、补之法。中医治病要旨，即以方药之偏性以调节、纠正体质之偏颇，故遣方用药首当辨体，使体与方合，方与体应。《素问·三部九候论》指出："帝曰：以候奈何？岐伯曰：必先度其形之肥瘦，以调其气之虚实，实则泻之，虚则补之。必先去其血脉而后调之，无问其病，以平为期。"辨体施方不仅是取得疗效的前提，也是安全用药的关键。清·徐灵胎根据临床治疗的得失，深刻指出："天下有同此一病，而治此则效，治彼则不效。且不唯无效，而反有大害者，何也？则以病同而人异也。夫七情、六欲之感不殊，而受感之人各殊，或气体有强弱，质性有阴阳，生长有南北，性情有刚柔，筋骨有坚脆，肢体有劳逸，年力有老少，奉养有膏粱藜藿之殊，心境有忧劳和乐之别，更加天时有寒暖之不同，受病有深浅之各异，一概施治，则病情虽中，而于人之气体，迥乎相反，则利害亦相反矣。故医者必细审其人之种种不同，而后轻重、缓急、大小、先后之法，因之而定。《内经》言之极详，既针灸及外科之治法尽然。故凡治病者，皆当如是审察也。"（徐大椿《医书全集·医学源流论》）治病与辨体用方的重要性由此可见。

（二）"方为人所用""方为人所宜"，是辨体用方的出发点

因人制宜、辨体用方素为历代医家临证之首务。不少方药专著多有强调。宋·唐慎微说："药性一物，兼主十余病者，取其偏长为本，复应观人之虚实补泻、男女老少、苦乐荣悴、乡壤风俗并各不同。"（《重修政和经史证类备用本草·序例上·梁陶隐居序》）宋代国家药局对于不同人的体质，其补泻之法、用量轻重、给药剂型、加减用法亦均有不同要求。

金元医家在不少论述中，提出了"法因人定""方因人宜""方因人变"的思想。如朱丹溪说："诊脉之道，观人勇怯、肌肉皮肤，能知其情，以为诊法也。凡人之形，长不及短，大不及小，肥不及瘦；人之色，白不及黑，嫩不及苍，薄不及厚。而况肥人湿多，瘦人火多；白者肺气虚，黑者肾气足。形色既殊，脏腑亦异。外症虽同，治法迥别。"（《格致余论·治病先观形色然后察脉问证论》）他强调病证虽同，而人有各殊，治法亦异。张从正则指出，治病用方要在把握基本法则的基础上，据其人之不同，病之演变而权衡所宜。他在《儒门事亲》中说："此法虽几于万全，然老幼强弱，虚实肥瘦不同，临时审定权衡可也。病有变态，而吾之方亦与之俱变。"

明·李中梓在《医宗必读》中指出，人有奉养居处的优劣，而有脏腑、筋骨之坚脆，腠理之疏密不同，对于攻补的多少又当"以方宜为辨、禀受为别、老壮为衡、虚实为度，不得胶于后养一途，而概为施治也"。外科名医申斗垣在《外科启玄》中十分强调处方用药因人制宜，详论妊娠与产后、富人与穷人、肥人与瘦人、南方人与北方人、尼姑寡妇

与妓女、成人与婴儿所得的疮疡治法不同。

清·雷丰认为，用古方治今病必须重视古今体质的差异。他指出："书有古今，而人亦有古今，古人气体俱厚，今人气体渐薄，若执古方以治今人之病，不亦重乎……参考古今，则医理自得中和之道矣。"（《时病论·古今医书宜参考论》）陈士铎《石室秘录》以治法为纲，依次列举了128种治法，其中男治法、女治法、肥治法、瘦治法、劳治法、逸治法、富治法、贫治法、老治法、少治法、东南治法、西北治法等，无不关于体质。如肥治法云："肥治者，治肥人之病也。肥人多痰，乃气虚也。则气不能运行，故痰生之。则治痰焉可仅治痰哉？"瘦治法云："瘦人多火人尽知之。然而火之有余，水之不足也，不补水以镇阳光，又安能去火而消其烈焰哉？"说明用方要根据肥人、瘦人的生理病理不同，把握其法度，进行辨体论治。

上述医家均充分体现了"方为人所用""方须人所宜"的以人为本的用方思想。

（三）辨体用方，是多个民族与国家防治疾病的共同思想

黄煌认为有桂枝人、麻黄人、柴胡人、黄芪人、大黄人等。辨体用方思想不仅在中医学中得到充分体现，在我国少数民族医学中一直作为防治疾病的主要理论和手段。在朝鲜和日本等东亚国家亦多以辨体用方运用于临床。

就少数民族医学而言，藏医《四部医典》将体质分为"朗""赤巴""培根"三种基本类型。藏医讲究处方用药的性味因体质而异。朗型体质病证，宜选用甜、酸、咸之味，油腻重、软黏之性；赤巴型体质病证，多选用甜、苦、涩之味，清凉、稀、钝之性；培根型体质病证，宜选用辣、酸、涩之味，锐、粗糙、轻扬之性。蒙医将体质分为赫易型、希日型、巴达干型、赫易希日合并型、希日巴达干合并型、巴达干赫易合并型和赫易希日巴达干混合型7种。其治疗方法和用药亦根据体质类型来决定，如"赫易"体质病证宜用甘酸咸味的方药治疗，而不宜用苦寒类药物治疗，否则病不仅不愈，反会引起希日病或巴达干病。蒙医学根据赫易、希日、巴达干三元各自所具有的不同性能，将不同体质类型患病后的性质总和分为20种病性，又将药物的药性总结概括为17种基本性质，即寒、热、温、凉、轻、重、缓、急、清、润、燥、涩、柔、和、脂、固、动等，分别用于治疗、克制不同体质类型发病。

朝医"四象"体质医学理论是朝鲜医家李济马根据中医学《黄帝内经》中《灵枢·通天》五态人理论，取其太少阴阳、舍其阴阳和平人而提出的太阴、太阳、少阴、少阳四象人。按人的体质性格和精神心理状态进行辨象、辨证等。在处方用药上，认为一种疾病因"人象"不同，出现症状不同，应用方药也不同，并根据阴阳失调原理，提出了"四象"人基本药物方剂，划分了"四象"人的用药品种和用药法，包含了丰富的

体质理论。四象人的方药：少阴人方计42首，有桂枝汤、理中汤、姜附汤、四逆汤、桂枝人参汤等；少阳人方19首，如白虎汤、猪苓汤、五苓散、小柴胡汤、大青龙汤、小陷胸汤；太阴人方37首，如麻黄汤、桂麻各半汤、调胃承气汤、大柴胡汤、调中汤；太阳人方有五加皮壮脊汤、猕猴藤植肠汤等。

日本汉方医学亦倡用辨体用方，其受中医学影响源远流长，如曲直濑道三著有《启迪集》。他为门人订立了17条医则，被称为“道三流医则”，被奉为医家准则，其中包括诊病当问平素的肥瘦；因地制宜；少年、壮盛；老弱者治法当异；诸证先审气血之衰旺等，体现辨体论治的精神。日本汉方大家森道伯（1867—1931）创立一贯堂医学将现代人体质分为三型，第一型为瘀血体质，即通导散（大黄、芒硝、枳壳、厚朴、甘草、当归、红花、苏木、陈皮、木通）证；第二型为脏毒体质，即防风通圣散证；第三型为解毒体质，按年龄不同用柴胡清肝汤、荆芥连翘汤、龙胆泻肝汤等。

现代日本许多著名临床家，对方剂的应用每与体质相提并论，并以体质类型作为选方的依据。如山田胤光《中医百病疗治》，其中包括50多个病种，每病之下均有“依体质、症状分类的药方”一项，针对不同体型、体力、寒热体质进行选方。另外日本医学还使用经方用于体质的治疗与预防，其用药方法是把体质特点结合腹证作为依据，比如虚弱体质或腺病性质患者，见有胸胁苦满证，即可服用小柴胡汤，可以预防感冒、扁桃体炎、支气管炎等，起到改善体质的作用。

二、如何辨体用方

辨体用方的要义已明，临床中如何根据体质的不同类型、属性、肥瘦强弱、年长老幼、性别男女、南北居处等体质状态，进行处方呢？

（一）辨体质类型用方

人体体质存在个体差异性和群类趋同性，经过长达30年的研究，我们将体质类型分为平和质、气虚质、阳虚质、阴虚质、痰湿质、湿热质、瘀血质、气郁质、特禀质9种。气虚质以四君子汤、补中益气汤、参苓白术散为主；阳虚质以金匮肾气丸、右归丸为主；阴虚质以六味地黄丸、大补阴丸为主；痰湿质以化痰祛湿方、苍砂导痰丸为主；湿热质以甘露消毒饮、防风通圣散为主；血瘀质以桂枝茯苓丸、桃红四物汤为主；气郁质以逍遥散、柴胡疏肝散为主；特禀质以麻杏甘石汤、消风散、过敏煎为主等。

（二）辨体质的不同属性用方

明·张景岳从禀赋的阴阳、脏气的强弱盛衰、饮食的好恶等方面将体质分为阴脏、阳脏、平脏三型而道其用药的宜忌（《景岳全书》）。清·陈芝田则据其饮食寒热喜恶、大便形态次数及相关表现，对阴脏、阳脏、平脏详论辨体的诊断内容，并由此提出“此诊病用药第一紧要关头，临证时能如此体会虽不中不远矣”（《医法心传·诊病须察阴脏阳脏论》）。叶天士在《温热论》中对湿热病的治疗用药十分重视体质的属性。如素体阳气不足的，治疗时不可更伤其阳。阳虚之体，感受湿邪为病，则易致湿胜阳微，故应顾护阳气，即使湿渐化热，用苦寒之剂亦当适可而止。如素体阴虚火旺，治当顾护津液；阴虚火旺之体，湿热化火，用药宜凉，即使热退身凉亦不温补过早。叶天士辨体用方思想不仅贯彻治疗始终，而且对体质与病邪的关系及体质与调补关系皆做了深刻揭示。章虚谷所注尤能点拨个中旨趣，他说：“六气之邪，有阴阳不同，其伤人也，又随人身之阴阳强弱变化而为病。面白阳虚之人，本多痰湿，若受寒湿之邪，非姜、附、参、苓不能去，若湿热亦必黏滞难解，须通阳气以化湿，若过凉则湿闭而阳更困矣。面苍阴虚之人，其形瘦者，内火易动，湿从热化，反伤津液，与阳虚治法正相反也。”“损伤阳气者，宜先扶阳，而后滋阴。阴盛阳虚之人，而有伤阴者，宜先滋阴，而后助阳。斯当随时审察，不可不察。”（《医门棒喝》）

在辨体质阴阳虚实属性的同时，应审察病证的阴阳，从整体出发，用阴药无损于阳，用阳药无损于阴。近代名医魏长春在《魏长春临证经验集》中指出：“治病总宜辨其体质阴阳，才可知寒热虚实之治。”临床上对于病情迁延日久的疑难病症，详细了解其体质，有助于指迷定向。如某人素体形寒易感，是为卫阳虚，治病时必须注意在攻邪中扶助卫阳，以标本兼顾。如某人素体纳少便溏，是为中阳虚，治病时必须注重补脾，仓廪足而后有利抗邪。如某人素体阴虚火旺，虽受凉于一时，可预测其化热之先机，治必慎用劫阴化燥之品，而处处顾护其阴，此时掌握患者体质就有决定性意义。

由此可见，立法处方充分考虑体质因素，是“治病求本”的具体体现。调节体质，改善体质状况对疾病的治疗起着重要的作用。

（三）辨体质肥瘦、强弱用方

体质的肥瘦强弱是辨体用方的重要依据。明·张太素明确指出：“大凡治病，先看其病人之形肥瘦，候其气之盛衰。实则泻之，虚则补之，急泻未利，急补缓补，皆疾病之紧慢，用法治之乃全矣。”（《太素脉秘诀·神镜玉柜金经枢要》）如临床中大青龙汤必用于体质壮实，肌肉坚紧，年轻气壮之人，若形体虚胖，肌肉松散，年老气弱之人用必赍事。

历代医家对此有丰厚的认识。李东垣在《脾胃论·忽肥忽瘦论》中指出，有见忽肥而变为忽瘦的人，究其病机是饮食劳倦损伤胃气，欲恢复消瘦的体质，必当调理脾胃，使胃气平和，达到饮食增进，营养充实，培其根本，可见临证辨体是为调体之用。元·朱丹溪多依据体质之强弱决定立法处方。如人壮气实，火邪炽盛，甚至发狂者，可用正治方法，如大黄、芒硝、冰片之类；但人虚有火，以至发生虚狂证，便不能运用此法，当以生姜汤与之，法为从治；若投冰水正治，其病立危（《丹溪心法·火门》）。

由于肥人多湿多痰，瘦人阴虚多火，故在治法上"肥人不任清凉，瘦人不任温补"（清·许豫和《怡堂散记·卷下·又录名言》）。故徐灵胎深刻指出："盖病有始终寒热之异，药有前后用舍不同，形有肥瘦壮少不等，岂可以一方通治哉？"（《女科医案·调经门》）这一思想直接指导治疗。清·傅山在《女科仙方》中专论肥胖不孕，认为肥胖由于气虚痰湿内聚，"且肥胖之妇，内肉必满遮子宫，不能受精"，所治之法，不是专用泻火化痰而是重在调体，用加味补中益气汤补气健脾，使肥胖不孕得愈。

（四）辨老少年幼体质用方

《素问·上古天真论》论述了人的生长发育过程和具体的形态及功能特征。对于不同年龄段的治疗大略，《素问·示从容论》说："年长则求治于腑，年少则求治于经，年壮则求治于脏。"张景岳对此解释说："夫年长者每多口味，六腑所以受物，故当求之于腑，以察其过。年少者，每忽风寒劳倦，所受在经，故当求之于经，以察所伤。年壮者，多纵房欲，五脏以藏精，故当求之于脏，以察虚实。"（《类经·疾病类》）由于老少生理状态和脏腑功能状态有衰老和壮实的差异，所以"少壮新邪专攻是则，老衰久病兼补为规（明·沈应旸《明医选要济世奇方·卷1》）。"

对于老少补泻又当依据具体情况审察施治。"老年慎泻，少年慎补……遇有年高禀厚，年少赋薄者，又当从权，勿以常论（明·吴有性《医门普度温疫论·卷上·老少异治》）。"小儿的体质特点是"纯阳之体""稚阴稚阳"。宋·钱乙在《小儿药证直诀》中指出："（小儿）五脏六腑成而未全……全而未壮，脏腑柔弱，易虚易实，易寒易热。"因此临床用药必须审慎。诚如吴鞠通所说："其用药也，稍呆则滞，稍重则伤，稍不对证，则莫其乡。"当然小儿为纯阳之体，其脏器清灵，用药恰当会"随拨随应"。

综上所述，小儿体质的生理特点是"脏腑娇嫩，形气未充"，所以病理特点是"发病言易，传变迅速，易虚易实"。老年人生机衰减，气血亏乏，患病多属虚证，或正虚邪实，当以扶正补虚为前提，但宜顾护脾胃，补而勿滞，毋犯"虚虚实实"之弊。

（五）辨南北居处体质用方

生活条件及饮食结构对体质的形成有着重要的影响，治疗方法有所不同。社会地位、经济状况、职业、人际关系等不同，其体质和易发病证亦不同，因而治疗法则各有所异。奉养优劣、生活居处、社会环境的变动，往往直接导致脏腑气血的异常变化，进而损及精神情志活动，发生身心疾病。治疗上需形神兼调，蕴含“生物－社会－心理”的医学模式思想。一方水土养一方人，要重视人的居住地点、自然环境、饮食结构、社会风俗等对体质的影响。同时，要重视不同地方的疾病谱（如地方病、高发病）与特殊人群。我国南方多湿热，北方多寒燥，东部沿海为海洋性气候，西部内地为大陆性气候，因此西北方人形体多壮实，腠理致密；东南方人体质多柔弱，腠理偏疏松，故施方用药有异。

（六）辨男女体质用方

男子属阳，以气为主，治疗上以补肾、疏肝为主，用药剂量一般较重且多峻猛，要慎用大辛大热之品，以免助阳生火。女子属阴，以血为主，治疗以疏肝健脾、调理气血为主，用药剂量多较轻，少用寒凉之物，注意大补阳气，以温阳益气摄血。

（七）辨体质，权衡施方用药的剂量

《灵枢·论痛》曰：“胃厚色黑，大骨及肥者皆胜毒，故其瘦而薄胃者，皆不胜毒也。”体质各有不同，故治病用药时，必须审察患者的体质，权衡强弱而治。南北朝陈延之《小品方》指出“异乡殊病，质耐不同”“所若相似，而所得之根源实别异”。根据体质强弱掌握处方分两的“单省”或“重复”。凡病重者、久病者、衰老者，由于体弱、食少、气血虚衰，“不胜于药”，又“辛苦人少病，不经服药，易为药势”，故“处方宜用分两单省者”。反之，凡病轻者、新病者、少壮者，体强，谷气实，气血盛“胜于药”，又“优乐人数服药，难为药势”，故“处方易用分两重复者”。

（八）不同体质用药宜忌

1. 阴虚体质适宜甘寒清润之品，禁忌苦寒沉降，辛热温散，饮食当避辛辣之品。
2. 阳虚体质适宜益火温补之品，禁忌苦寒泻火，妄伐伤正。
3. 气虚体质适宜补气培元之品，禁忌耗散克伐。
4. 血瘀体质适宜疏通血气之品，禁忌固涩收敛。
5. 气郁体质适宜疏肝调气之品，禁忌燥热滋补。
6. 痰湿体质适宜健脾化痰之品，禁忌阴柔滋补。

7. 湿热体质适宜清利湿热之品，禁忌刚燥温热、甜腻柔润滋补厚味。

8. 阴阳平和体质应视其寒热虚实，权衡补泻施用，禁忌妄用攻补。

三、辨体用方在治疗学上的意义

辨体施治是临床最高的思维层次，因而也是首要层次，体质之气虚、阴虚、阳虚、湿热、痰湿之辨明，则病证之阴阳可别、虚实可分，治之方向、大法则明。在治疗中，立法处方要考虑到致病因素和人的体质状况。既要有效治疗疾病、调整体质之偏，又要尽量避免针药对体质的不良影响。蒲辅周强调："治病不可见病不见人，只重外因（病邪），不重内因（正气），鲜有导致正气伤而邪气不服的。"因此，体质状态是确定治疗原则需首先关注的内容。

（一）治病求本，体质为本，病证为标

体质在疾病的产生、发展、转归中起着重要作用。体质在治疗学上的意义，突出地体现在"治病求本"的原则上。张景岳在《景岳全书·卷四十四·烈集》中说："当识因人因证之辨。盖人者，本也；证者，标也。证随人见，成效所由。故当以人为先，因证次之。"《医门法律》谓："故凡治病者，在必求于本，或本于阴，或本于阳，知病之由，繇生而直取之，乃为善治。"说明治本就是探求患者的阴阳动静、失衡的倾向性而治，即以体质的阴阳偏颇为本。疾病、证候的产生无不系于体质，病证之由在于体，也就是说体质为本，病证为标。从某种意义上说，治本即是治体。

（二）体现个体化诊疗思想

辨体论治是指对疾病的防治措施，应建立在对个体体质特性辨识的基础上，亦即体质的差异应体现在方剂、药物的选择与剂量上，实施个性化治疗。由于体质差异，不同民族、地域的人对药物的耐受性和反应性不一，因而用药、剂量有差异，药物效应与毒副作用也不同。针刺手法的轻重亦因体质而异。《灵枢·逆顺肥瘦》曰："年质壮大，血气充盈，肤革坚固，因加以邪，刺此者，深而留之，此肥人也。"又曰："瘦人者，皮薄色少，肉廉廉然，唇薄轻言，其血清气滑，易脱于气，易损于血，刺此者，浅而疾之。"明确指出人之肥瘦不同，针刺手法应有区别。

此外，感受同样的病邪或在相同的病因作用下，由于体质因素影响可表现为不同的病机和证型。《素问·痹论》在解释同样感受风寒湿邪而患痹病时，即有寒痹、湿痹、热痹等不同，说明患者体质在阴阳盛衰上的差异及其对相应病邪的不同作用。明·沈颋

《病机汇论》说："肥人多中，以气盛于外而歉于内也。瘦人亦有中者，以阴气偏虚，而火暴逆也。治肥人之风，以理气治痰为急，治瘦人之风，以养阴清热为先。"

（三）突出体质与相关疾病的治疗思想

辨体论治，对与体质因素具有明显相关性疾病的诊治具有重要意义。如遗传性疾病、代谢性疾病、过敏性疾病、先天性疾病、免疫性疾病、心身疾病等。某些特殊体质类型是相关疾病发生的主要因素。痰湿体质与疾病相关性研究结果证实，痰湿体质与高脂血症、冠心病、糖尿病的发生相关，瘀血体质多血液黏度高，微循环障碍，易发生脑血栓、心肌梗死、肝硬化、脉管炎、结缔组织增生等症，辨体论治为这些疾病的诊治提供了新的思路和方法。改善体质对早期预防、提高疗效、降低发病率和病死率，均有重要意义。又如过敏性疾病的诊治，突破传统的避免过敏原和抑制过敏状态方法，从改善过敏体质这一根本问题着手，带来治疗思路的重大变革；对遗传相关疾病，从中医体质学角度进行诊治，有助于完善与丰富中医诊疗思想。随着体质与疾病关系的全面研究，以调整体质、恢复健康为中心的体质治疗学将得以发展。

（四）体质特性影响着病程与转归并指导用方

人体受邪致病之后，疾病的发展、变化、转归常随体质差异呈现不同态势。一是体质偏性同其病邪、病性相同，则两者相互助长，如阳虚体质者感受寒邪或湿邪，阴虚体质者感受热邪或燥邪，与相应病邪之间存在同气相求而加剧病势。二是体质特性同其病邪、病性相反，则可抑制病邪，减轻病情，如阳盛体质感受寒邪病轻易愈。邪气入侵人体，则随人的阴阳、寒热、虚实等不同体质而发生性质转化。《医宗金鉴·伤寒心法要诀》云："六淫为病尽伤寒，气同病异岂期然？推其形脏原非一，因从类化故多端。"就是说个体体质的差异，使得病邪或病性"或从寒化，或从热化，或从虚化，或从实化，故多端不齐也"。这一现象和过程称为"从化"。在阳虚阴盛的体质，邪气易从阴化寒；在阴虚阳盛的体质，邪气易从阳化热。以少阴病为例，素体阳虚者，多为"背恶寒"的附子汤证；而阴虚体质者，则多为"心中烦，不得卧"的黄连阿胶汤证。三是体质特性同其病邪、病性既非同类，又不完全相反，相互结合为病，导致病情缠绵和病程迁延。如王孟英《温热经纬·薛生白湿热病篇》按语说："内湿素盛者，暑邪入之，易于留著，而成湿温病也。"以上说明随着疾病的发展，证候的传变和转归无不受着体质的制约。

（五）辨体论治是同病异治、异病同治的要旨

"同病异治"和"异病同治"常常反映在体质的同一性上。当同一种疾病在某一阶段

为体质个性所左右时，就会表现为不同的证，采取不同的治法，谓之“同病异治”。如相同的环境、相同的时令，同感风寒而致咳嗽、咯痰、寒热等共同症状外，在阳热偏亢之体，则会出现咳黄黏痰、口渴咽痛、苔薄黄、脉浮数等脉症；在阴寒偏盛之体，则会见咳痰清稀、脉浮等症；而素体脾虚湿困之人，则会见咳痰量多、胸痞肢重等症，此证随体质而变化，故有同病异治之法。而糖尿病、高血压病、高脂血症、冠心病、脑卒中是与肥胖有关的“代谢综合征”，与痰湿体质有内在关联，成为发病的共同基础。某种体质类型可揭示多种疾病的发病倾向，并成为发病基础，抓住体质特征可执简驭繁。如湿热体质的特征是面垢油光，易生痤疮，常口干，口苦，口臭，便秘，尿赤，性情多急躁易怒，舌质红，苔薄黄或黄腻，脉数或弦数，湿热质发病倾向易患疮疖、黄疸、热淋、血衄、带下等病。这些不同的疾病在某一阶段为体质共性所影响时，就会产生相同的病理变化，表现为相同的证，在治疗上则采用相同的方法进行治疗，谓之“异病同治”。

（六）辨体论治预测疾病发展趋势把握用方，以杜其变

《灵枢·阴阳二十五人》曰：“其肥而泽者，血气有余；肥而不泽者，气有余而血不足；瘦而无泽者，气血俱不足。审察其形气有余不足而调之，可以知逆顺矣。”这里指出，通过肥、瘦、泽、不泽及形气的有余或不足的体质类型，可以推测疾病的逆顺预后。又如，清·叶天士说：“如面色白者，须要顾其阳气，湿胜则阳微也，法应清凉，然到十分之六七，即不可过于寒凉，恐成功反弃，何以故也？湿热一去，阳亦衰微也；面色苍者，须要顾其津液，清凉到十分之六七，往往热减身寒者，不可就云虚寒，而投补剂，恐炉烟虽息，灰中有火也。须细察精详，方少少与之，慎不可直率而往也。”此处说明对面白阳虚之人要顾护阳气，而面苍阴虚之人要顾其津液，在清凉剂的应用上把握分寸，不可太过与不及。

四、辨体用方是辨体－辨病－辨证诊疗模式的具体体现

辨体－辨病－辨证诊疗模式的建立，不仅揭示中医临床医学的自身规律，也将突破辨证论治单一思维定势，适应多元复杂临床需求，使中医临床形成新的格局，促进临床医学发展。

（一）辨体、辨病、辨证的综合应用

辨体所指向的目标是“人”，将人作为研究的主体；而辨证的指向目标是“病”，将疾病某一阶段的病理特点与规律作为研究的主体；辨病的指向目标则是疾病全过程的病

理特点与规律。体质主要阐述某个体区别于他人的形态结构、生理机能和心理状态，以及具有相同体质类型的人对某些疾病的易罹性和疾病发展的倾向性等方面的共同特点；而证主要阐述某一疾病在发展变化过程中，某一阶段的病因、病位、病性、邪正关系等方面的机体反应状态区别于其他疾病的特点；病则注重从贯穿疾病始终的根本矛盾上认识病情。由此可见，体质和证、病分别侧重于从人体与疾病两个不同的角度说明机体的生理或病理状态。正由于"体质""证型""疾病"对个体所患疾病本质反映的侧重面有所不同，所以中医学强调要"辨体""辨病""辨证"相结合，从而有利于对疾病本质的全面认识。

（二）以"辨体论治"带动中医诊疗体系的创新

依据新的医学实践进行学术创新，是中医学持续发展的源泉和需要。"辨证论治"作为中医诊疗的主要方法，得到广泛运用。但中医学的诊疗思想和方法是多元且丰富的，面对临床上遇到的种种困惑，使人们重新反思目前较为单一的诊治格局。既要发挥中医辨证、辨病论治的优势，更应从疾病本质，所患病之人的体质特征上去寻找发病规律、病变特点，注意辨体用方、辨体用药及其宜忌，使治疗更具有全面性，临床上在许多情况下不是一个病一个证的治疗，而是通过改善、纠正体质状态获得康复，这是一种治疗思想的根本转变。对辨体论治的运用规律进行科学、系统、深入探讨，可以带动整个中医诊疗体系的创新。

辨体论治丰富了临床诊疗体系，特别是对体质相关疾病的诊治和预防、亚健康的干预具有独特优势。体质类型的不同，使机体对某种致病因子或疾病有着不同的易感性，从而形成特定的体质类型易患特定的病。而不同体质的人对病邪的反应不同，从而导致产生不同的证候，影响着疾病的转归和预后。因此，不管从疾病的预防和治疗、健康的维护和促进等方面来看，人作为这个主体，其体质特征决定着或影响着这些方面。只有明确所面对的人，然后再根据这些特征去分析这个特定主体所患的病，进行所需的干预措施。

中医体质学说认为，体质是相对稳定的个体特征，具有可调性，方剂是改善体质的重要手段。中医药的整体调节作用不仅表现在影响疾病的病理过程，而且表现在对体质偏颇有良好的改善作用。现代临床观察和药理实验已初步验证了体质可调性的设想。改善体质将是中医学防治疾病的新途径，在方药研究方面也有可能产生新的思路与成果。

第四节　经方论[1]

经方是历经千年验证的有效方剂，把握经方的理论与应用，是临床医生的基本功，对提高临床疗效具有十分重要意义。

所谓“经方”，有经验方、经典方两种含义。其一为经验方。据考证“经方”一词首见于西汉刘向、刘歆父子的《七略·方技略》，后东汉班固《汉书·艺文志》中有“经方十一家”之说，主要是对当时收集到的验方，按其所治病证进行的分类，有痹病方、疝病方、瘅病方、风寒热病方、伤中方、妇人婴儿方等，均属于经验方。及至唐代，所言经方，仍沿有验方之意。孙思邈的《备急千金要方》《千金翼方》是唐代的验方集成。孙氏说：“凡欲为大医，必须谙《素问》《甲乙》……张仲景、王叔和、阮河南、范东阳、张苗、靳邵等诸部经方。”可见，这一时期所称的“经方”即指经验方。其二为经典方，即后世对仲景方的尊称。《伤寒论》载方 113 首，《金匮要略》载方 226 首。徐大椿谓：“古圣治病方法其可考者，惟此两书，真所谓经方之祖。”喻昌《尚论篇·序》称《伤寒论》《金匮要略》中所载方剂是“众法之宗”“群方之祖”，称仲景方为经方。后世所谓“经方”，即指《伤寒论》《金匮要略》中的方剂。本书所讲的经方，亦指仲景方。

一、经方理论

（一）因证立法，以法统方

经方理论源于《内经》，结合临床经验总结，主要表现在因证而立法，以法统方，开创辨证论治之先河。如《经》云：“其在上者，引而越之。”仲景则明确提出：“病人手足厥冷，脉乍紧者，邪结在胸中，心下满而烦，饥不能食者，病在胸中，当须吐之，宜瓜蒂散。”体现了仲景用方先辨病证，次立大法，再设方药的思维模式，而其辨证立法理论亦多源于《内经》等。

经方理论还表现在其每方必蕴大法。仲景书中常有“当发其汗，宜麻黄汤”“当须吐之，宜瓜蒂散”等语，明确表达了某方之大法。若以治法论，经方亦可归为汗、吐、下、

[1] 盖海山. 王琦临床方药应用十讲. 北京：中国中医药出版社，2006：3-5.

温、清、和、消、补八法之中。汗法如麻黄汤，吐法如瓜蒂散，下法如大承气汤，温法如理中汤，清法如泻心汤，和法如小柴胡汤类，消法如小陷胸汤，补法如小建中汤等，充分体现了仲景以法统方的组方思想。

（二）精于配伍，体现整体

仲景组方多根据药物的寒温、升降、表里等进行配伍，如附子配大黄寒温并用、柴胡配枳实升降相因、麻黄配石膏表里同治等。而每一方必有固定组成，“非此药不能成此方”，以四逆散为例，《伤寒论》中说：“少阴病，四逆，其人或咳、或悸、或小便不利、或腹中痛、或泄利下重者，四逆散主之。”方中柴胡、枳实能升能降能开泄，芍药、甘草能收能敛能舒和，四者并用，具有升降开阖、通阳宣郁之效，不可游移一味，既体现了仲景组方强调配伍，又表现为在方剂的组成构架上的整体性。

二、经方特色

（一）药精效宏

经方用药多为 3 ～ 7 味。5 味以下药物组成的方剂有 180 首，占经方总数的 70%；5 ～ 7 味药物组成的方剂 124 首，7 味药物以下的方剂共计占 89%；10 味药以上的方剂只有 10 首，不到经方总数的 4%。经方用药 166 种，药味虽少，但疗效确切。如芍药甘草汤仅芍药、甘草两味，有益阴荣筋、缓急止痛功效，治疗营阴不足、肝脾不和所致的手足拘挛、筋脉挛缩、脘腹疼痛有明显疗效。

（二）一药多用

经方中，同一药物常出现在不同功效的方剂中，如用桂枝的方剂有 73 首，用甘草的方剂数更多。仲景借助药物的配伍，来发挥同一药物的多种效能。如桂枝有和营、通阳、利水、下气、化瘀、补中的作用，配麻黄以发汗解表（麻黄汤），伍芍药调和营卫（桂枝汤），合茯苓化气利水（五苓散），配甘草通补阳气（桂枝甘草汤），配大黄以活血化瘀（桃核承气汤），配饴糖温中补虚（小建中汤）。经方正是通过某种药物的不同配伍，使其多种功能得以体现。

第五节　名方论[1]

仲景之后，名医辈出。唐有孙思邈、王焘，宋有钱仲阳、陈自明，金元有刘完素、张子和、李东垣、朱丹溪四大家，明有薛立斋、张景岳、李中梓，清有叶天士、薛生白、吴鞠通、王孟英等。细推诸家多在方剂上卓有成就，留下众多名方，时至今日，仍广为应用。王琦教授认为，整理、运用名方，可以应对新的临床问题，扩大其应用。

所谓名方，是指临床习用的著名方剂。如唐·孙思邈的《备急千金要方》《千金翼方》，王焘的《外台秘要》，明·朱橚《普济方》，宋·王怀隐的《太平圣惠方》、赵佶的《圣济总录》，金元·刘完素、张子和、李东垣、朱丹溪四大医家，以及清·吴鞠通《温病条辨》、张锡纯《医学衷中参西录》都记载了诸多流传于世的名方。这些方剂经过千锤百炼，屡有效验而世代沿用。

一、名方理论

名方是中医药学“理、法、方、药”有机统一的具体体现。“理”就是方剂要以中医理论为指导，如“形不足者温之以气，精不足者补之以味”等。“法”就是治疗法则，如“寒者热之，热者寒之，虚则补之，实则泻之”等。“方”就是在理、法的指导下进行的君、臣、佐、使的配伍组合。“药”就是根据组方理论选择相应的药物及其用量。

由于古今人的禀赋、饮食、居住、病因等不同，在当代临床运用前人的方剂时，主要掌握其方剂的法度规矩和宝贵的临床经验，结合具体情况，进行加减化裁而灵活运用。

二、名方特色

（一）蕴含中医学派精华

有些名方是在特定的历史时期，为了解决新出现的临床问题而产生的，并体现了某一学派的学术精粹。如温病学派，是由于明清之际，瘟疫流行，促使当时的医家对其进行研究而逐渐形成的学派。而治疗温病的名方如银翘散、清营汤、清宫汤等体现了以卫、

[1] 盖海山．王琦临床方药应用十讲．北京：中国中医药出版社，2006：21-23.

气、营、血为纲，辨治温病的方法；一甲复脉汤、二甲复脉汤、三甲复脉汤等充实了温病清热养阴的治疗大法；达原饮和三消饮是根据“邪伏募原”理论制定的治疗瘟疫的著名方剂。

（二）体现名家学术思想

中医名家的学术观点不仅通过医学论著昭传于世，更多的是通过大量的临证处方反映其独具一格的学术风格，如防风通圣散、双解散是刘完素针对火热病中表证兼有内热的表里两解方剂。李东垣根据其气火失调是脾胃内伤主要病机之一的理论，制定益气泻火的治疗法则，其代表方剂如补脾胃泻阴火升阳汤，又根据“甘温除大热”理论，创制补中益气汤，用以治疗气虚发热。张景岳在《大宝论》《真阴论》中强调“阳非有余”“阴本不足”的学术观点，并制左归丸、右归丸等，作为治疗真阴不足和元阳虚衰的主方，至今仍在临床广泛应用。

（三）临床实践推衍发展

有些名方是通过搜集、整理有效的家传方、民间验方和御府珍藏秘方、禁方等，由政府或民间编著的方书而得到流传和发展。如调和肝脾名方逍遥散载自《太平惠民和剂局方》，用于肝郁脾虚之证，后世医家用之甚效，并在原方的基础上加以发展，创制了加味逍遥散和黑逍遥散，扩大了应用范围。

第六节　小方论[1][2]

我国历史上许多学验俱丰的医学家处方用药常常是寥寥数味，达到丝丝入扣，炉火纯青的境地。仲景《伤寒论》113方，用药均极精当，他所制订的白虎汤、白头翁汤等方剂用药不过四五味，只要用之得当，常起重症危症。这些方剂沿用了两千余年，至今仍有很高的实用价值。如治疗小儿肺炎的麻杏甘石汤，药仅四味，而平喘、泄热、止咳、泻火诸意已包括无遗，晋代葛洪所著《肘后方》则专以一二味药治病，每取卓效。我们熟悉的清末名医张锡纯在临床工作中亦颇注重小方。在其所著的《衷中参西录》一书中、载方一百八十七首，百分之九十以上的方剂不超过八味药，而又以五六味一方为最多。其中“一味薯蓣饮”“三鲜饮”“化血丹”“活络效灵丹”等近30个方剂，多能融新冶旧，

[1] 王琦．加强小方的研究工作．江苏医药（中医分册），1978（2）：46–47.

[2] 盖海山．王琦临床方药应用十讲．北京：中国中医药出版社，2006：47–49.

别开生面，从实践化裁而出，具有真实效果。其他如临床医家沿用的治疗痢疾的香连丸（木香、黄连），治疗消化道溃疡的乌及散（乌贼骨、白及），治疗闭塞性脉管炎的四妙勇安汤（银花、甘草、当归、玄参），这些方剂药味虽少，配伍却很严谨。已故著名老中医蒲辅周在几十年临床工作中，十分注意吸取大量的民间传统的治疗经验，善于结合中医理论灵活运用，因而常以小方、单方为患者解除疾苦，逐步形成朴素、讲究实效的学术特点及医疗风格。这些都充分说明小方的作用是不可忽视的。

随着中西医结合及中医药的蓬勃开展，小方广泛地运用到医疗实践之中，出现了前所未有的景象。如单味青蒿防治疟疾、用金荞麦治疗肺脓疡等，经反复验证均确具疗效，其他如全国推广的治疗老年慢性气管炎的复方阴阳莲合剂（虎杖、十大功劳叶、小叶枇杷叶）、治疗菌痢的三味草药方（地锦、铁苋，辣蓼）、治疗流感的羌活板蒲汤（羌活、板蓝根、蒲公英）等许多简便有效的新方剂，不胜枚举。

然而应当看到，在开展小方小药研究的问题上存有一定的思想障碍。如有的同志受旧的传统习惯的束缚，对小方不放心，担心疗效不好，影响自己的威信，本来几味药可以治好的病，总要开出十几味，甚至二十多味。有的则为了迎合病人心理，开方动辄“甜、贵、补”，造成药材浪费、增加药费开支，更重要的是往往由于缺乏针对性用药，影响了医疗质量的提高。

一、小方理论

所谓小方，是指药味少而简便、经济、疗效好的方剂。小方之称最早见于《素问·至真要大论》“治有缓急，方有大小”“君一臣二，制之小也”。金·成无己《伤寒明理药方论·序》中明确提出“制方之用，大、小、缓、急、奇、偶、复是也”。《简明中医辞典》中解释小方有三种含义：一者为治疗病势轻浅的方剂；二者为治上焦病，分量轻，分多次内服的方剂；三者为病无兼证，药味须少的方剂。一般认为，小方并非不治重病，如独参汤；也非不治下焦病，如二妙散。有鉴于此，本书所说小方是指药味较少的方剂。

（一）讲求组方法度

所谓法度，是指治疗疾病的法则和从众多方剂中总结出来的治疗规律。其中包括对药物升降浮沉的观察，四气五味的选择，主辅作用的安排，佐使量材的驱遣，分量多寡的裁酌等。小方药味虽简，但更遵循组方法度。如芍药甘草汤，以芍药之酸收，配甘草之甘缓，药虽两味，但蕴含酸甘化阴、收敛缓急之法度。可见小方同样以法制方，丝丝入扣。

（二）精确诊察病证

临证用药要做到精准高效，删繁就简不失为一条可行的途径。小方正是在不断实践的过程中，通过对病证的精确诊察和处方用药的不断升华，而形成的高效组合。

（三）来自民间验方

许多小方源自民间验方。孙思邈、沈括、李时珍、赵学敏等著名医家在医疗实践中，虚心从民间汲取养料，在他们的著作里记载了不少来自民间的实践经验。其中孙思邈《备急千金要方》中收集了大量的民间单方、秘方、验方，如用动物肝脏治疗夜盲症（雀盲）的经验，至今仍有临床价值。李时珍在《本草纲目》中附有民间验方 11096 则。

二、小方特色

（一）应用方便

小方药少，不易短缺，易配易煎，临床运用简单易行；价格也相对便宜，患者能够承受。

（二）效专力宏

小方组方简明，针对性强，效专力宏。只要辨证准确，投之即效，即使是危急重症，也无病重药轻之嫌。

（三）便于掌握

小方配伍精当，主次分明，辨证简要，便于掌握，即使在复杂病证中，只要分清轻重缓急，逐个击破，就能化繁为简，运用自如。

（四）利于提高

小方治病要求医者必须辨证准确，抓准主要矛盾。因此，倡导小方治病，有利于培养和锻炼医者的基本功，提高其医疗水平。

（五）节省药材

小方药味少，没有冗薮多余之品，可以减少浪费，节省药材。

三、开展小方研究工作的重要性

我们初步体会到要解决这些问题必须从以下几个方面加强对开展小方研究工作重要性的认识。

（一）开展小方的研究工作是巩固发展合作医疗的需要

“早期阑尾炎不开刀，敷上大蒜和芒硝，蛇咬不花钱，快敷半边莲，血崩和白带，红糖加飞廉……”这些在民间广为流传的治病歌诀就生动说明小方小药在防病治病中发挥的重要积极作用。如果我们对这些简便有效的小方不信、不用，势必影响合作医疗的巩固和发展。医疗卫生工作必须面向农村，面向基层，坚持为大多数人服务的方向。因此，我们当医生不单纯是看病开方，还必须因证制宜，小方能奏效的可考虑不用大方，既可节省药材又可节省病员负担。

（二）开展小方小药的研究是发掘祖国医学宝库，实行中西医结合的需要

几年来各地收集、挖掘的大量的单方、验方，是劳动人民赖以抵御疾病的共同宝贵财富，农村防病治病的实践提高了对农村常见病规律的认识，并提出了许多简便、经济、有效的治疗方法，大大丰富了祖国医学的内容。如鬼针草治疗小儿腹泻，仙鹤草芽治疗绦虫病等。中药虎杖原来一般多用于风湿痹痛及经闭等证，随着临床实践的积累及药理、药化的研究，本品已较广泛地运用于烧伤（外用）、传染性肝炎、胆囊炎、慢性支气管炎、高脂血症等，均有较好疗效。在开展中西医结合治疗急腹症的研究工作中，如子宫外孕汤只有 5 味药（丹参、桃仁、赤芍、没药、乳香）而疗效显著，又如贵州遵义医学院拟订的治疗肝胆结石的排石汤，先后多次改革方剂，只用 4 味药（虎杖、木香、枳壳、黄芩），对符合本方适应证的排石率达 90%。从中西医结合的科研角度来看，有时用药太多，往往难以阐明主要药物作用，对摸索治疗规律带来困难，有时因用药太多发生互相牵制，互相拮抗而不能发挥作用，所以张锡纯认为“医者踪方，恒方至药品二十余味……即将治愈亦不知何药之力”，提出：“恒择对症之药，重用一味，恒可挽回危重之病，且得到之验药实际”，认为这点有助观察疗效。以上说明小方的研究为丰富现代医学内容，促进我国医学科学的发展也是一个重要途径。

（三）开展小方的研究是不断提高医疗质量的需要

小方的重要特点是少而精，配伍谨严，而我们有些动辄十几味乃至几十味药的处方往往是与辨证论治水平有关，或者对药物功用特点缺乏精心研究，对功效大致相同的药物缺乏选择地用来治疗某一病证，造成药味重复。

开中药方并不是开中药铺，俗说“宁喝一口对症药，不吃半锅‘杂烩汤’”。要解决这个问题，必须在临床实践的同时，加强中医基本理论学习，不断提高辨证论治的水平。学会抓主要矛盾和主要矛盾方面。弄清疾病的主症，确定主要治则，选择主要方药。这三者是相互联系而又相互区别的。弄清主症就是抓住疾病的本质问题；确定主要治则，就是通过审证求因，认清主攻方向，针对病情特点而制定治疗方针。选择主要方药就是在上述基础上经过一番仔细的推敲和斟酌筛选有效方药。这样使我们的处方用药不拖泥带水，做到有的放矢。

在注意用药少而精的同时，还要注意剂量的轻重。一般说来，疗效好坏与方剂大小、剂量轻重并不成正比。对于某药方效果不好的病则首先要检查是否对症，而不能只想到剂量不够，盲目加大剂量。用量大小应视病情需要而定，用准了，“四两也可拨千斤”。蒲老在临床用药时给我们很好的启示，他主张“汗而无伤，下而无损，温而勿燥，寒而勿凝，清而勿伐，补而勿滞”，避免造成“药过病所”之弊。事实上对任何方药不能只看到好的一面，而忽视另一面，处之不当也可伤正。所以在一般情况下处方用药也要注意把握分寸。

为了不断提高医疗质量，即使一些原有疗效较好而药味较多的方剂，也要在开展小方小药研究工作中，加以改进，如天津市传染病院原用养阴清肺汤合活命汤加减治疗局限性咽白喉 100 例，疗效较好，但用药较多，后来，他们经过对药物筛选，用养阴清肺汤中的玄参、生地、麦冬三味药加入黄芩、连翘，制成抗白喉合剂，清热解毒作用较前加强，不仅退热快，而且伪膜脱落迅速，经治疗 248 例局限性咽白喉的疗效观察，病人全部治愈。

综上所述，开展小方的研究工作不仅有利于满足防病治病的需要，而且对某些疾病的防治开拓了新的治疗途径，促进了中西医结合工作的开展，丰富了现代医学的内容。但事物总是一分为二的。我们提倡小方小药并不是一概排斥疗效较好药味多的处方，而是在辨证论治的前提下，根据病情的实际需要，合理用药。

第七节　自拟方论[1][2]

从方剂的形成来看，每一首成方都是由医家在临床诊疗中拟定组成，并经反复验证后留传下来的。正是由于历代医家根据疾病谱的变化，相应创制新的方剂，中医方剂学才得以不断发展。王琦教授在临床工作中，根据自己的疾病诊疗思想，创制了许多行之有效的方剂，并提出了新的制方理论。

一、自拟方理论

所谓自拟方，是古今医家在长期的医疗实践中，根据其临床心得总结出来的有效方剂。首先，自拟方是在传统方药不能满足临证需求的前提下，对某些病证认真研究、总结的结晶和产物。其次，自拟方必须通过反复实践和验证，组方相对固定，疗效确切。

（一）方与体质对应

王琦教授认为，体质是疾病发生、发展及其传变的依据，病证的产生是以体质为背景的。不同的体质，对疾病的发生具有易罹性，如痰湿质者易生中风，湿热质者易生疮疖，气虚质者易患外感等。人体感受病证以后，亦根据体质不同而表现不一，如阳虚者感邪易从寒化，阴虚者感邪易从热化等。中医强调“治病求本”，就体质与病证而言，体质为本，病证为标。临床组方用药，应与体质相符。

如阳虚质者用药宜温散，不宜苦寒；阴虚者用药宜柔润，不宜香燥。方与体符，是王琦教授自拟方剂的组方原则之一。

（二）方与疾病对应

王琦教授常说，一病必有一病之主方。不同的病其治法可以相同，但用药当有区别。异病可以同治，多是因其体质相同，当以病为主要矛盾方面时，制方应以针对疾病为主，即方与病符。如同为清热解毒法，大黄牡丹汤治肠痈，五味消毒饮治疮疖，千金苇茎汤治肺痈，茵陈蒿汤治黄疸等。即制方用药亦应与所针对疾病相符，这是王琦教授自拟方

[1] 倪诚．王琦教授主病主方学术思想和临床经验总结及治疗变应性鼻炎的临床研究．北京中医药大学临床医学专业博士学位论文，2011：28-31.

[2] 盖海山．王琦临床方药应用十讲．北京：中国中医药出版社，2006：63-65.

的又一组方用药原则。

（三）方与证候对应

方剂是主要针对证候的，临床强调有是证用是方。证候是疾病某一阶段所表现的各种信息的综合，抓住证候就能切中病机。王琦教授在自拟方剂时，首先是对疾病进行病因分析，再对病机进行阐述，辨别证候，提出理论，然后结合治疗大法，针对病证选药拟方。即组方必与证符，做到有的放矢。

二、自拟方特色

（一）注重方剂理论

王琦教授认为，方剂的组成是以方论为指导的。因此，在制方法则上必须遵循中医理论，如“培土生金”“扶土抑木”“金水相生”“清金制木”“交通心肾”“阴阳互求”“升清降浊”“甘温除热”“提壶揭盖”等。

（二）针对专病制方

王琦教授常说，一病必有一病之主方。制方应以针对疾病为主攻目标，如同为清热解毒法，大黄牡丹汤治肠痈，五味消毒饮治疖疮，千金苇茎汤治肺痈，茵陈蒿汤治黄疸等。可见，制方用药应与所治疾病相符，所谓“方病对应”。王琦教授是中医体质学和中医男科学的创始人，善治过敏性疾病、代谢性疾病、男科疾病及多科疑难病证，临床常根据各种疾病的特点，创制主病主方，其中，主治男性不育的“黄精赞育胶囊”和主治阳痿的“疏肝益阳胶囊”已成为国家级新药。

（三）擅用药对组方

药对一般由两味药物组合而成，药少力专，一个药对既可单独成方，也可整合若干药对重组成方，总以适应病情、增效减毒为制方原则。王琦教授强调“药对”不是任意两种药物的机械拼凑，而是根据病情和药物的性能、功用，有针对性、有规律地进行组合，其配伍形式多样，或寒热互用，或补泻兼施，或散敛协同，或升降相须，或刚柔相济，或润燥制宜，或动静配合，从而达到相辅相成、相制相成、相反相成的配伍目的。

例如，黄芪配当归见于李东垣《内外伤辨惑论》当归补血汤。王琦教授常用此药对治静脉性阳痿、动静脉混合性阳痿患者，认为黄芪能大补肺脾之气，亦能补肝气，张锡纯治肝气虚弱不能条达皆重用之，合辛香温润活血养血之当归，能补肝气、调肝血，使阴茎动脉气壮血旺，阴茎静脉气固血摄；又如蜈蚣配刺蒺藜，《医学衷中参西录》谓蜈蚣“走窜之力最速，内而脏腑，外而经络，凡气血凝聚之处皆能开之”；《慎斋遗书》用单味刺蒺藜散治阳痿，《临证指南》用以开郁。王琦教授认为蜈蚣得刺蒺藜，能直入肝经，除辛温走窜兴奋性神经外，其活血通络之力更强，以改善阴茎供血。

再如麻黄配石菖蒲，《日华子本草》谓麻黄“通九窍，调血脉”《本经》言石菖蒲“通九窍”，《重庆堂随笔》言其“舒心气、畅心神、怡心情、益心志”。王琦教授治疗不射精、逆行射精，常用麻黄配石菖蒲，畅心神、通精窍。

他如麦芽配淡豆豉、水蛭配地龙治疗精液不液化；乌药配吴茱萸治疗睾丸、少腹冷痛；马齿苋配虎杖消前列腺肿痛，促进秽浊分泌物排出；乌药配黄柏治疗慢性前列腺炎见小腹、少腹、睾丸或阴部发凉和（或）坠胀；穿山甲配王不留行治不射精、逆行射精、慢性前列腺炎滴白；虎杖配牛膝治射精疼痛、慢性前列腺炎滴白、不射精等精窍不通利之病证；莪术配刘寄奴治前列腺增生症小便不畅；血竭粉配琥珀粉治疗尿血、血精、前列腺液镜检红细胞等；半夏配夏枯草、百合配苏叶、酸枣仁配甘松治失眠；葛根配羚羊粉治疗高血压病阳痿、酒精性阳痿、各种药毒致痿，等。

（四）参合药理组方

在遵循中医药理论的同时，汲取现代药理研究成果，拓展古代方药应用范围，是目前探索新方创制的一种取向。王琦教授针对过敏性疾病及调整特禀体质拟定的过敏康Ⅱ方（黄芪、百合、乌梅、牡丹皮、黄芩）即属此列。王琦教授认为，过敏反应是因为特禀体质所致，其形成多因禀承于父母，感受异气之邪而发，或表现为皮疹，或表现为鼻鼽，或为哮病，或为不孕不育等，皆由气虚卫表不固，血热易于风动，素禀不耐异气之邪为患。治疗总以益气固表，凉血消风，调体为本。方用黄芪益气扶正固表，百合滋阴清热，牡丹皮凉血清热，黄芩泻火清热，乌梅收敛精气。共奏益气固表、清热生津、凉血敛阴之功。现代研究发现黄芪有调节机体免疫功能；百合水提取液有抗过敏作用，可对抗组织胺引起的蟾蜍哮喘；牡丹皮可抑制免疫功能亢进，抑制抗体的产生，对抗变态反应性病变，减轻或消除免疫抑制所引起的副作用；黄芩能抑制组织胺和SARSA（过敏性慢反应物质）的游离量，以及对抗组胺和血管紧张素的作用；乌梅可减少实验动物的蛋白性休克的死亡数对豚鼠的蛋白质过敏休克及组胺性休克有对抗作用。诸药合用具有益气固表，凉血消风，改善特禀体质的功效。

现代治疗泌尿系感染，中医多从湿热下注论治。湿热虽除，但易反复。对此，王琦教授认为苦寒清热非其所宜，且久必留瘀，单以清热利湿，留瘀不散亦难痊愈。主张清热而不过寒，化湿兼以活血。五草汤即是王琦教授针对湿热下注所致小便频数、淋沥，尿道灼痛等急、慢性泌尿系感染症状所拟定的主方。该方由车前草、鱼腥草、白花蛇舌草、益母草、茜草组成，具有清热利湿，活血通淋功效。方中车前草、鱼腥草清热利湿，药理研究证实，该药物具有利尿作用，对金色葡萄球菌、大肠杆菌等有抑制作用；白花蛇舌草清热解毒，通小便；益母草、茜草凉血祛瘀、利尿消肿。研究证实，五草汤可明显改善尿频、尿急、尿痛、面肢浮肿、腰酸痛等症状，临床免疫指标表明，该方可调节机体免疫功能，以增强机体抵抗力。

参合药理尚能拓展方用，如芍药甘草汤方出自《伤寒论》，药仅芍药、甘草两味。一酸收一甘缓，二者配合使用能起除血痹、缓挛急之功，为治筋脉挛急疼痛的有效方剂。王琦教授在男科临床中不仅应用本方治疗阳强阴茎胀痛、阴茎抽痛、睾丸痛、精索痉痛等男科痛证，而且参照现代药理研究结果所证实该方对横纹肌、平滑肌痉挛均有解痉的作用机理，因此，拓展用治慢性前列腺炎尿频尿急、习惯性便秘、支气管哮喘、高泌乳素血证等病症，收到明显效果。日本曾有学者研究“芍药甘草汤对高催乳素血症性无排卵大鼠的作用”，其研究结果证实：芍药甘草汤可能有拟多巴胺样作用，能有效降低泌乳素。其中白芍能使泌乳素分泌正常化，甘草次之。全方及拆方的大抵疗效是芍药甘草汤＞白芍＞甘草。从而证明王琦教授用芍药甘草汤治疗高泌乳素血症的科学性。

值得注意的是，参合药理创制新方作为传统制方模式的补充和拓展，应以不违背中医药学治理论为前提，切忌“废医存药”的格局发生。

第八节　方药活用论[1]

昔孙思邈有“读书三年，便谓天下无病可治，及治病三年，乃知天下无方可用”之语。天下方书，数以万计，何以“无方可用”？笔者以为，一则理论积淀不够，难以掌握贯通，二则领悟欠深，难以临证活用。因而提出“经方时方各擅其长，无需各立门户；辨证用方专病专方，无需形同水火；复方单方择善而从，无需厚此薄彼；活方活法活用，全在领悟贯通”，诚如清代医家徐大椿所说：“方之治疗有定，而病之复迁无定。如其一定之治，随其病之千变万化而应用不爽，此从流溯源之法，病无遁形矣。”（《伤寒论类方·序》）

[1] 王琦．方药活用论．天津中医药大学学报，2006，25（3）：126-131.

一、经方说义与应用

古代方技有“医经”“经方”“房中”“神仙”四家，经方较早是指《汉书·艺文志》所载的经方家。《艺文志》对经方的解释是：“经方者本草石之寒温，量疾病之浅深，假药味之滋，因气感之宜，辨五谷之辛，致水火之济，以通闭解结，反之于平。及失其宜者，以热益热，以寒增寒，精气内伤，不见于外，是所独失也。”故谚曰：“有病不治，常得中医。”说明当时所称的经方家是一种以方治病的医家。经方古人亦有称“经验方”。另外的医经一派，《艺文志》上说是：“医经者，原人血脉、经络、骨髓、阴阳、表里，以起百病之本，死生之分，而用度箴石，汤火所施，调百药齐和之宜，至齐之得，犹磁石取铁，以物相使。拙者失理，以愈为剧，以生为死。”说明医经派与经方派治疗方法有所不同。

后世医家所称经方，实指张仲景《伤寒论》133方，《金匮要略》226方。经方者，即经典之处方，具有配伍严谨，药简力宏，方以法立，法以方传等特点。元代朱丹溪谓：“仲景诸方，实为万世医门之规矩准绳也。后之欲为方圆平直者，必于是而取则焉。”清代医家徐大椿在《医学源流论》中，直揭“经方”两字的含义，他说：“惟赖此书之存，乃方书之祖也……实能洞见本源，审察毫末，故所投必效，如桴鼓之相应，真乃医方之经也……后之学者以此为经，而参考推广之，已思过半矣。”喻嘉言亦称张仲景方为“众方之宗，群方之祖”。又说：“仲景之学……而其所用之方，皆古圣相传之经方，并非私心自遣，间有加减，必有所本。其分两轻重，皆有法度。其药悉本于《神农本草经》，无一味游移假借之处，非此方不能治此病，非此药不能成此方，精微深妙不可思议，药味不过五六品，而功用无不周，此乃天地之化机，圣人之妙用，与天地同，不朽者也。”（《尚论篇·序》）

“汤证一体”是经方核心思想。张仲景在方证之间建立了“证因方名，方因证立”的内在联系，如桂枝汤证、麻黄汤证、青龙汤证等，从而成为张仲景辨证论治的一个显著特点，所以，学习运用经方要特别领悟张仲景方是因“证”而设，而非因“经”而设，如柯韵伯说：“仲景之方，因证而设……见此证便用此方，是仲景活法。”（《伤寒来苏集》）而现在有人认为经方之用，动辄桂枝汤治太阳病，小柴胡汤治少阳病，白虎汤治阳明病，皆刻舟求剑，去张仲景甚远。笔者在《伤寒论讲解》中指出，桂枝汤不是太阳专治方，柴胡汤不是少阳专用方，都是三阳三阴通用方，四逆汤三阴可用，三阳亦可用，大承气汤阳明可用，少阴亦可用，皆有是证则用是方。

《伤寒论》研究大家吴考槃先生对笔者所论深表赞同，他在《伤寒论讲解·吴序》中说：“桂枝柴胡，承气四逆，三阳也好，三阴也好，对症就好，说尽原文未方之奥，揭橥仲景不宣之奥，庶伤寒微旨，了如指掌，此道真传，洞若观火。”笔者对经方的应用主要是根据方证病机而不拘泥于句下。如芍药甘草汤根据原方酸甘化阴、缓急止痛的原理，用于三叉神经痛。急性腹痛（胃肠痉挛）皆取效迅速，并运用于喘息不平而见舌光如镜者，药后数小时能喘息渐缓，近年又用于高泌素血症的治疗。甘麦大枣汤原治妇人脏躁，喜悲伤欲哭，如神灵所作。叶天士常用此方治神志病，屡效大症，如《古今医案》载叶天士治疗癫狂症，手足牵制抽搐，如线提傀儡，卧则跳起如鱼跃，神志昏瞶，语言谬忘，服此方10帖病减半，20帖病瘥。笔者根据组方原理，亦常用于男子精神抑郁、失眠、焦虑诸症常获良效。麻杏甘石汤原治邪热壅肺、咳喘气粗，根据肺为水之上源，主通调水道之理，常用于治疗小便频数或遗尿，以取下病上治。甘草泻心汤原为和胃补虚，清热消痞，笔者常以此方治疗湿热内郁的复发性口疮。猪苓汤滋阴清热，淡渗利水，对于尿路结石、血尿亦用之恒效。乌梅丸寒温并用，安蛔止痛，用治久痢、慢性结肠炎，皆多历验不爽。张仲景之学，实实在在运用于临床，乃是根本；张仲景之方，若灵活应用于今病，乃见生命。张仲景方如何灵活运用，关系到学者自身的思维技巧。张仲景之方，一方可以治多病，而不是因经定方。经方应用，当以病机为核心，抓住病机，就可举一反三，触类旁通。清代曹仁伯《琉球百问·琉球问答奇病论》有云：“临机应变古人之成方，而参以己意活法，几可奏功，非一方所能统治也。”

二、名方说义与应用

自张仲景经方之后，历代医家在医疗实践中创立的方剂不胜其多。《普济方》收载明初以前方剂达61739首，《中医方剂大辞典》收方近10万首，有学者对近2000种中医药文献的不完全统计显示，各种方剂已达13万首以上。

所谓名方，是在众多方剂中疗效卓著而被广泛应用，并且具有一定代表性的处方。如补中益气汤为补气名方，大补阴丸为滋阴名方，附子理中汤为温里名方，逍遥散为解郁名方，银翘散为辛凉解表名方，四物汤为养血名方，血府逐瘀汤为活血名方等。亦有以主治各种病证而被公认、通用的处方为名方，即指在临床治疗某病时使用最多，为医家所熟知的处方。如：治疗哮喘的定喘汤、三子养亲汤，治疗外感头痛的川芎茶调散，治疗脱疽的四妙勇安汤、顾步汤，治疗梅核气的半夏厚补汤等。这些方剂是经历代医家长期实践，不断积累，千锤百炼而得以传扬和化裁应用，使之广为传播，推而衍之。如戴九灵评价朱丹溪说：“翁之为医，遇病施治，不胶于古方，而所疗皆中。然于诸家方论，则靡所不通。他人斬斬守古，翁则操纵取舍而卒与古合。”（戴九灵《丹溪翁传》）

现代医家于当今临床灵活运用，亦多效验。如中焦宣痹汤方出《温病条辨》，主治湿热痹阻经络，陈潮祖用此方治疗急性风湿性关节炎，对关节红肿疼痛可使症状很快消失，血沉及抗链“O”下降。甘露消毒丹方出《湿热经纬》，原治湿温疫疠之病，而为发热倦怠，胸闷腹胀，肢痿，咽肿，斑疹身黄，颐肿口渴，溺赤便闭等症，刘渡舟以此方通治痰黄、咳嗽、胸闷、舌苔厚腻或水滑，辨证为湿热体质者，每多奇效。补阳还五汤是清代医家王清任所创制的治疗半身不遂的名方，体现补气以活血的治则，赵绍琴用本方治疗病在上的脑血管后遗症，病在中的冠心病心绞痛以及病在下的深部静脉炎或栓塞，皆以气虚血瘀立论而施，常得心应手。任继学对于“肾风”治疗，根据《内经》“精不足者，补之以味”的原则，应用“千金鲤鱼汤”治愈数十例，更是独树一帜。锡类散原治口舌生疮，谢海洲据其解毒祛腐、收敛生肌之功，用于慢性结肠炎及多种肠道炎症的治疗，屡试有验。枇杷叶煎为叶天士治疗喘胀之方（枇杷叶、杏仁、焦栀子皮、淡豆豉、通草、茯苓皮、滑石、薏苡仁），何炎燊以此方化裁治肾炎水肿，常使气化湿除，溺畅肿消。阳和汤出自《外科证治全生集》，原为阳虚寒凝，血滞痰阻而设，体现了温阳通滞的法则，有学者师其法用于血虚寒盛之妇女痛经、慢性关节炎及支气管哮喘皆有突出疗效。

笔者以为对于名方的应用，主要学习其制方思想，临证时既能执守，又能圆通，明其理而活其法。诚如清代韦协梦说：“方虽出于古人，药仍进于医手，安可抱残守缺，以某方治某病，必求几希之合而昧化裁之妙哉？”（《医论三十篇》）三子养亲汤原治老人痰壅气滞，咳嗽气喘等症，因三子皆有理气、化痰之功，笔者常用于痰湿之人肥胖、血脂偏高等症。补中益气汤原主治中气不足、清阳下陷，根据《内经》“中气不足，溲便为之变”理论及补气固摄思想，用治神经性尿频及乳糜尿常获效机。复元活血汤原治跌打损伤，恶血留于胁下，痛不可忍等症，根据活血祛瘀、舒肝通络的制方思想，用于治疗前列腺痛，常数剂痛止。安神定志丸原治心烦多梦易惊，心悸不眠，根据镇静安神的方意，用于早泄、遗精甚效。所以，对名方的应用，主要是师其法而活其用。

三、专方说义与应用

专方是指针对某种病证有独特功效的方剂。清代徐大椿在《兰台轨范·序》中道其要义：“欲治病者，必先识病之名，能识病之名而后求病之所由生，原其所由生，又当辨其生之因各不同，而病证所由异，然后考虑其治之法，一病必有主方，一方必有主药。”

中医自古以来就重视辨病与方药的对应关系。《五十二病方》记载了包括内、外、妇、儿、五官等52类疾病，基本上以病论治。《黄帝内经》记载石瘕、肠覃、疔、痱等病名，所载13方，亦基本对病治疗，如脾瘅以兰草汤，怒狂以生铁落饮等。张仲景《金匮要略》则以专病成篇，其所指“辨某某病脉证治”乃体现专病专方思想，如百合病主以百合剂，黄疸病以茵陈剂，蛔厥用乌梅丸，肠痈用大黄牡丹汤或薏苡附子败酱散等。《肘后方》用青蒿治疟。《千金方》与《外台秘要》在专病专方方面更有发展，如治瘿用羊靥、海藻、昆布方，治痢用苦参剂，治夜盲用羊肝等，及至北宋《太平惠民和剂局方》亦均有大量专病专方记载与应用。

明清医家创制的许多专方值得临床重视。如《先醒斋医学广笔记》治风证专方豨莶草丸，该方“治烂风及风疹作痒如神，豨莶草取末，调吞，治瘫痪甚验”。《顾松园医镜》载缪仲醇治疗疽一切肿毒方（甘菊、金银花、紫花地丁、生地、茜草、甘草节、连翘、牛蒡子、贝母、天花粉、白及、白芷、夏枯草、皂刺、穿山甲、鲜何首乌、赤芍、牛膝、地榆、犀角），此方凉血破瘀，除热解毒，散结消肿，余尝用此方加减治一切外科大小诸证，未溃者消，已溃者敛，大用大效，小用小效。《竹林寺女科全书》治小产专方益母丸，“小产有孕，三五月而小产，若不调治，再孕复然，服益母丸有奇功。益母草、当归为末，蜜丸为弹子大，空服，白汤化服丸”，治产后乳汁不通或乳少用通脉汤，以生黄芪、当归、白芷，猪蹄汤煎上药；加味涌泉散亦为治乳汁不通专方，药用王不留行、穿山甲、木通、当归、瓜蒌仁，猪蹄浓汤煎药。清代专病专方著作还有康熙初年的《倪涵初疟疾三方》，记载倪氏治疟、痢的效方各3首；道光十三年何书田《救速良方》，记载治疗吸食鸦片中毒验方，程尔资撰《经验治蛊奇方》，收录内消金不换木香丸、实脾沉香快气丸、木香流气饮等，按证投剂，取效甚捷。

现代医家岳美中指出：“余谓中医治疗，必须辨证论治与专方专药相结合，对于确实有效的专方必须引起高度的重视。”姜春华亦指出：“古人有专病、专方、专药，不要有唯证论观点。”现代学者亦创用许多专方。如邹学熹用消瘰丸治淋巴结核长期不愈之证，药用蜈蚣、全蝎、穿山甲珠、浙贝母、紫菀、紫花地丁、重楼、牡蛎、伸筋草、黄芪、海藻、夏枯草、地龙、当归、白术、玉竹共为细末，作蜜丸，每次3～6g，每日3次，一般1～2丸，对各型瘰疬皆可收效。周炳文治疗瘿瘤（甲状腺瘤）方，药用海藻、昆布、半夏、夏枯草、党参、茯苓、牡蛎、陈皮、穿山甲、肉桂、甘草、延胡索，以此方化痰破气，消硬软坚，治愈患者甚多。

笔者于临床中创用黄精赞育胶囊治疗少弱精子症，疏肝益阳胶囊治疗阳痿，两药已成为国家新药，海内外患者皆有服用，多效。

四、小方说义与应用

小方指药味少而简便、经济、疗效好的处方。晋代葛洪《肘后方》则专以一二味药治病，每取卓效。小方亦包括单方在内。单方，指药味少而主治病证范围亦专者。清代徐大椿谓:“单方者，药不过一二味，治不过一二症，而其效甚捷……其原于本草。盖古之圣人，辨药物之性，则必著其功用，如逐风、逐寒、解毒、定痛之类，凡人所患之症，止一二端，则以一药治之，药专则力厚，自有奇效。若病兼数症，则必含数药而成方。”(《医学源流论》)

笔者在20世纪60～70年代曾于临床中运用小方为群众治愈许多疾患，有的小方被推广到全国，有的小方为国家科研成果提供了前期基础，如1969年在农村采用青蒿防治疟疾，取得了积极成效。所治125例患者，均具有高热寒战，定时发作，头痛，汗出热退等典型临床症状，血涂片经瑞氏染色找到间日疟原虫，所有患者均用单一青蒿治疗，分为3组，其中以青蒿绞汁服用组的效果最好，有效率为91.6%，青蒿绞汁生服与《肘后方》所载一致，《青蒿治疗疟疾125例疗效观察》一文发表于《陕西新医药》1975年第3期：该项研究为青蒿素研制提供了实践依据，大蒜、芒硝捣烂配合大黄末调醋原是笔者学习民间治疗深部脓肿的验方，后试用于治疗急性阑尾炎获得成功。经治疗340例，90.9%患者单用外敷法治愈，该法适用于急性单纯性阑尾炎“阑尾脓肿”局限性腹膜炎。曾在《新医学》杂志1973年第8期发表论文，后被收载于中西医结合治疗急腹症文献中，在全国推广。

这一时期笔者还先后运用鬼针草熏法，治疗小儿单纯性腹泻等，均有临床总结见诸报刊，并发表《加强小方小药的研究工作》《谈组方法度及加强小方研究应用的意义》《医生处方用药力求少而精》等专文，倡导对小方的应用。

五、自拟方说义与应用

自拟方为医家在长期的医疗实践中，根据临床心得总结出来的有效方剂，除古代医家外，近代医家也总结了不少有效的处方，如焦树德治疗强直性脊柱炎的补肾祛寒治尪汤，处方为熟地黄、淫羊藿、金狗脊、制附片、续断、骨碎补、羌活、独活、桂枝、赤芍、白芍、知母、地鳖虫、防风、麻黄、干姜、怀牛膝、制穿山甲、制草乌，疗效显著。尚尔寿治疗肌肉萎缩的复肌宁1号，处方为全蝎、蜈蚣、地龙、天麻、杜仲、牛膝、黄芪，该方平肝息风，补益肝肾，健脾益气，通用于痿证的各个发展阶段，黄吉赓以自拟方治疗咳喘享誉沪上，如哮喘因于外感的用平喘定哮方（射干、麻黄、紫菀、款冬花、半夏、枳壳、桔梗、甘草）每多奏效，而肾虚者用脾功汤（淫羊藿、菟丝子、十大功劳叶）补肾纳气，使气息归根。

20世纪60年代，笔者自拟龙胆清脑汤（龙胆草、大青叶、连翘、栀子、黄芩、石膏、牡丹皮、生地黄、玄参、天麻、钩藤、石决明、杭菊花）治流行性脑脊髓膜炎37

例，治愈36例，仅1例有后遗症。该方据余师愚清瘟败毒饮化裁，并重用龙胆草。恽铁樵曾于1928年用龙胆草治愈上海流脑患者多例。笔者用自拟五参汤（党参、太子参、丹参、玄参、参三七）治疗急性心肌炎及窦性心动过速颇效。用自拟方柴芩二丁半汤（柴胡、黄芩、金钱草、郁金、蒲公英、紫花地丁、半边莲、木香、川楝子）治疗急性胆囊炎，经100例临床观察，痊愈57例，显效31例，好转9例，3例转手术治疗。用自拟方升提固脱煎（党参、白术、生黄芪、制黄精、制龟板、大枣、枳壳、巴戟天、当归、升麻、益母草）内服，再配合益母草、枳壳煎水熏洗，治疗子宫脱垂20例，有15例Ⅱ度以上者获愈。用自拟五草汤（车前草、鱼腥草、白花蛇舌草、益母草、茜草）治愈急性泌尿系感染，症见尿频、尿急、尿痛、小便淋沥不畅等，肉眼血尿或镜下血尿，尿常规检查见大量白细胞或红细胞，经治数百例，皆屡验不爽。

六、专药说义与应用

专药，为治某病某症有特殊功效的药物。唐代许胤宗说："夫药之于病，有正相当者，惟须单用一味，直攻彼病，药力既纯，病即立愈。"（《旧唐书·卷九十一》）明代《景岳全书》亦指出："治病用药，本贵精专。"清代徐大椿《医学源流论·药性专长论》说："药之治病，有可解者，有不可解者……同一解毒也，而雄黄则解蛇虫之毒，甘草则解饮食之毒，已有不可尽解者。至如鳖甲之消痞块，使君子之杀蛔虫，赤小豆之消肤肿，蕤仁生服不眠，熟服多眠，白鹤花之不腐肉而腐骨，则尤不可解者。此乃药性之专长……而不知常用药之中，亦各有专长之功。"

历代医家在临床中总结了不少专药。如治血证的专药荆芥，无论何种出血，皆可用之。《本草纲目》言荆芥能"散风热，清头目，利咽喉，消疮肿，治项强，目中黑花，及生疮，阴厥，吐血，衄血，下血，血痢，崩中，痔漏"，故为风病、血病、疮病要药。陈士铎《石室秘录·血治法》载："血治者，乃血病不肯归经，或上或下，或四肢皮毛，合处出血者是也……一不归经，自然各处妄行，有孔则钻，有洞则泻，上则呕吐，标出于毛孔，流出于齿缝，渗出于腹脐，而不于大小便之出也。然则血宜顺其性而不宜拂，方用当归三钱、白芍三钱、熟地五钱、麦冬三钱、茜草根一钱、甘草一钱，水煎服。此方即四物汤加减，妙在用茜草根、荆芥，引血归经，不拂乱其性，则血自归经，各不相犯矣。"另列华君治出血用生地、荆芥、麦冬、玄参，名止血归经汤，1剂止血；雷公治血用生地、三七、荆芥末、人参，1剂止血，盖数方中皆用荆芥，可见其止血特殊功效。今于荆芥多以风药言之，而以血药言之惜已少闻。

郁金为止血之圣药，朱丹溪用郁金与姜汁、童便同用，治吐血、衄血。《济生总录》

所载4个郁金散，有治呕血的，有治吐血的，有治舌上出血的，有治鼻衄及汗血的，说明该药止血应用范围极广。竹茹，金元以前医家多用其止血，治多种出血，如《千金方》用本品醋煮，含之，治齿间出血不止。笔者于临床中亦用荆芥、郁金、竹茹治疗尿血、便血、血精、月经过多等，皆有确效。

现代名老中医用药治病每每获效，如江西张海峰用爵床治肾炎蛋白尿，红孩儿升血小板，六月雪治慢性肠炎痢下白脓，枸杞子降转氨酶，制鱼鳔胶治不育症，天将壳治疗阳痿，川椒治疗鞘膜积液，浙江徐荷辛用蒲黄治喉痈；云南李春华用桑白皮治疗倒经，用卷柏治疗输卵管阻塞，海桐皮、白鲜皮治疗子宫内膜炎；河北任瑞文用牵牛子治癃闭；安徽雍履平用肉苁蓉治疗多发性口疮，五味子降血糖，益智仁治肾囊肿；北京庄国康用天龙（守宫）治银屑病，苍术治鱼鳞病，河南郭长贵用独活治足癣，白头翁治瘰疬等。

七、药对说义与应用

“药对”含义有二，其一，指与病的“相主对”的药物而言，见于南北朝徐之才《药对》，《证类本草》《千金要方》收其佚文。《千金要方》载：“《药对》曰：‘夫众病积聚，皆起于虚，虚生百病……虚而劳者，其弊万端，宜应随病增减……聊复审其冷热，记其增损之主耳。虚劳而若头痛，复热，加枸杞、葳蕤，虚而欲吐，加人参，虚而不安，亦加人参，虚而多梦纷纭，加龙骨；虚而多热，加地黄、牡蛎、地肤子、甘草；虚而冷，加当归、川芎、干姜……虚而小肠利，加桑螵蛸、龙骨、鸡内金；虚而小肠不利，加茯苓、泽泻；虚而痢白，加厚朴。诸药无有一一历而用之，但据体性冷热的相主对，聊叙增损之一隅，入处方者宜准此。’”可见，此处“药对”是指针对不同病情随证加减的药物。其二，是指由两味药搭配而形成的特定配伍功效的处方用药。两者或寒热互用，或补泻兼施，或散敛协同，或升降相须，或刚柔相济，或润燥制宜，或动静配合等，临证中可以1个、2个或多个药对寓于处方中配合应用，以增强疗效。如三才封髓丹用天门冬、生地、人参加黄柏、砂仁，因黄柏配砂仁清相火更甚。《医门法律》解释说：“于三才中，加黄柏入肾滋阴，砂仁入脾行滞。”又如近代名医朱南山用地丁散治疗肝郁化火伤津而年久未愈的胃脘痛，以丁香疏肝解郁，镇呕止痛为主，鲜生地生津滋阴为佐，两者配伍，无辛温香燥之偏，有止痛润津之效。近人所称“药对”乃本于此。

另外方剂中的“对药方”则是专指由两味药组成的可以单独使用的方剂，如交泰丸，方中用黄连苦寒，清心降火，肉桂辛温，蒸腾肾水，引火归元，使水火既济，神安而眠。

现代名老中医多有应用药对独擅其长者。朱良春以黄芪配莪术治慢性胃炎，以黄芪益气补虚，莪术破瘀消积，补中有行；盛国荣用利水法治疗高血压，以地龙、夏枯草平肝利水，黄芩、龙胆草泻热利水，茯苓皮、车前子淡渗利水，赤小豆、玉米须健胃利水，琥珀、益母草活血利水，牛膝、桑寄生补肾利水，人参、黄芪益气化水，大黄、草决明通便泻水；杨百茀亦以用药对擅长，如细辛配五味子，温经散寒，敛肺生津治寒饮咳喘，枳壳配厚朴，消胀除满，行气化痰，杏仁配郁金，宣降肺气，行气消痹；薄荷配郁金，疏肝理气，活血解郁等。其所用药对有性味相近，功效协同者，亦有性味相反，互为牵制者；叶景华治疗肾病恒以药对彰显特色。如用河柳、浮萍发越水气，黄芪、鹿衔草治疗蛋白尿，白茅根、小蓟治疗血尿，王不留行、皂角刺活血散结；杨宗孟用乌梅配地榆治疗妇科出血（经行吐衄、功血、先兆流产等），以乌梅味酸，生津塞流，地榆苦寒，凉血止血，两药合用酸苦固涩，生津止血，用赤石脂、补骨脂收敛止血，敛精止带等。

笔者于临床处方用药时常配合药对，如治精闭配用王不留行、路路通，两药均入肝经，具有化瘀通络，通行精窍的作用；治子痈配以蒲公英、刘寄奴清热解毒，活血止痛；治前列腺痛配用乌药、黄柏，以乌药辛温理气止痛，黄柏苦寒泻热，两药相佐，以增强清热清湿，行气止痛之功。

八、药用钩玄说义与应用

一药常有多用，但有些功效随着时代推衍而日趋淡远、湮没，需通过文献梳理、钩沉，以全面认识其用，或发挥独特之长。如桂枝，《本草备要》云其“温通血脉，发汗解肌”，今多从之，而《本草疏注》则云桂枝“能利关节，温通血脉……其用之道有六：曰和营、曰通阳、曰利水、曰下气、曰行瘀、曰补中”，于此即可思路大开，使桂枝用途充分发挥。蝼蛄作为利水峻药，《本草纲目》有谓本品治石淋之说，惜今已忽略此功用。紫菀功能益肺调中，消痰定喘，然对溺血、便血颇具殊功。清代贾久如于《本草图解》《辨药指南》中有载，而此功效亦多淹，当予钩沉，以广其用。麻黄作为发汗散寒，宣肺平喘要药皆多习用，自清代以来，又常用治痈疽肿毒，瘀伤肿痛，如《外科证治全生集》之阳和汤，钱秀昌《外科补要》之麻桂温经汤等；治皮肤痒疹，如《集验方》浮萍麻黄汤，《外科名隐集方》之痒疡立效丹等，皆显特殊功效。笔者常以麻黄作温经散寒的止痛药用，多见效机，川芎作为活血行气调经药及治巅顶头痛药，多为习用，然其治水邪内渍实有殊功，治尿毒症常用，可使尿素氮明显下降。考王肯堂《证治准绳》有神芎导水丸，专治水邪内渍。当归活血调经，而《神农本草经》论其功效，首言“主咳逆上气”。曾治某患者哮喘，咳逆难平，前医皆用镇咳平喘之苏子降气、麻杏甘石、三子养亲诸方，鲜有效机，于辨证处方中重用当归 30g，数剂而喘咳得平。

九、中药新用说义与应用

中药新用，是指通过临床实践发现某种药物新的功效，使应用范围有新的拓展。事实上，每味中药的功效与主治范围都是经历代医家不断赋予新的认识得以拓展的。如川芎，汉代张仲景主要用于妇女月经不调，胎产诸疾等；晋代葛洪《肘后方》以川芎为主祛风止痛；南北朝时期，川芎已作为外科疮疡主要药物之一；唐代将川芎用于真中风、半身不遂的治疗；到宋代，川芎已成为治疗头痛的良药；明清年间《本草汇言》论川芎说："上行头目，下调经水，中开郁结，血中气药。尝为当归所使，非第治血有功，而治气亦神验也。凡散寒温，去风气，明目疾，解头痛，除胁痛，养胎前，益产后，又癥瘕积聚，血闭不行，痛痒疮疡，痈疽寒热，脚弱痿痹，脚痛却步，并能治之。"全面总结了川芎的效用，可见川芎功效在近2000年的实践中不断有新的发现。

山茱萸补益肝肾，又具通精、缩尿、止汗、固经之功，张锡纯据此用于救脱，谓："山萸肉救脱之功，较参、术、芪更胜……凡人身阴阳气血将散者，皆能敛之，故救脱药当以萸肉为第一。"金毛狗脊常用之祛风湿、强腰脚、健筋骨，但历来本草诸书所述，大都谓去毛用，张赞臣用狗脊毛（即金丝毛）作为止血药，外用治创伤出血，敷之立止，为本草诸书所未载。白头翁苦寒，具清热、解毒、凉血功效。《本草汇言》谓本品"凉血、消瘀、解湿毒"，郭长贵用之治瘰疬（淋巴结核），其消肿块之功远胜于他药。萱草，性味甘凉，有利湿热，宽胸膈，安眠宣郁之效，梅开丰用以治顽固性便秘，屡食屡验，而见推陈致新之功。五味子敛肺滋肾，涩精止泻，生津敛汗，宁心安神，近用五味子单方或复方降转氨酶作用显著，并发现有降糖作用。

笔者于临床中对某些药物功效亦有新的发展，如仙鹤草用于抗疲劳及治慢性腹泻等。威灵仙临床多用于祛风湿，其性善走，可以宣通五脏、十二经络，现代药理研究证实其有解痉作用，故用于胆绞痛、肾绞痛及前列腺增生之排尿困难，以缓解痉挛，疏通经络。麦芽，善消食健脾，回乳消胀，用其健脾以化精瘀，治男子精液不化有效，盖以精液不化源于酶的缺乏，乃责之脾的运作失常，使精液出现凝滞，治疗当以助脾运化，消积导滞，则浊滞可除。现代药理研究证明，麦芽富有多种酶类，如消化酶、纤维溶酶，具有健脾化痰之功。笔者在治疗高泌乳素血症时，亦常用此品。

十、调体用药说义与应用

调体用药，是指通过用药物干预达到调整体质偏颇的目的，其理论基础是体质与方药的应对关系。因人有阴阳气血盛衰之不同，而形成不同体质差异，而方药有补泻及寒热温凉之性，能够纠正体质之偏。《灵枢·卫气失常》说："必先别其三形，血之多少，气之清浊，而后调之，治无失常经。"徐大椿在《医学源流论》中指出"人体素质有异"，故"运者必细审"而后"轻重、缓急、大小、先后之法，因之而定"。重视药物与体质的关系，即要研究患者机体特征（类型）与药物之间的相互关系。如阴虚体质宜甘寒、咸寒、清润之剂，忌辛香温散；阳虚体质宜温补之剂，忌苦寒泻火；痰湿体质宜健脾化痰，忌阴柔滋腻等。

再者，同样剂量的药物对不同个体往往具有不同疗效，机体对药物所做出的反应也有明显差异，这种人体与药物相互作用形成的生物现象，是因为个体对药物吸收、代谢、反应性存在差异，当是临床用药需要重视的问题。

第九节　组方法度论[1]

当前，在中医临床工作中存在这样一种现象：有些医生开方大而杂，忽略法度，用药多而重，有欠精纯。本来几味药可以治好的病，也要开上十多味药，甚至数十味药，其剂量往往超过了一般用量的范围。这种大杂之方，不仅影响了中医学术水平和医疗质量的提高，而且造成药物和医疗资金的严重浪费。分析原因，除某些思想问题之外，主要是对组方法度及研究应用小方的意义未能引起足够的重视。为此，本文就有关问题作一粗略讨论，以供参考。

诗词有格律，组方有法度。所谓法度，是指治疗疾病的法则和从众多方剂中总结出来的治疗规律。试观仲景之方，不仅配伍谨严，用药精当，而且体现了方以法立，法以方传的治疗体系。举凡麻黄汤的汗法、承气汤的下法、小柴胡汤的和法、四逆汤的温法、白虎汤的清法、炙甘草汤的补法、抵当丸的消法、瓜蒂散的吐法等，无不皆然。其间尚有对方药升降浮沉的观察，性味亲和的选择，主辅适当的安排，佐使量材的驱遣，分量多寡的裁酌等，皆含有不少精义。如麻黄汤、麻杏甘石汤、麻杏薏甘汤，三方都主以麻黄，辅以杏仁，使以甘草。配桂枝则名麻黄汤，为治伤寒表实无汗之方，伍石膏则名麻杏甘石汤，为治风热郁肺喘而汗出之方，合薏仁则名麻杏薏甘汤，为治风湿痹痛，日晡热甚之方。一药变则全方作用变，主治证候亦异。即使相同药物的方剂，剂量有变，其治疗作用也会发生相应变化。如《金匮要略》中的小承气汤、厚朴三物汤、厚朴大黄汤，

---

[1] 周凤梧，王琦．谈组方法度及加强小方研究应用的意义．山东医药，1979（1）：22-23.

三方药味相同，而剂量却各有偏重，则治三种不同病证。仲景的组方法度，足为后人楷模，我们应该勤加探求。有些人好开大杂之方，一提清热解毒，就将蒲公英、紫花地丁、大青叶、板蓝根、金银花、连翘一一列入，试图“毕其功于一役”。如果遇有复杂证候，更是东加一味，西添一味，叠床架屋，造成药味重复。一张处方如果没有法、度，就会用药无穷，只有以法统方，方以法立，才能丝丝入扣，得以精纯。

第二章　用药22论[1]

关于临证用药，清代医家徐灵胎在《医学源流论》卷上专设“用药如用兵论”。他说：“古人好服食者，必生奇疾，犹之好战胜者，必有奇殃。是故兵之设也以除暴，不得已而后兴。药之设也以攻疾，亦不得已而后用，其道同也。故病之为患也，小则耗精，大能伤命，隐然一敌国也。以草木偏性，攻脏腑之偏胜，必能知彼知己，多方以制之，而后无丧身殒命之忧。”用药如同用兵的道理由此可见。理法方药中药物升降浮沉的把握，性味合化的选择，轻重润燥的安排，动静结合的驱遣，分量多寡的裁酌，多含精蕴。作为驾驭药物的医生，必须了解每个药的四气五味、升降浮沉、功效特长等。

值得一提的是，用药精准的前提是辨明病情。唐代名医许胤宗曾用一个有趣的比喻来批评那种辨不准病情而惯用多药的医生，他说：“不能别脉，莫识病源，以情臆度，多按药味，譬之于猎，未知兔所，多发人马，空地遮围，冀一人获之，术亦疏矣。假令一药偶然当病，他药相制，气势不行，所以难瘥，谅由于此。”意思是说医生对疾病的来龙去脉尚未明确，便开了许多药，就好像狩猎，连野兽的所在还未弄清，便发动很多人马去包围，若有一人将野兽捕获，亦属侥幸，其实并不高明。有的人开方用药很多，即使其中一味药合于病情，也往往被其他药味所牵制而不能发挥作用，所以治不好病的原因，往往在此。明末清初医家喻嘉言在《寓意草》第一篇明确提出“先议病后议药”之论，他认为医生“治病必先识病，识病然后议药”；指出只有“议病精详，病经议明，则有是病，即有是药，病千变，药亦千变”，如此才能真正解决临床实际问题。这些论述，对于当前依然存在的不详辨证、堆砌诸药、滥用杂投等不良风气，具有借鉴作用。清代医家张锡纯也认为：“医者用方，恒方至药品二十余味……即将治愈，亦不知何药之力。”并提出“恒择对症之药，重用一味，恒能挽回危重之病，且得借之验药之实际。”前贤的告诫值得我们深思。

一个有经验的好医生，之所以有灵验、神奇的用药效果，与其独特的用药理论、风格和特色有关，即所谓“用之中的，妙不可言”。我将临床用药理论归纳为阴阳论、动静论、升降论、开合论、润燥论、轻重论、气血水论、药量论、性味论、辨体论、要药论、

[1] 倪诚根据王琦教授在2010年5月8日第四批全国名老中医药专家学术经验继承培训班及2011年11月9日北京中医药大学第13届学术节上所作的“临床用药22论”现场录音及报告提纲进行整理编写.

专药论、专长论、毒药论、反药论、时令论、对药论、引药论、生熟论、药敏论、男女论、药食论 22 个方面。

第一节　阴阳论

有一句话叫“一阴一阳为之道”，蕴含太极思想。《素问·阴阳应象大论》指出：“气味辛甘发散为阳，酸苦涌泄为阴。”金代医家张元素在所著的《医学启源》里有气味厚薄寒热阴阳升降图。明代医家张景岳在《类经》强调：“善补阳者，必于阴中求阳，则阳得阴助而生化无穷；善补阴者，必于阳中求阴，则阴得阳升而泉源不竭。”我在这里所讲的“阴阳”是指阴药、阳药。阳药如桂枝、附子、肉桂等；阴药如芍药、石膏、黄连等。下面我从 8 个方面谈阴药、阳药。

一是调和阴阳。如桂枝汤中桂枝是阳药，芍药是阴药。桂枝配甘草辛甘化阳，芍药配甘草酸甘化阴，合以调和阴阳；桂枝配芍药，既可外解表邪，又能内和气血。因此，桂枝汤在《伤寒论》和《金匮要略》原书中涉及桂枝汤主治原文多达 19 条，概括其主治有：①太阳中风，发热，恶风寒，汗出，头项强痛，鼻鸣干呕；②太阳伤寒已发汗或延治、误治后，表证仍在或复作而不宜麻黄汤发汗者；③阳明病、太阴病兼有表证，而证似太阳中风者；④非外感性营卫不和，常自汗出，或发热汗出，时发时止，无恶寒头痛；⑤妊娠恶阻，阴脉小弱，其人渴，不能食，无寒热；⑥产后中风，头微痛，时发热，胸脘闷，干呕，汗出，可与阳旦汤（即桂枝汤）。桂枝汤功主调和营卫，既可解表，又能和里（阴阳、气血），与麻黄汤之专于发表及承气汤专于攻里者不同。凡是营卫不和、阴阳不和、气血不和等引起的多科多种病证均可以桂枝汤为主治之。比如我用桂枝汤治心律不齐，就是根据《难经》里所说的“损其心者，调其营卫”而用的。所以，大家在学用桂枝汤时不能仅局限于太阳中风或风寒表虚证。

二是水火阴阳。李中梓认为，水火有天地之水火与人体之水火。指出：“天地造化之机，水火而已矣。”盖火性炎上，水性就下。关于水火之间的关系，李氏认为：“炎上者欲其下降，润下者欲其上升，谓之水火交而既济。火不制其上炎，水不禁其就下，谓之水火之不交而成未济。”人体之水火与天地之水火同具既济之理，“水上火下，名曰交，交则为既济。”也就是说心火必须下降于肾以温肾水，使肾水不寒；肾水亦须上济于心以养心火，使心阳不亢。若肾阴不足，心火独亢，不能下交于肾，则心肾水火失去既济的关系而表现为病理变化，即称未济。就肾脏而言，本身就是水火之宅，寓阴阳之用。李氏说：“肾水者，先天之根本也，而一点元阳则寓于两肾之间是为命门……人非有此火无以运行三焦，腐蚀水谷。”对于水不足而引起火旺者，用六味丸“壮水之主以制阳光”；火不足而导致水盛的，用八味丸“益火之源以消阴翳”。李氏在《医宗必读·卷七》列举了案例加以说明：姚岱芝，吐痰泄泻，见食则恶，面色萎黄，精神困倦，自秋及春，无剂不投，经久不愈，口不能言，亟以补中益气加味，日进两剂，四日而泻止，但痰不减耳。李氏曰：肾虚水泛而为痰，非八味不可，即益火之源以消阴翳，待至阴翳尽消，则痰液之来源自绝。我将水火阴阳拓展为寒凉阴药与温热阳药用药理论。寒凉阴药如黄连、黄芩、黄柏、石膏等，温热阳药如附子、桂枝、肉桂、干姜、细辛等。古有《孙兆口诀》用炮附子配煅石膏，等分为末，入龙脑香、麝香少许，每服半钱，茶酒任下，治头风头痛每有良效；《韩氏医通》以黄连五钱、肉桂五分，为末，炼蜜为丸，空心淡盐汤送下，治水不济火，心火偏亢之怔忡、失眠，能使心肾相交，这是降火以就于阴的方法。我在临床上常用乌梅丸治疗寒热错杂之慢性腹泻、慢性非特异性溃疡性结肠炎多效，该方以附子、桂枝、干姜、细辛、蜀椒温热阳药与黄连、黄柏寒凉阴药配伍，也属水火阴阳配伍之列。

三是阳生阴长。大家都知道，《素问·阴阳应象大论》有“阳化气，阴成形”这句话。我治疗男性不育，针对精子密度不高、活率低下，常以六味地黄汤为基本方。但六味地黄汤是一个滋阴填精方，虽然能使“阴成形”，但不能“阳化气”。所以我加仙茅、仙灵脾，名为“二仙地黄汤”；有时我加龟板胶、鹿角胶，则为“龟鹿地黄汤”，这样就变成了阳化气、阴成形的两首方剂。通过阳化气、阴成形，阳生阴长，可促进精子的生成，提高精子的密度，改善精子的活率。由此可见从阴阳两个角度来考虑用药的意义所在。

四是抑阴扶阳。大家都听说过“火神派”吧。“火神派”的开山鼻祖是四川名医郑钦安，他以善用附子、干姜起大证、救重证而著称。我曾经接触过上海的“火神派”传人祝味菊老先生，他善用大剂量辛热温阳药抑阴扶阳，得心应手。我在跟他的接触过程中感觉到，抑阴与扶阳并不是两者平分秋色的。火神派的理论核心是重视阳气，强调扶阳。学术上宗《内经》，“洞明阴阳之理”“功夫全在阴阳上打算”“病情变化非一端能尽，万变万化，不越阴阳两法”。临床上则“用仲景之法”，用药多为附子、干姜、肉桂等，附子常用至100g以上甚至300g，尊附子为“百药之长”，用方则多为四逆汤、白通汤、麻黄附子细辛汤等。对附子的配伍和煎法等有一整套较为成熟的应用经验，如祝味菊用附子多配伍磁石、枣仁等；吴佩衡大剂量投用附子时，必令久煮3小时以上，以口尝不麻舌口为度。我在每次门诊，四十个病人中大概有四个左右是用扶阳的。有个80岁的老太太，夏天38℃的气温，仍要穿7件衣服。她的家人要我下楼看病。为什么下楼看病人？因为她衣服穿得太多了，走不动。我见她外头有羽绒服，里头有棉袄、两件毛衣、两件秋衣、马甲。典型的阳虚！阳虚寒盛就得扶阳，就得用附子。我还不是火神派，附子最多用到45g。我学火神派的附子煎服方法：附子用15g先煎1小时，30g先煎一个半小时，

40g 先煮 2 小时，以筷子蘸药汁口尝不麻舌口为度。值得注意的是，火神派擅用姜附，是在认定阴证（阳虚寒盛甚或真寒假热）的前提下施用。郑钦安曾说：“总之用姜附亦必究其虚实，相其阴阳，观其神色，当凉则凉，当热则热，何拘以姜附为咎哉？”所论并不偏颇。事实上，火神派不仅擅用干姜、附子等温热药，而且也酌情使用大黄、芒硝、石膏等寒凉药，可见他们并非一味追求温热扶阳，对火热阳证的辨治也积累了丰富经验。

至于阳中有阴与阴中有阳、从阳引阴与从阴引阳蕴含着用药哲理。其中，阳中有阴与阴中有阳是指单味药本身阴阳兼补，前者温阳之中兼益阴血，如鹿茸、鹿角胶、鹿角霜、肉苁蓉、紫河车等咸温之品既温肾阳又益精血，菟丝子等温润之品平补肾阳肾阴；后者滋阴之中兼益阳气，如黄精滋肾润肺兼补脾气。从阳引阴与从阴引阳，是基于阴阳互根关系的阴阳互求用药理论，又称阳中求阴与阴中求阳。前者如治疗真阴大亏的左归丸，在滋阴补肾填精的基础上，加入鹿角胶、菟丝子等温润之品，意在阳中求阴；后者如用治命门火衰的右归丸，在温补肾阳的基础上，配入熟地黄、山萸肉、枸杞子、山药滋阴益肾，养肝补脾，意在“阴中求阳”。这就是明代医家张景岳在《类经》强调的“善补阳者，必于阴中求阳，则阳得阴助而生化无穷；善补阴者，必于阳中求阴，则阴得阳升而泉源不竭”之义。应当注意，从阳引阴与从阴引阳，有别于前面所讲的阳生阴长。

我在这里讲阴阳论，是想告诉大家，阴阳论是用药理论的总纲。中医药之所以是一个伟大的宝库，其中的一个重要原因就在于它是在哲学思想指导下的医疗实践。

第二节　动静论

这里所说的“动静”是指动药、静药及其相伍用药。《景岳全书》说：“用纯气者，用其动而能行；用纯味者，用其静而能守；有气味兼用者，合和之妙，贵乎相成。”动是一种流动，动药多为辛香气薄之品，如调理气血的香附、川芎等；静指静态，静药多为滋腻味厚之品，如滋补药。动静相伍，强调静中有动，动中有静。我们来看滋肾通关丸，知母、黄柏是静药，肉桂是动药，这就是静中有动。大家试想一下，如果这个方中没有温阳化气的动药，还能“通关”吗？再如炙甘草汤里的生地黄、阿胶、麦冬、麻仁、甘草、大枣全是静药，而且用量很大；桂枝、生姜、酒是动药。此方为什么要重用静药而少用动药？岳美中先生对此方阐述最明，他说：“阴药非重量，则仓促间无能生血补血，但阴本主静，无力自动，必凭借阳药主动者以推之挽之而激促之，才能上入于心，催动血行，使结代之脉去，动悸之证止。”我们学习静中有动的用药理论，还可以举一反三。例如，治疗血虚证，以滋腻味厚的熟地黄配辛香气薄的川芎，补中有行，补血而不滞血；治疗脾虚肝郁证，以大量山药、白术味厚补养脾胃之气配少量陈皮、柴胡气薄疏散肝气，寓补于散，寄消于升；治疗心脾气血两虚证，以人参、龙眼肉、黄芪、白术、酸枣仁等味厚补养心脾气血的同时，少佐辛香气薄的木香理气醒脾助运，可防滋腻碍胃，使补而不滞，故张璐在归脾汤方论中说："此方滋养心脾，鼓动少火，妙以木香调畅诸气。世以木香性燥不用，服之多致痞闷，或泄泻，减食者，以其纯阴无阳，不能输化药力故耳。"(《古今名医方论》) 以上举例中静中有动，补中有通，这就是组方用药的奥妙。

再说动中有静，我常将原治阴疽的阳和汤用来治内科病、关节痛、乳腺病等。阳和汤由"阳和丸"（肉桂、炮姜、麻黄）加入熟地黄、鹿角胶、白芥子、生甘草而成。这个方中的肉桂、炮姜、麻黄、白芥子是动药，用以解散寒凝、通滞化痰。为什么还要配伍熟地黄、鹿角胶、生甘草这三味静药，况且熟地黄的用量最大呢？这是因为所治阴疽以素体阳虚血亏为本，寒凝痰滞为标。阳虚寒凝痰滞，固当温阳散寒通滞，但有营血不足，倘若纯用辛散温通之品必致营血更耗。故用大量熟地黄补精血、填骨髓，合鹿角胶温阳补血以治其本。动中有静的关系就体现出来了。掌握了这个方证阳虚血弱，寒凝痰滞的病机特点及动中有静的用药特色，还可以拓展用于痰饮、咳喘、痹证、痛经、肿块等内科、妇科、儿科病证。

现在某些中医大夫为什么组不出好方子来？这是因为没制方思想。见到嗓子一疼，就用蒲公英、板蓝根、金银花、连翘，一派寒凉药物，考虑过这些寒凉药带来的后果吗？没考虑到。因为脑子里全是清热解毒药。名方之所以能流传下来，在于它的生命力，而生命力源于它的制方思想及用药特色。我们掌握了动静用药理论，就可以根据病情的需要，处方时或动中有静，或静中有动，或动多静少，或静少动多，真正做到举一反三。

第三节　升降论

升降用药是根据中药升降浮沉的作用趋向，用于向上或向下病势趋向的病证。升指升浮上行，升浮药用治向下病势趋向的病证，所谓"下者举之"的意思。升浮药具有四个方面作用：一是升阳举陷。大家都清楚，我就不用多说了。二是升提利水。这个我要说说，什么叫升提利水？就是常说的"提壶揭盖"治小便不通。治疗前列腺病的时候，对于排尿困难的患者，我经常在车前子等利水药的基础上加桔梗、紫菀这两味升提药物，以升为降，开上通下。有一位患有严重前列腺增生症的老大爷，排尿点点滴滴，每天尿量 200 ～ 400mL，需要导尿才行。运用升提利水法后，他的尿量明显增加，验证了"一切利小便不效，升提即效"的道理。三是升提开揖。这是运用宣通气机尤其是宣通肺气的方法，治疗气机不通引起的大便不通。比如《太医名医奇案赏析》这本书是我的同学王树芬写的，把宋代以前的好多的外史、小传等中的一些医家的医案搜集起来，不乏独创之见。其中有一个医案是这么写的：蔡云长病便秘医案，蔡云长又叫蔡京，他是北宋期间拥揽大权的京官，他长期便秘，看了很多的医生，都没办法给他解决。有一个人叫史载之去给他看病，当时这个人名气不大，所以门卫就把他挡住了，最终进去后，他向蔡京要二十文钱去买紫菀。蔡京喝了之后“须臾遂通”。肺与大肠相表里，紫菀清润肺气，此所以通也。你看我们学过紫菀、桔梗提壶揭盖治小便不通，没学过紫菀可以通大便吧，是不是？紫菀治疗咳嗽没问题，紫菀通小便也有人说，紫菀通大便没什么人说过。所以我们在用药治病的时候，不要人家便秘了一股脑儿地给他吃大黄通便，还要考虑“升提开揖”的问题。四是升阴举陷。听起来是一个新词，这是大家很少见到的，升阳举陷还差不多，怎么会有升阴举陷呢？在脾虚泄泻日久不止，百治无效的情况下，可以改用升阴举陷法。有一首叫升阴汤的方子（熟地黄、五味子、山萸肉、白术、山药、车前子、肉桂、茯苓、升麻），在滋阴健脾的基础上加了升麻这些升脾的药。什么叫独特的经验呢？就是别人没用这个方法他用这个方法，别人没有想到的东西他想到了，就是独特。

降指沉降下达，沉降药用治向上病势趋向的病证。沉降药具有三个方面作用：一是降气，如莱菔子降气消食除胀；厚朴降气消痰平喘；旋覆花下气消痰止噫；桂枝降逆平冲；沉香降逆调中，缪希雍谓沉香“冷气、逆气、气郁、气结，殊为要药”。三十多年前，我母亲患了肠梗阻，外科医生建议手术，用一根针把肠子排列起来后再把它缝起来，我没同意。我根据张锡纯运用莱菔子的经验，给我母亲服用。结果怎么样呢？果不其然，服后肠蠕动增强，能够排便了。二是降火，如射干苦寒降泄，治咽痛喉闭。三是降泄，如汉防已降泄利水，行水决渎，以达于下；萆薢泻浊利水。

临床上，升浮药与沉降药常配伍使用，称为升降相因，这就是《素问·六微旨大论》所说的“高下相召，升降相因”的意思。例如，程杏轩治郑媪气虚便结，补中益气加大黄。他治过一个姓陈的女性患者，这个人气虚便秘、腹胀，好多天大便解不下来，他给她用了补中益气汤加大黄，升中有降，结果大便通了。按照常规用药思路，你可能会嗤之以鼻，心想这是什么大夫开的方子？！升降散是专门讲升降配伍的，方中僵蚕、蝉蜕轻浮上行，其中僵蚕轻浮而升，清热解郁；蝉蜕更具轻灵之性，疏散热毒。两药合以上行散解热毒。姜黄、大黄沉降下达，前者行气散郁，祛邪辟疫；后者泻火解毒，降泄破血。两药合以下达导泄热毒。如此配伍，则清阳上行，浊阴下降，升降相因，气血疏畅，内外通和，瘟疫杂气之邪自解，诸症随之而除。还有就是我取温脾汤中的附子、大黄作为治疗尿毒症的升清降浊药对。不要以为中医治不了尿毒症，我们治疗的尿毒症患者来自全国很多地方。我经常说中医的疗效有三个标准：一是功能改变，二是指标改变，三是脏器组织修复的改变。具备了这三个标准，中医信，西医也信；中国人会信，外国人也会信。

第四节 开合论

开合，与散敛同义。散指发散，敛指收敛。发散药如干姜、细辛等，收敛药如乌梅、五味子等。发散药有峻散、平散、温散、凉散之分，峻散药如麻黄、桂枝，平散药如荆芥、防风、紫苏，温散药如干姜、细辛，凉散药如金银花、连翘、牛蒡子、薄荷之类。收敛药又分为：收敛止咳的乌梅、五味子，收敛平喘的白果，收敛止汗的穞豆衣、浮小麦，收敛止血的赤石脂、禹余粮，涩肠止泻的石榴皮、肉豆蔻，固精止遗的桑螵蛸、金樱子，固精止带的芡实，敛脾止漏的苍术（敛脾精止小便漏浊）。

开合并用，也就是散收同用，是将辛散药与酸敛之品同用的配伍方法。例如，以温散化饮的干姜、细辛配收敛肺气的五味子，既增强止咳平喘之效，又无耗散肺气之偏；以宣发肺气的麻黄配敛肺定喘的白果，既加强麻黄宣肺平喘之力，又防麻黄辛散太过；以涩肠止泻的石榴皮、肉豆蔻配伍辛香理气的木香，则收涩而不留邪。下面我讲三个故事，第一个是涩肠止泻的故事，北京平谷有一位患有慢性腹泻的女教师，多年前她每天早上五点钟起床骑自行车去学校的路上，都要下车上厕所，经常为就近找不到厕所而苦恼。她吃了很多药都不行。后来我就按照日本人用安石榴涩肠止泻的经验，就治好了。我为什么要跟大家说特殊用药呢，对于有些顽固的病，如果你掌握了特殊用药，就有可能治好。第二个是收敛止汗的故事。有的女同志来跟我握手，握过手以后一脸的尴尬，为什么尴尬呢？因为跟你握过手后会把你的手也变成汗手。她手脚上的汗，用她自己的话说简直就是汗如雨下。吃过当归地黄汤、玉屏风散等止汗的方药，并没有解决问题。我跟大家介绍一个止汗药，叫穞豆衣，如果你遇到出汗不止的人，就用这个特殊药很有效。第三个是很早以前我在西苑医院跟王文鼎老中医抄方时记录的医案，收录于《经方应用》一书中：陈某，女，40 岁。咳嗽 7 个月，哮喘发作 3 个月，近半个月加重。病由感冒后反复咳嗽不已致喘息不得卧，经服激素、抗生素喘息未平。前医曾投定喘、小青龙汤等不应，请王文鼎老师会诊，曰："此由外感风寒袭肺而致咳喘，患者恶风咳喘，汗出夜间尤甚，多泡沫痰及稀痰。苔薄滑边有齿印，此为寒饮。用小青龙汤：麻黄根 30g，桂枝 9g，白芍 18g，甘草 6g，炮姜、五味子、细辛各 6g，半夏 12g。"药进 2 剂，喘息得平。按：此案为笔者随王文鼎老师临证时所记。患者喘息 3 个月服药未效，且已用小青龙汤，亦未见功，何故王老治之喘息得平？王老答曰："小青龙汤用时须据病情注重配伍，方中炮姜、细辛、五味子三药一般当等量用之，注意调节升降开阖的适宜，方中麻黄的运用亦有分寸，初病表实用麻黄；次用麻黄绒（麻黄捣烂去粉末留用）；后期喘而汗出用麻黄根，剂量可用 30g。初期桂枝、白芍宜等量，病久渐虚须白芍倍桂枝，仿建中意在收敛。”又曰：“小青龙汤治风寒外束，寒饮内停，如寒热兼夹，口干思饮，饮不多者加石膏，喘甚加杏仁，咽痛加山豆根。”闻之，良叹其对经方研究之精也。大家看，在小青龙汤、苓甘五味姜辛汤等方中，体现了开中有合、散中有收的用药思想。

第五节　润燥论

润指滋润，滋腻柔润药如麦冬、生地黄、玄参，燥指刚燥，辛温刚燥药如半夏、香附、苍术等。滋润药与刚燥药运用得宜，谓之刚柔相济。例如，对于脾阳不足，血失统摄所致失血，以辛热燥烈的附子配阴柔滋腻的阿胶以温中养血止血；治疗肺胃阴虚气逆之呕吐，以甘寒滋养的麦冬配辛温而燥的半夏以滋阴降逆和胃。其他如用甘温柔润的熟地黄配伍辛温燥散的细辛以补肾散寒强腰，可使填精而不呆腻、温通而不燥烈；用辛温苦燥的苍术配伍甘凉柔润的生地黄以滋肾健脾，可使燥湿不伤脾阴、益阴无碍祛湿。

再如，温病学家提到的凉燥。这个凉燥是什么概念，对于凉燥怎么去处理？我有个研究生同学在新疆医科大学当过副校长，他曾经告诉我新疆那个燥啊，跟北京的燥不一样。我说还有不一样吗？结果跑到新疆一看啊，就不一样。新疆是个沙漠地带，当地有句“早穿皮袄午穿纱，手捧火炉吃西瓜”的顺口溜，说明了温凉燥邪相合为患的特点。所以在用药的时候，就要滋燥得宜，刚柔相济。

第六节　轻重论

轻药指药味少质地轻的药，所谓“药如轻灵，方如轻骑”。现在的许多中医大夫开方子，一个感冒、咳嗽病，动辄开出二十味药方，用药不严谨，遣方无学理。大家学过《伤寒论》，113 方中少则两三味，多则五到八味，组方严谨，疗效确切；《肘后备急方》中所载方中也以一两味药治病；张锡纯所制 187 方中，80% 不超过八味药。王孟英以用药轻灵而著称，常用忍冬藤、天仙藤、络石藤、海风藤、鸡血藤、红藤“六藤”通络止痛。我仿王孟英经验，去红藤为“五藤饮”临证用治关节痛而活动受限者甚效；吴鞠通根据病变部位，提出“治上焦如羽，非轻不举”理论。这些用药理论和经验值得我们今天学用。

关于重药，是指质地重用量大的药物，如磁石、珍珠母、紫石英、龙骨、牡蛎、代赭石等，由重药为主组成的方剂称作重剂，如磁朱丸、珍珠母丸、震灵丹、秘红丹等。重药重剂的药味可多可少，全视病情需要而定。一般对于病情急重者，药味宜少，所谓“单捷重剂”，药到病除。我曾经治疗过一位支气管扩张咯血的患者，将张锡纯《医学衷中参西录》秘红丹中的肉桂改为三七粉，很管用。三七粉、大黄粉、代赭石粉三味药，止血、降火、降气的用药思想都有了；而对于病情复杂者，有时可多味组方，如《备急千金要方》中将表里寒热补泻升降于一方中，以适应病情复杂之病。今天我讲这些问题，是想告诉大家，该轻灵的时候要轻灵，该复杂的时候要复杂，一切以满足临床需要为准则。

第七节　气血水论

这个“气血水”理论在日本很流行。日本汉方医在治病的时候很注重在气在血在水的用药思想。气药如柴胡、香附、川楝子、枳壳，血药如当归、川芎，水药如茯苓、泽泻等。

此外，还有血中气药、气中血药、水中血药、气血水药同用等。李时珍指出：“芎䓖，血中气药也。肝苦急，以辛补之，故血虚者宜之；辛以散之，故气郁者宜之。”我们经常说四物汤是个补血的方，并没有认识到四物汤补血药之中也有气药，方中配伍川芎，意在补中有行，所谓“动补”，这一点大家要清楚；血府逐瘀汤中不仅用川芎，还有枳壳、柴胡、桔梗这一类药，是活血之中有气药，意在气行则血行；柴胡疏肝散中配伍川芎，是气药中有血药。《本草纲目》谓延胡索“能行血中气滞，气中血滞，故专治一身上下诸痛”。显然，延胡索既是血中气药，又是气中血药。对于水中有血药，大家可能会问：水中怎么还有血药？利水药中的白茅根就是水中血药。《本经》中言其“除瘀血，疗血闭”。因此对于孕妇水肿，不要随便服用白茅根。我在治疗肾病的时候，经常用大剂量茅根 60g 左右，煎汤代水，取其利水而又活血的双重作用。

张仲景《金匮要略》中的当归芍药散是气血水药同用的代表方。方中气药是川芎，血药是当归、芍药，水药是茯苓、泽泻、白术。掌握了气水血理论，就可以用治气郁水停血虚（或血瘀）兼夹为患的病证。我治疗女性肥胖患者，经常问患者有无下肢浮肿和月经异常情况。患者会瞪着惊愕的眼睛问我：您怎么知道的？我说，你还会在月经来潮时浮肿加重。患者点头示意，心想这个老中医真是神了！其实我是学用了张仲景的理论和经验。张仲景在《金匮要略·水气病脉证并治》指出：“经为血，血不利则为水，名曰血分……问曰：病有血分、水分，何也？师曰：经水前断，后病水，名曰血分，此病难治；先病水，后经水断，名曰水分，此病易治。何以故？去水，其经自下。”因此，对于肥胖伴见下肢浮肿、月经后期量少者，我常用当归芍药散为主方，气水血三者都调了，水肿也消了，月经量也多了，体重也随之减轻了。气血水理论很妙吧。

第八节　药量论

药量是指用药剂量的轻重大小及其调整变化。日本人渡边熙氏曾有“汉方不传之秘在量上”之叹！一是因为轻重变，功效变。如柴胡、薄荷重用解表，轻用疏肝（见于逍遥散）；厚朴大黄汤、厚朴三物汤、小承气汤均为厚朴、大黄、枳实组成，因用量不同而方名、作用各异。二是因为轻重变，主治变。如《黄帝素问宣明论方》中有一首名叫“倒换散”的方子颇能说明这个问题。方中大黄（小便不通减半）、荆芥穗（大便不通减半）各等分。上药各为末。每服一二钱，温水调下。主治久新癃闭不通，小腹急痛，肛门肿疼。《医方考》解释道：“用荆芥之轻清者，以升其阳；用大黄之重浊者，以降其阴。清阳既出上窍，则浊阴自归下窍，而小便随泄矣。方名倒换者，小便不通，倍用荆芥；大便不通，倍用大黄，颠倒而用，故曰倒换。”我治疗前列腺肥大增生引起的小便不通，经常要用倒换散。再如黄连与吴茱萸，可因两药的用量多寡及其不同配伍比例，变成正反“左金丸”，可分别适用于肝火犯胃、肝寒犯胃两种不同的病证。

从以上可以看出，方中的组成药物并没有改变，由于药量的轻重变化，功效主治随之而变了。我在讲《伤寒论》的时候，经常要讲陈慎吾先生的一个故事，说一个人打嗝老好不了，找了个中医大夫给他开了旋覆代赭汤。患者服完药还打嗝，又来找那位大夫，那位大夫就说：你还打嗝，看来代赭石用少了，上次是20g，这次我给你开30g。第二次来复诊的时候，他跟大夫说：你那个药我吃了更打嗝了。那位大夫说：怎么会更打嗝了呢？代赭石已经用到30g了，总不至于用到50g吧。那位大夫没辙了！后来请陈慎吾先生看病，开的还是旋覆代赭汤，但是把人参的量加大了，把代赭石的量减少了。这人打嗝也就止住了。为什么？中气虚馁，痰阻气逆。旋覆花、代赭石固然可以消痰降逆，但一味地沉降镇逆，反而重伤中气。这时你只要把中气奠定了，他就好了。

临床上，把握药量轻重的尺度同样重要。有些单味重剂可获良效，如菟丝子大剂煎服治疗梦遗，生甘草60g、红参30g治疗急性上消化道出血等，但也应避免某些药物过量引起的不良反应，如白薇、鹅不食草过量会引起恶心呕吐等，值得注意。

第九节　性味论

性味是指四气五味而言，四气是寒热温凉，五味是辛酸甘苦咸。《素问·至真要大论》曰：“辛甘发散为阳，酸苦涌泄为阴，咸味涌泄为阴，淡味渗泄为阳，六者或收，或散，或缓，或急，或燥，或润，或软，或坚，以所利而行之，调其气，使其平也。”所谓调其气使其平也，就是以药物的性味来治疗六气的胜复。一般味之辛者，能散能行；味之苦者，能燥能泄；味之咸者，能润下软坚；味之淡者，能宣通渗利；味之酸者，能收能涩；味之甘者，能缓能守。缪仲淳谓："气味互兼，性质各异，参合多少，制用全殊，所以穷五味之变，明药物之能，厥有旨哉。"强调药物性味相合配伍，可以充分发挥药物的作用。我将性味相合归纳为以下三方面：

一是"取味存性"。前面提到《素问·至真要大论》所说的"辛甘发散为阳"，只是药味相合，没有涉及性味合化。所以辛甘发散法只能针对外感表证而设，但在具体应用时，还应根据风寒、风热表证的不同，分别选用辛甘温散、辛甘凉散法，才能调控辛甘发散的作用方向。《素问·至真要大论》有针对六淫为患的性味合化理论："风淫于内，治以辛凉，佐以苦甘，以甘缓之，以辛散之；热淫于内，治以咸寒，佐以甘苦，以酸收之，以苦发之；湿淫于内，治以苦热，佐以酸淡，以苦燥之，以淡泄之；火淫于内，治以咸冷，佐以苦辛，以酸收之，以苦发之；燥淫于内，治以苦温，佐以甘辛，以苦下之；寒淫于内，治以甘热，佐以苦辛，以咸泻之，以辛润之，以苦坚之。"以辛凉苦甘法为例，针对风热毒邪上犯肺卫，以金银花、竹叶、薄荷之辛凉，合连翘、桔梗之苦，甘草之甘，组成辛凉透表、清热解毒之剂，代表方如辛凉平剂银翘散；以风热犯肺为主者，则以桑叶、菊花、薄荷之辛凉，合连翘、桔梗之苦，甘草之甘，组成疏散风热、宣肺止咳之剂，代表方如辛凉轻剂桑菊饮。二是"制性存用"。如治疗里寒积滞证，苦寒之大黄与辛热之附子、细辛或干姜配伍，则大黄寒性被制而其泻下积滞之用仍然保存，从而变寒下为温下法。三是"制性增效"。如治寒滞肝脉证，天台乌药散原方，"先将巴豆微打破，同川楝子用麸炒黑"者，是以巴豆之辛热减川楝子之寒，以增川楝子行气散结之效；后"去巴豆及麸皮不用"者，乃去巴豆峻下作用之意。被制性增效后的川楝子与乌药、木香、茴香、青皮、高良姜等药配伍，共具行气疏肝、散寒止痛之功。

由此可见，合理的药物性味合化配伍，是针对具体病情，有效调控药物作用发挥方向的要素之一。

第十节　辨体论

辨体用药，是指通过用药物干预达到调整偏颇体质的目的，其理论基础是体质与方药的应对关系。因为人有阴阳气血盛衰之不同，而形成不同体质差异，而方药有补泻及寒热温凉之性，能够纠正偏颇体质。

《徐灵胎医书全集·医学源流论》中深刻指出："天下有同此一病，而治此则效，治彼则不效。且不唯无效，而反有大害者，何也？则以病同而人异也……故医者必细审其人之种种不同，而后轻重、缓急、大小、先后之法，因之而定。”强调“病同人异”的观点。《本草衍义·序例》说：“缘人气有虚实，年有老少，病有新久。”说明要辨体质类型、状态之不同。《苏沈良方》认为：“如酒于人，有饮之逾石而不乱者，有濡饮而颠眩者……焉知药之于人，无如此之异者？此禀赋之异也。”这是以饮酒为例说明个体的差异性。唐慎微指出：“药性一物，兼主十余病者，取其偏长为本，复观人之虚实补泻、男女老少、苦乐荣悴、乡壤风俗，并各不同。”辨体用药的重要性由此可见。

我提出“辨体用药论”，主要通过研究药物与体质的关系，选择相应的药物改善体质，进而达到防病治病的目的。不同的体质类型，各自的阴阳气血盛衰各不相同，在选方用药上也有其特殊性。而药物性味各有偏颇，以药物气味之偏调理纠正患者体质阴阳气血之偏，则为用药之所宜；相反，若以药物气味之偏从其体质阴阳气血之偏，则为用药之所忌。我将 9 种体质的用药宜忌概括如下：气虚体质之人多元气虚弱，用药宜补气培元如党参、黄芪、山药、白术、茯苓、甘草、大枣等，忌耗散克伐；阳虚体质之人多元阳不足，用药宜益火温补如桂枝、肉桂、附子、菟丝子、杜仲等，忌苦寒泻火，妄伐伤正；阴虚体质之人多真阴不足，用药宜甘寒清润如生地黄、熟地黄、百合、桑椹子、女贞子等，忌苦寒沉降、辛热温散；痰湿体质之人多脾虚失运，用药宜健脾化痰如制苍术、冬瓜皮、干荷叶、茯苓、泽泻等，忌阴柔滋补；湿热体质之人湿热蕴结不解，用药宜清化分消如黄芩、黄连、黄柏、薏苡仁、白蔻仁、龙胆草、苦参、茵陈蒿等，忌刚燥温热、甜腻柔润、滋补厚味；血瘀体质之人多血脉瘀滞不畅，用药宜疏通血气如桃仁、红花、丹参、赤芍、当归、川芎、生山楂、玫瑰花、茜草、蒲黄等，忌固涩收敛；气郁体质之人多气机郁滞，用药宜疏肝调气如柴胡、陈皮、川芎、香附、薄荷等，忌燥热滋补；过敏质是特禀质的一种特殊类型，多禀赋不耐，邪扰血热，用药宜益气固表或凉血消风如黄芪、百合、乌梅、蝉蜕、黄芩、牡丹皮等。

第十一节　要药论

我所讲的“要药”，是指多种病证通用的高效药。历代医家均重视通用药的研究与应用，尤其从宋代开始盛行“多病通用药”，《太平圣惠方》卷二有“诸疾通用药”一节，收选防风、汉防己、秦艽、独活、川芎等 50 种药，作为治疗多种病证的通用之药。该卷在“风眩”“头面风”“中风脚弱”等 95 种疾病下均列示通用药，几乎涉及内、外、妇、儿各科；明代李时珍在其著作中专列了“诸病通用药”和“百病主治药”。

例如，香附是治郁证要药，六郁皆可用。黄宫绣在《本草求真》说香附“专属开郁散气”，李时珍在《本草纲目》中有香附“乃气病之总司”之称；防风为风证要药、治风通剂、风中润剂，张山雷在《本草正义》中谓其“通治一切风邪”，所以风寒、风热、风湿、内风皆可用之；苍术为湿家要药、运脾要药。朱丹溪明言“苍术治湿，上中下皆有可用，又能总解诸郁”，《本草纲目》云其“治湿痰留饮，或夹瘀血成窠囊”。

再如，鳖甲为治癥瘕要药；大黄为治血证要药，降气即降血，速止暴血横溢；独活为治头晕要药；竹茹是止血要药，不仅清热凉血止血，而且兼具祛瘀之效，可用于血热吐血、尿血、崩漏等。《备急千金要方》用生竹茹 60g 醋煮含之，治齿间出血不止。

以上举例说明，在辨证用药的基础上，重视并善用要药是提高临床疗效的主要途径之一。

第十二节　专药论

专药是指对某病某症有特殊功效的药物。因其主攻对象明确，疗效确切独特，受到历代医家青睐。梁·陶弘景《神农本草经集注》曰：“诸药一种虽主数病而性理亦有偏者。”意即一药虽能用治多种疾病，但其特性却有专长。唐·许胤宗《旧唐书·卷九十一》说：“夫药之于病，有正相当者，惟须单用一味，直攻彼病，药力既纯，病即立愈。”明·张景岳《景岳全书》亦强调：“治病用药，本贵精专。”清·徐灵胎《医学源流论·单方论》明确指出：“凡人所患之症，止一二端，即以一药治之，药专则力厚，自有奇效。”

专病专药起源于经典、丰富于民间、发展于现代。早在《神农本草经》中就有诸如黄连治痢、常山截疟、麻黄治喘、海藻治瘿瘤等“某药主某病”的记载；《内经》中所载13方中就有兰草汤（一味兰草）治消渴、川马膏（马的脂肪）治足趾转筋、菱翘（一味连翘）治乳痈、生铁落饮（一味生铁落）治癫狂等内容；《伤寒杂病论》中用茵陈蒿退黄疸、百合治百合病等专病专药的经验很多。这些专药至今仍被认为有临床实效而广为应用。民间也有用三七止血，白果止带，王不留行下乳，生麦芽回乳，野菊花治疔疮等经验。虽然这些药物功效刚被认识的时候，是以病证为依据，并非受中医理论的指导，但是后经历代医家反复验证，不仅肯定其药效，而且赋予其性味归经理论，著于中医典籍之中而传承下来。随着现代对疾病发病机制的进一步认识及中药药理学的发展，人们认识到消化性溃疡的主要病因是黏膜屏障被自身消化液所破坏，于是使用具有保护黏膜及制酸作用的白及、乌贼骨等药物；根据幽门螺杆菌感染是慢性胃炎的重要发病机制，在组方时加入具有杀灭幽门螺杆菌的蒲公英等；根据苦参中的苦参碱和总黄酮具有抗心律失常作用，将苦参作为抗心悸、脉结代的专药。其他如青蒿用治疟疾等，都是中医专病专药应用于临床的成功范例。

我在临床中常用石菖蒲、茵陈、珍珠粉治口疮，防风、丁香、槟榔治口臭，穞豆衣治自汗、盗汗，苏叶外用治阴汗，桂枝（桂枝甘草汤）、紫石英治心悸，细辛治震颤，防己解雄黄毒，防风排砷，等等。下面我给大家讲个故事。一个女同志跑到诊室对我说：我的先生口臭，口臭到什么程度呢？他走过的地方，别人去了也能够闻到，因此他在家的时候我必须把所有的窗子都打开，现在他都不敢去单位正常上班了……我说有这么臭吗？她说就是这样的。他的先生就坐在她旁边，被她说得满脸通红。我心想一个女的把自己的先生说得这么严重，看来是忍无可忍了。因为四处求医久治无效，来找我诊治。我在辨证用药的基础上加了丁香、防风口服，并用茵陈蒿、藿香水煎漱口。治了21天后，口臭竟然根除了。

专药不宜单用，通常在主病主方中多用作君药，或在主方中针对主症配伍用药。在主病主方中以专药为君甚至用其命名者，古代方中如主治蛔厥的乌梅丸、主治疟母的鳖甲煎丸、主治肺痈的苇茎汤等；现代方中如主治流行性脑脊髓膜炎的龙胆清脑汤（本人自拟方：龙胆草、大青叶、连翘、山栀、黄芩、石膏、牡丹皮、生地黄、玄参、天麻、钩藤、石决明、杭菊花）、主治男性不育的国家级新药黄精赞育胶囊［本人自拟方：何首乌（制）、黄精（酒制）、枸杞子、菟丝子、五味子、熟地黄、肉苁蓉、淫羊藿、紫河车、续断、党参、当归、丹参、蒲公英、败酱草、蛇床子、蜂房（炒）、水蛭、牡蛎、车前子（盐炒）］。在主方中针对主症而配用专药者，也为临床所习用。如《伤寒论》中“五泻心汤”均以黄连作为心下痞的专药。上述专药大多在主病主方中发挥特有的效应，有时也可根据病情需要作为主病主方的辅助疗法，以单味药或药对的形式，作漱口或外用等，有助于提高疗效。例如，我治疗阴囊湿疹，辅以茵陈蒿30g和（或）苏叶30～60g水煎外洗阴部；治疗子宫脱垂，则辅以益母草30g、枳壳20g水煎熏洗阴部，等等。

专药用量宜大，原因有四：一是量效关系。专药的特效、奇效等效应的发挥只有在较大量时才能显现，如用柴胡退热需大量（解郁需中量、升阳宜小量）。二是相对用量，而非绝对用量，即比其常用量相应要大。三是剂型选择，散剂中的细辛应遵循“辛不过钱”之戒，而在复方汤剂如小青龙汤、苓甘五味姜辛汤、射干麻黄汤等原方中却高达“三两”（现在一般成人量可用至6～9g）。四是配伍环境，同样是石膏，在麻杏甘石汤原方中用半斤（八两），而在白虎汤原方中高达1斤。清代医家张锡纯虽详审病机而配伍用药，但重用石膏清热则是其常用的治病手段，从7岁稚子到七旬老妪，甚至产妇，均重用石膏而获佳效。此外，张锡纯以蒲公英治眼病，以怀山药治泄泻，以大黄治火毒等，各药用量均远大于常量，但都收到了“药到病除”的良好效果。近代名老中医朱良春师法仲景，对痰饮病患者需泻肺定喘者，均以葶苈子为主药，并随症配伍；岳美中老中医在治疗急性黄疸型肝炎时，用茵陈60g与白茅根30g相伍，仅服药1周，就使持续1个半月的黄疸完全消退。我在临床上用生白术治疗便秘时，其用量达30～60g；用白芍止痛、平喘、通便、解痉治疗痉挛性疼痛、哮喘、习惯性便秘、早泄等病证时用量也达 30～60g，屡获佳效。值得注意的是，“专药用量宜大”并不意味着可以盲目加大用量，而以“药－病（证）对应”“安全有效”为原则，从这个意义上来说，专药用量的所谓“宜大”，实际上是“量足”。例如，比较贵重的麝香、琥珀等专药，就不宜量大；苦寒类清热药也不宜过大，否则苦寒化燥伤正。我根据《备急千金要方》“止渴黄连丸”、《本事方》“三痟丸”及王旭高医案中皆以黄连治消渴的经验，用黄连为专药治疗 2 型糖尿病，在主方中的用量一般不超过 10g。我认为，临证用药既要晓其所长，也要知其所短；既要明其当前作用，也要防其今后问题。所以在用苦寒药中要加砂仁，患者长服 30 剂之久也无副作用。

我认为，在疾病谱不断变化、中医优势病种逐渐减少的今天，广大中医临床工作者应该从中医典籍及临床实践中发掘出更多的专病专药，以适应不断变化的医疗形势的需要。

第十三节　专长论

专长是指药物本身独有的，有别于其他药物的功效特长。比如，苍术与白术，苍术长于运脾，白术长于健脾。李中梓在《本草通玄》中说：“大抵卑监之土，宜与白术以培之；敦阜之土，宜与苍术以平之。”黄元御在《玉楸药解》中明确指出：“白术守而不走，苍术走而不守，故白术善补，苍术善行。其消食纳谷，止呕住泄亦同白术，而泄水开郁，苍术独长。”地骨皮与白薇都能清热滋阴，但前药善清气分热，后药善清血分热，同中有异。麦冬与天冬都能滋养肺阴，陈嘉谟在《本草蒙筌》中指出麦冬与天冬“功用似同，实亦有偏胜也。麦门冬兼行手少阴心，每每清心降火，使肺不犯于贼邪，故止咳立效；天门冬复走足少阴肾，屡屡滋阴助元，令肺得全其母气，故消痰殊功”。张秉成在《本草便读》中指出天冬“较麦冬苦多寒盛，沉降之性过之，故兼能入肾经”。

我于治咳方中常酌加青黛，用于热咳气急痰稠之证。考青黛一药，收入教科书“清热解毒类”，主要功效为清热解毒、凉血散肿，并不常用于止咳。我研读《本草纲目》时发现，青黛治嗽方载于《本草纲目》介部第 46 卷“蚌”条：“痰饮咳嗽用真蚌粉新瓦炒红，入青黛少许，用淡齑水滴麻油数点，调服二钱。”此方治愈“宋徽宗宠妃病痰嗽，终夕不寐，面浮如盘”。《丹溪心法》治酒后咳嗽，亦用青黛、瓜蒌。据此，早年巡回医疗时多次使用，效果确实明显。近代亦有用于百日咳符合《素问·咳论》肝咳之状者。现在的中医大夫，于治咳方中多用杏仁，因《中药学》所载杏仁为止咳首选药。但在仲景《伤寒论》中，杏仁多用于治喘而不是治咳，有条文为证。例如《伤寒论》第 18 条：“喘家作，桂枝汤加厚朴、杏子佳。”第 43 条：“太阳病，下之微喘者，表未解故也，桂枝加厚朴杏子汤主之。”此处取杏仁降气之功，用于肺气不得肃降之喘。此外，在《伤寒论》中用杏仁平喘的方剂还有小青龙汤、大陷胸丸、麻黄汤、麻黄杏仁石膏甘草汤、桂枝麻黄各半汤、桂枝二麻黄一汤、大青龙汤 7 方，许叔微《伤寒九十论》中亦有验案佐证之。大家都知道桃仁具活血祛瘀、润肠通便之功，却忽视本品尚能止咳，实为憾事。桃仁治咳，古多用之。《本草纲目》治咳用桃仁多达数方，如卒然咳嗽单用桃仁，上气咳嗽用桃仁合粳米等，急劳咳嗽用桃仁合猪肝、童溲等。《名医别录》记载桃仁“主咳逆上气”。《本草经疏》《本草从新》认为桃仁止咳平喘与活血功效有关，故谓“心下宿血去则气自下，咳逆自止”“咳逆上气，血和则气降”。《食医心镜》还记载桃仁“治上气咳嗽，胸膈痞满，气喘”。现代药理研究亦证实本品有镇咳作用，所含苦杏仁苷能使呼吸加深，咳嗽减轻，黏痰易于咳出。

其他如蒲公英疏肝散结、刀豆治呃逆等。由此提示我们，对于专长中药的熟练使用，不仅要着眼于经方、名方，也要关注民间单方、验方。只要有益于临证，都值得我们学习、借鉴。

第十四节　毒药论

目前，有关中药及其制剂的毒性问题，正引起医药界的广泛关注。长期使用的有关药材及其制剂特别是著名古方的临床安全性面临质疑，甚至有人提出应禁用含有毒成分的中药及其制剂。据此，随着更多的中药中毒性成分的发现和确认，将会有越来越多含毒成分的中药材及其所涉及的大量中医复方成药也将面临被打入冷宫的厄运。其结果，中医临床将面临无药可用的局面，中药市场的国际化将会落空。

从临床实践看，东汉末年，张仲景《伤寒杂病论》开创了有毒中药大胆应用于临床的先河，使用附子、乌头、甘遂、大戟、水蛭、虻虫等各种有毒药物 24 种，以有毒中药为君或含有有毒中药的方剂共 119 首，如附子汤、乌头汤、十枣汤等名方一直为后世医家所习用，证明了其很高的实用价值。南北朝刘宋时代，我国第一部炮制学专著《雷公炮炙论》，强调了有毒中药的炮制，指出通过炮制不但能降低有毒中药的毒烈性，而且还可提高疗效。梁·陶弘景在《本草经集注》中收进了牵牛子、蜘蛛等 63 种有毒中药。晋·葛洪在《肘后备急方》中记载用全蝎治疗“传尸鬼疰”，并具体介绍了诸药中毒的解救方法。我国最早的一部药典——唐代《新修本草》，在《神农本草经》以后新收药物的记载中，全部按该书规定标明“有毒”或“无毒”，并新增药物 28 种。同时期陈藏器的《本草拾遗》，新增有毒中药约 53 种，并介绍诸种有毒中药治疗顽疾的剂型，如用蝮蛇浸酒可治疗大风及诸恶风、恶疮、瘰疬、皮肤顽痹证等。南宋法医学家宋慈在《洗冤录》中总结了历代中药中毒的诊断及解救方法，如“砒霜野葛毒，得一代时，遍身发小疱作青黑色，眼睛耸出……肚腹膨胀……十指甲青黑”“若验服（砒霜）用银钗”等。明代李时珍《本草纲目》，收载药物 1892 种，其中有毒中药 381 种，并列毒草专章类专篇对某些有毒中药如水银、曼陀罗花等进行了考证和修订，还拟制了多种丸、酒、散、膏剂用于治疗各种顽疾痼病。清朝赵学敏著《本草纲目拾遗》，对《本草纲目》所遗载的有毒药物如鸦胆子等进行初次收载；叶天士《临证指南医案》计 89 种病，其中用附子者共 150 余种之多，积累了丰富的经验。在治疗久病、疟母、积聚、癥瘕、单腹胀、痫、惊厥等慢性顽固性疾病时，多喜用毒虫药如蜈蚣、全蝎、蜂房、水蛭等。《中华人民共和国药典》从 1977 年版开始至现在 2005 年版均对有毒中药进行了标注，这对于促进有毒中药的研究和发展，以及保障人民的生命安全均起到了重要的作用。

现代根据中毒后临床表现的程度进行分级：一般而言，凡使用不当引起中毒，且中毒症状十分严重，能引起主要脏器的严重损害，甚至造成死亡的中药，归为“大毒”之品，如斑蝥、生草乌、生川乌、马钱子、升药、雷公藤、巴豆等；凡使用不当引起中毒，中毒症状较重，甚者能引起重要脏器的损害，如用量过大时可造成死亡的中药归为“有毒”之品，如附子、商陆、牵牛子、常山、洋金花、蜈蚣、白花蛇、雄黄、轻粉等；凡使用不当引起不良反应，但症状较轻，一般不损害组织器官，不易造成死亡的中药归为“小毒”之品，如吴茱萸、细辛、猪牙皂、鸦胆子、苦杏仁、䗪虫、密陀僧、干漆等。

《内经》里讲“大毒治病，十去其六；常毒治病，十去其七；小毒治病，十去其八；无毒治病，十去其九”“毒药攻邪，五谷为养”。说明以毒攻毒，化利为害，用之得当，能起沉疴，可愈顽疾。“夫毒药者，将也；非毒药者，兵也”“成良医者，必有驾驭毒药之能”。可见“驾驭毒药”也是衡量一个大夫是否高明的标准之一。我在临床上常根据病情需要，酌情使用硫黄、马钱子、黑丑、白丑之类的毒药而获得一般药物无可比拟的疗效。仍以前面在讲抑阴扶阳时提到的那位阳虚怕冷夏天要穿 7 件衣服的 80 岁老太太为例。刚开始用附子从 15g 逐渐加到 45g，治疗了两三周，畏寒怕冷减轻了六七成，但我觉得这个病人缓解的程度还不够理想，后来改用硫黄内服，先用 1g 后逐渐增到 3g。我告诉大家一个硫黄解毒的煎煮方法，就是把硫黄放到豆腐里面去蒸，等蒸熟豆腐以后再吃硫黄。这个病人前后吃了接近一个月的硫黄，总数达 30g，疗效非常好。

现在的许多中医大夫，不敢用毒药，用药四平安稳。如果该以毒攻毒却不敢用的话，那么中医临床自行丢失就不能怪别人。怎么办呢？要在熟悉药性、注重用法、讲究炮制、合理配伍的基础上，胆大心细，化害为利。

第十五节　反药论

所谓反药，就是大家熟悉的中药“七情”配伍中的相反药。长期以来，反药作为用药配伍禁忌而警示大家避免使用。纵观张仲景的瓜蒌瞿麦丸中瓜蒌根与附子同用、甘遂半夏汤中甘遂与甘草同用、附子粳米汤中半夏和附子同用等反药的应用不乏其例。其他如徐灵胎、李中梓、张璐等医家也有应用反药的宝贵经验。据统计，明代《普济方》61739 首方中含“十八反”“十九畏”的内服成方 604 首，占 0.98%;《全国中药成方处方集》载方 5685 首，其中含“十八反”“十九畏”内服成方 178 首，占 3.13%；现有随机抽取明清以降医家 129 家，应用十八反内服方 486 首的文献报道。

如此一来，反药理论上的禁忌与实际上的应用成为一对矛盾。我在临床上有时根据病情需要，学用古代名方中的反药应用经验，开出像瓜蒌根与附子、半夏和附子、人参与五灵脂同用的处方，但总是被药房退回，要求在所开处方的反药处签字，我都一一照签。但我不是随便用药，而是遵循古代名医名方的成熟经验，有的放矢地去用。何况对一些反药的认识是动态的，以前说是反药，后来就不是反药了。告诉大家一个信息，传统的“十八反”已列入国家“973 计划”研究项目。相信不久的将来，“十八反”的问题终将会搞清楚。

第十六节　时令论

时令是指中药的特性和功效与其生长的季节和采摘的时间有关。例如，夏枯草“此草夏至后即枯，禀纯阳之气，得阴气则行枯，从阳引阴，阴阳交会”；苏叶“朝仰暮垂，朝开暮合”。《灵枢·大惑论》说：“夫卫气者，昼日常行于阳，夜行于阴，故阳气尽则卧，阴气尽则寤。”说明什么呢？卫气从阳入阴，就是醒和睡的关系。如果阳气浮在外面，不能入阴就睡不着觉。根据这个道理，营卫失和，阴阳失交，则寤难成寐，所以我经常用夏枯草配半夏、苏叶配百合来交和阴阳。关于半夏治失眠，首见于《黄帝内经》半夏秫米汤，云其“饮以半夏一剂，阳明以通，其卧立至”。明·徐树丕《识小录》又载：“半夏一名守田，一名水玉，能治夜不寐。姑苏张濂水，名康忠，尝治董尚书浔阳不眠，用百部一两，半夏一两，董即得美睡，酬之百金。”夏枯草治疗失眠的问题，早年我看到王孟英在《重庆堂随笔》里就讲到了。对于夏枯草治失眠，王孟英多有推崇，他在《重庆堂随笔》中说道：“夏枯草，微辛而甘，故散结之中，兼有和阳养阴之功，失血后不寐者，服之即寐，其性可见矣。陈久者其味尤甘，入药为胜。”至于半夏与夏枯草治疗失眠的用意，王孟英在《灵兰要览》中深有阐述："从来不寐之证，前人皆以心肾不交治之，投剂无效，窃思阴阳违和二气亦不交。椿田每用制半夏、夏枯草各五钱，取阴阳相配之义，浓煎长流水，竟覆杯而卧。"清代医家陆以湉《冷庐医话》还记载了半夏、夏枯草同用治疗失眠的案例："偶从杭城沈雨溥书坊购得《医学秘旨》一册，有治不睡方案云：'余尝治一人患不睡，心肾兼补之药遍尝不效，诊其脉知为阴阳违和，二气不交，以半夏三钱，夏枯草三钱，浓煎服之，即得安睡，仍投补心等药而愈。'"后来我在临床上用了果真疗效很好。《冷庐医话》里面也有一段相关记载说，夏枯草得至阳之气而长，半夏得至阴之气而生，根据人与自然的关系，与这两味药的特性结合起来。我对营卫失调，阴阳失交的疾病用这些药，也是用之有据的。

第十七节　对药论

我在这里所说的"对药论"，专指由两味药组成的方剂，与通常所说的"药对"不同。如《内经》四乌鲗骨一藘茹丸，《伤寒论》芍药甘草汤，《金匮要略》大黄甘草汤、金铃子散等。王晋三在评论金铃子散时说"方虽小制，配合有神，却应手取愈之功，勿以淡而忽之"。其他如二妙丸、枳术丸等。

对药可以单独使用，如芍药甘草汤治腹痛、三叉神经痛、哮喘等很有效，故有"如神汤"之称。我治痛经主方中必有芍药、甘草。曾治一个患有痛经的女孩，她要高考了，痛经得厉害去看急诊，用了止痛药后当时不痛了，但回家一天后复发，又去看急诊，诊断她可能是膜样痛经。我就给她开了芍药甘草汤取效。"文革"后期，有一个公安部副部长的母亲患了三叉神经痛，头痛得要撞墙，吃止痛片只能缓解片刻。我看她舌红无苔，就用芍药甘草汤酸甘化阴，缓急止痛。结果舌苔开始长了，头疼也就治好了。记得我在西苑医院当大夫的时候，北大一位教师的女儿要高考了，突然哮喘发作，不能平卧。请我去就诊时见她舌红光亮，还是开的芍药甘草汤。我说大概在六到八个小时以后就可慢慢平喘，他说中药真有那么灵吗？我说差不多。结果她吃了药六小时以后，哮喘果然控制住了。

两三组对药还可合用。如芍药甘草汤合失笑散和金铃子散用治痛经，合蒲灰散（蒲黄、滑石）同治慢性前列腺炎等。另外，对药可由两种不同性质或不同功能的药物组成。如升麻配车前子，一升一降；苍术配黄柏，一温一寒；天麻配钩藤，天麻潜阳止痛，钩藤清热息风；天麻配川芎，天麻息风止晕，川芎活血止痛；天麻配半夏，天麻为治肝风要药，半夏为治湿痰要药。对此《脾胃论》说："足太阴痰厥头痛，非半夏不能疗；眼黑头眩，风虚内作，非天麻不能除。"

第十八节　引药论

关于引药，我在这里说四个“引”。一是引气下行，如代赭石。旋覆代赭汤用代赭石重镇胃逆以止噫气。二是引血下行，如牛膝、大黄。张锡纯治疗高血压病，在镇肝熄风汤、建瓴汤中就重用川牛膝合代赭石引气血下行，以急治气血逆乱之标。张锡纯治疗胃郁气逆所致吐血衄血，在秘红丹中用大黄末降胃止血，引血下行。三是引火归原，如肉桂。地黄饮子在补肾温阳的基础上，配伍肉桂引火归原，可使虚浮之阳得以下潜。四是引经药物，如《傅青主女科》完带汤中的荆芥、柴胡。引经药是针对所治病证的病位，运用中药归经理论，选择性地配用适当的药物以引导其他药物直达病所而增强疗效的药物。自金元时期开始，历代医药学家对引经药物的论述颇多，其中张元素《洁古老人珍珠囊》云：“手少阴心：黄连、细辛；手太阳小肠：藁本、黄柏；足少阴肾：独活、桂、知母、细辛；足太阳膀胱：羌活；手太阴肺：桔梗、升麻、葱白、白芷；手阳明大肠：白芷、升麻、石膏；足太阴脾：升麻、苍术、葛根、白芍；足阳明胃：白芷、升麻、石膏、葛根；手厥阴心包：柴胡、牡丹皮；足少阳胆：柴胡、青皮；足厥阴肝：青皮、吴茱萸、川芎、柴胡；手少阳三焦：连翘、柴胡、上地骨皮、中青皮、下附子。”（引自《本草纲目·引经报使》）李东垣《用药心法·随证治病药品》亦说“如头痛，须用川芎，如不愈，各加引经药，太阳川芎，阳明白芷，少阳柴胡，太阴苍术，少阴细辛，厥阴吴茱萸”“如气刺痛，只用枳壳，看何部分，以引经导使之行则可”“如疮痛不可忍者，用苦寒药，如黄柏、黄芩，详上下，用根梢及引经药则可”“十二经皆用连翘”“自腰至上至头者，加枳壳引至疮所”“加肉桂，入心引血化脓”“引药入疮用皂角针”（引自《汤液本草》）。临证可资参考。

第十九节　生熟论

生熟，是指单味药物因生熟不同的炮制方法导致作用的发挥方向随之而异。众所周知，单味中药具备多种效用。中医药学中关于单味中药多效用发挥方向的控制因素涉及主治病证、药材产地、药物炮制、药用部位、药物用量、方剂配伍等多方面，其中生熟不同的炮制方法也是重要的影响因素之一。例如白术，生用运脾布津通便，炒用健脾燥湿止泻；何首乌，生用通便、截疟、解毒、止痒，制用补血、益精；麦芽，生用疏肝除胀，炒用消食导滞；防风，生用解表、止痉、止痛，炒用升阳、止泻；酸枣仁，生用治好眠，炒用治不眠。清太医院《药性通考》记载：“或问酸枣仁之治心也，不寐则宜炒，多寐则宜生。又云夜不能寐者，必须生用，何以自相背缪耶？曰：此用药之机权也。”荆芥，生用治风，炒黑止血。陈士铎《石室秘录·血治法》记载：“血治者，乃血病不肯归经……一不归经，自然各处妄行，有孔则钻，有洞则泄，甚则吐呕，标出于毛孔，流出于齿缝，渗出于腹脐，而不止大小便之出也。然则血宜顺其性而不宜拂，方用当归三钱、白芍三钱、熟地五钱、川芎一钱、荆芥末一钱、生地五钱、麦冬三钱、茜草根一钱、甘草一钱，水煎服。此方即四物汤加减，妙在用茜草根、荆芥引血归经，不拂乱其性，则血自归经，各不相犯矣。”另列华君治出血用生地黄、荆芥、麦冬、玄参，名止血汤，一剂血止；雷公治血用生地黄、三七、荆芥末、人参，一剂即止血。数方中皆配用荆芥，可见其止血特殊功效。目前荆芥多以风药言之，而以血药言之者少闻。所以我们在用药的时候，要把生药熟药的不同效用把握好。

第二十节　药敏论

我提出“药敏论”，主要是谈中药引起的过敏等不良反应问题，不一定全是过敏。大家不要以为只有西药才会引起过敏反应。例如三七，已有很多致敏的报道。我也碰到过一个这样的病人。有些中药的过敏反应是我们在临床上发现的，比如白薇引起恶心呕吐的问题，是我在看男科病的时候发现的。刚开始并没有引起我的重视，当许多病人陆续反映服用白薇引起恶心呕吐，我还不太相信。因为现有的本草文献和中药学教材里并没查到相关记载。后来在同样的方中拿掉白薇，病人就不恶心呕吐了。所以提醒人家要注意观察中药的不良反应。我们当大夫的，要善于听取每个病人提供的各种信息，即便是这个药本身没问题，如果是因为剂量用大了，或是餐后服药或空腹服药带来的问题，也要仔细分析，及早发现问题，解决问题。

第二十一节　男女论

男女用药论，是指处方用药时既要考虑男女体质、生理特点的不同，也要联系男女在病理上的相同之处。《广嗣要语·男女服药论》说“男子以阳用事，从乎火而主动，动则诸阳生；女子以阴用事，从乎水而主静，静则众阴集。故治男子，毋过温热以助其阳；治女子，毋过寒凉以益其阴”，指出了男女用药之别。根据中医阴阳学说，男子属阳，女子属阴；气属阳，血属阴。男子以气为主，女子以血为主。故《普济方·卷三三二·妇人诸疾门》指出“治病先调其所主，男子调其气，女子调其血。气血人之神也，不可不谨调护。然妇人以血为基本，气血宣行其神自清”。明·万全对此亦多阐发，他在《万氏家传保命歌括·卷七·气病》中说：“大抵男子属阳，得病易散。女子属阴，遇气多郁。是以男子气病者常少，女子气病常多。故治法曰：妇人宜调血以耗其气，男子宜调气以养血，此之谓也。”概言之，男人有男人的病，女人有女人的病；男人有男人的方药，女人也有女人的方药。如《药性论》说紫石英，女子服之有子；陈士铎说巴戟天“温补命门，又大补肾水，实资生之妙药，单用一味为丸，更能补精种子，世人未知也”。

我在临床上，除按照上述男女用药原则外，有时还联系男女在病理上的相同之处，将传统的“女人药”变成“男人药”使用。如果你去查我的处方会发现，我治疗前列腺炎最常用的就是当归贝母苦参丸。此药原治妊娠小便难。我根据方后注云男子加滑石半两，取其清热利湿、散结开窍之功，用治男性前列腺炎小便难，滴沥不畅；我治前列腺增生症常以桂枝茯苓丸为主方。桂枝茯苓丸原治妇人宿有癥病，我根据血瘀湿阻的共性病机特点，将桂枝茯苓丸作为前列腺增生症主方。审机组方是中医制方的精髓，审机用方是拓展方用的重要方法之一。

第二十二节　药食论

药食论是谈关于药食同源的问题。《孟子》说“食、色，性也”，“民以食为天”道出了人类的第一本能。《淮南子·修务训》说：“神农……尝百草之滋味，水泉之甘苦，令民知所避就，当此之时，一日而遇七十毒。”生动地说明了先民们在寻找食物过程中，避开有毒之物、获取无毒食物的情形。同时，人们发现许多种类的食物可以解除疾病或强身健体。于是，许多既可果腹，又可疗疾的食物被人们所重视，这就是中医学中“药食同源”的渊源。2002 年卫生部（现卫生健康委员会）公布了 87 种既是食品又是药品的名单。

大家不要小看百合、山楂、枸杞、桑椹、马齿苋、白茅根、淡竹叶、赤小豆、酸枣仁、昆布、蒲公英及甘麦大枣汤之类的东西。我在临床上常用甘麦大枣汤，女人用，男人也用，很管用。在我较早的医案中，有一个女病人，天天把煤油灯拿在手上，要自杀。家里派人天天看着她。后来我了解到这个女病人处于更年期，就给她用甘麦大枣汤，她就不自杀了。还有一个女农民，今天说要把灶台给拆了，吓得她丈夫赶快把灶台给拆了，明天又说把猪圈给捅了，那男的把猪圈给捅了，后天说把床给挪了，他就把床给挪了……到后来她丈夫急眼了，床挪了还睡不睡觉了？这就是脏躁病，给她服用甘麦大枣汤就有效。但是现在的药房里没有小麦，只有浮小麦。小麦与浮小麦是两种不同的药，这个一定要注意。对于脏躁等精神神经性病证，我在甘麦大枣汤基础上常加萱草忘忧、合欢解郁，其中萱草俗称黄花菜、忘忧草，这个也是需要注意的。

以上我从阴阳论、动静论、升降论、开合论、润燥论、轻重论、气血水论、药量论、性味论、辨体论、要药论、专药论、专长论、毒药论、反药论、时令论、对药论、引药论、生熟论、药敏论、男女论、药食论 22 个方面，谈了用药理论及其临床经验，希望能唤起大家对目前临床用药的反思，进而开展深层次研究的热情。谢谢大家！

应用篇

第三章　方剂类

第一节　经方应用

一、论经方的研究意义及其运用[1]

所谓“经方”，实为后世对仲景方的尊称。由于仲景把方剂与辨证紧密结合，而且疗效显著，科学性很强，对中医治疗学作出了巨大贡献，所以后世医家对仲景方剂予以高度评价。

我国历史上许多名医，都是善用经方的大家。笔者接触的现代名老中医如岳美中、赵锡武、任应秋、方药中、刘渡舟、万友生等，尽管学术风格各具特色，但熟谙经典，善用仲景方的深厚功底，则无二致。临床工作中，每多以经方起沉疴，愈顽疾，不惟理法严谨，学有渊源，且圆通活变，别具匠心，询为后学之楷模。如岳美中老师曾用桂枝加桂汤治一例奔豚气从少腹上冲至心下，苦闷“欲死”，患者伴腹痛呕吐一年余，先用桂枝加桂汤（桂枝 15g，白芍 9g，炙甘草 6g，生姜 6g，大枣 4 粒），奔豚气减轻，再加半夏、茯苓蠲饮和胃，呕吐得止，复以理中加味善后而愈。赵锡武老师对冠心病心绞痛的治疗重视脏腑相关，特别重视“心胃同治”，对于餐后剧痛，或餐后规律性发作等各类心律失常，善于用调理脾胃之橘枳姜汤等方，常有效果，不仅可以改善症状，部分心肌缺血所现心电图亦有好转。国内善用经方名家为我们耳目不及者甚多，以上仅举例说明而已。1981 年 10 月，在北京举行的中日《伤寒论》学术讨论会上，日本学者在交流中，有不少内容就是介绍用《伤寒论》方的。有的方剂应用较广，如用大柴胡汤治疗阳痿、脑溢血；人参白虎汤治糖尿病等。综上所述，可见仲景方的实用性和无可置疑的科学性。古往今来，历经 1700 多年的历史变迁，亿万人的无数次医疗实践，均证明经方有很高疗效，它不仅为中华民族的医疗保健，而且对其他国家人民的医疗保健，均作出了可贵的贡献。

值得指出的是，一个时期以来，在中医临床工作中，有些医生开方大而杂，忽略法

[1] 王琦．论经方的研究意义及其运用．贵州医药，1982（2）：64-67.

度；用药多而重，有欠精纯。这对中医学术水平和医疗质量的提高，带来了不良的影响。我们认为对经方的研究与应用，不仅使这些有效方剂得到广为应用，而且必将有助于中医学术水平和医疗质量的提高。下面谈如何应用经方的问题。

（一）重基础，融会贯通

要把经方用好，首先要打好中医理论基础。经方是“方以法立，法以方传”的，受着“理”的指导，成无己就是以《内经》理论，阐发了《伤寒论》方的许多精蕴。理通了，用起来就比较自觉，就能升华，发展。《内经》中的藏象、诊法、治则等理论，无不给应用经方以指导。再从《伤寒论》《金匮要略》来说，许多方剂是互用的，据统计，两书互用68方，相同的39方，略有加减的29方。就拿大黄黄连泻心汤来说，《伤寒论》用治“热痞”而《金匮要略》用本方治心胃火旺之吐血，衄血。据此，有人用此治疗实热血证，包括吐血、衄血、便血、尿血等。诚如方舆輗云：“一身九窍出血者，无一而不治，真治血之至玉液金丹也。”吴鞠通曾治一酒客吐血成盆，六脉洪数，面赤，三阳实火为病，予以大黄二钱，黄连五钱，黄芩五钱，泻心汤而止。可见《伤寒论》和《金匮要略》要结合起来学习。运用经方，《温病条辨》也要读，该书用《伤寒论》方25个，连同稍作加减的20方，共45方。读了《温病条辨》，可以看到经方应用的发展。如《伤寒论》中以三承气汤苦寒攻下为主，到了吴鞠通就有宣上泻下的宣白承气汤，滋阴润下的增液承气汤，扶正攻下的黄龙汤，开窍攻下的牛黄承气汤等，使下法有了发展。再以茵陈蒿汤来说，《伤寒论》用茵陈六两，栀子十四枚，大黄二两，是清热重于泻下，而吴又可治疗疫黄的茵陈汤，药味均同，而变大黄为主药，以增强通里泻下之效。吴又可认为，温疫发黄，“胃实为本，是以大黄为专攻……设去大黄而服山栀、茵陈，是忘本治标，鲜有效矣”。我们通过临床观察，治疗这类黄疸，重用大黄确有显著效果。

（二）求背诵，了然胸中

要把经方用好，就要熟悉《伤寒论》和《金匮要略》的条文、方剂组成，剂量及功用主治。直截了当地说，就是要背书。至少这两本书有方剂的条文要背熟，做到张口即来。如《伤寒论》67条：“伤寒，若吐若下后，心下逆满，气上冲胸，起则头眩，脉沉紧，发汗则动经，身为振振摇者，茯苓桂枝白术甘草汤主之。”84条：“太阳病发汗，汗出不解，其人仍发热，心下悸，头眩，身瞤动，振振欲擗地者，真武汤主之。”前者重心在脾阳不足，饮邪上冲而见身为振振摇；后者重心在肾阳虚衰，水气散漫而见振振欲擗地，二者程度有别，故治方各异。又如大青龙汤证，在仲景原书中共出现三处：一是《伤寒论》38条“太阳中风，脉浮紧，发热恶寒，身疼痛，不汗出而烦躁者”；二是39条“伤寒，脉浮缓，身不疼，但重，乍有轻时，无少阴证者”；三是《金匮要略》“病溢饮者，当发其汗，大青龙汤主之”。若于临证之时，条文记不起，发生“思维故障”，当然谈不上运用自如了。条文熟了，还不够，还要记组成分量，如干姜黄芩黄连人参汤的口诀是“芩连苦降借委开，济以人多绝妙哉，四物并行各三两，诸凡格拒此方赅”。总之，条文方剂要烂熟于胸中，这就要求非下番苦功夫不可。

（三）明法度，变化有宗

诗词有规律，处方有法度。举凡麻黄汤汗法，承气汤的下法，小柴胡汤的和法，四逆汤的温法，白虎汤的清法，炙甘草汤的补法，抵当丸的消法，瓜蒂散的吐法等，无不皆然。其间尚有对药物升降浮沉的揆度，性味亲和的选择，主辅恰当的安排，佐使量材的驱遣，分量多寡的斟酌，煎服方法的规定等，均含有不少精蕴，所以要把经方用好，就要掌握法度。

从方药的组织安排来说：麻黄汤、麻杏薏甘汤、麻杏甘石汤三方均以麻黄为君，使以杏仁、甘草，但只要一药之更，就会出现不同方证：

麻黄＋桂枝＝麻黄汤，解散风寒，宣肺平喘。

杏仁＋薏苡仁＝麻杏薏甘汤，解散风邪，除湿蠲痹。

甘草＋石膏＝麻杏甘石汤，清热宣肺，降气平喘。

看来真是牵一发而带动全身，只一味药的配伍不同功效就会如此悬殊。再从剂量大小来说：有的处方药味相同，剂量一发生变化就变成另外一首方剂。如厚朴三物汤、小承气汤等都是因剂量之更而产生不同的功效，可见其法度严谨。即使是同一处方，由于剂量掌握不一致，在甲可能有效，在乙则可能无效，所以中医有“不传之秘在剂量”之说。兹举例说明。某病人腹胀，一青年教师给病人开厚朴生姜半夏甘草人参汤，药后腹胀如故，转请陈慎吾老大夫治，陈老见到前方认为用方对路，但剂量不当，仍按原方不变，只将厚朴由原来的9g加至18g，党参、炙甘草由原来9g减至5g，药后腹胀迅速消失。“盖胀非苦不泄”，厚朴性苦性温，通泄脾胃之气分，用作主药；“满非辛不散”，半夏辛温和胃，生姜辛通滞气，用作辅药；人参、甘草鼓舞胃气以振中州，形成消补兼施之剂，若颠倒了朴姜半夏与甘草人参之量，疗效就会受到影响。

《吴鞠通医案》载一治疗水肿案颇趣。大意是：某患水肿，陈医予以麻黄附子汤未效，邀鞠通会诊，仍复开此方。陈医见曾用过，云：“断然无效。”吴云：“余用或可有效耳。”此时王某在侧云：“吾甚不解，同一方也，药止三味，并不增减，何以吴用则利，陈则否，岂无情之草木，独听吴兄之令哉？”吴鞠通云：“陈医之方，恐麻黄伤阴，只用八分，附子护阳用至一钱，以监麻黄，又恐麻黄附子皆剽悍药，甘草性平，遂用一钱二分，以监制麻附。服一帖无汗，改八味丸，八味丸阴柔药多，故当无效。”于是吴鞠通用麻黄去节二两，附子大者一枚，得一两六钱，少麻黄四钱，让麻黄出头，甘草用一两二钱，又少附子四钱，让麻黄附子出头，上药煎成一饭碗，先服半碗，得汗即止，不汗再服，以汗为度，因尽剂未汗，仍用原方分量一剂，煎如前法，并加鲤鱼汤助药力，二帖服完脐上肿俱消，后以五苓散并调脾胃，竟奏全功。

煎服法也有考究：前面谈到大黄黄连泻心汤在《伤寒论》和《金匮要略》中的不同功用，这里须要说明的是，该方《伤寒论》用麻沸汤渍之，取其无形之气，不重其有形之味，气味俱薄者而不泻下；《金匮要略》将三味药同煎，顿服之，取其降火止血。煎服法不同，作用有异，当留意观察。当然在这里要研究的问题很多，如服药的时间、次数、数量、反应、冷服、热服等。以上说明，处方的组成、配伍、剂量、煎服法、炮制等都是有一定规矩的，所以我们在处方用药时，要变化有宗，而不是信手拈来。

（四）相比较，分析异同

对许多经方要注意比较分析，如两个青龙汤，三个承气汤，五个泻心汤，有些是在临床实际中经常遇到的问题。如猪苓汤和五苓散同属利水之剂，但同中有异，临床应注意区别，岳美中老师曾对此辨析：猪苓汤以疏湿浊之气，而不留其瘀滞，亦可滋其真阴而不枯燥，虽与五苓散同为利水之剂，一则用术桂暖肾以行水，一则用滑石、阿胶滋阴以行水。日本医生更具体指出，治淋病脓血，加车前子、大黄，更治尿血之重症。以脏器分之，五苓散证病在肾，虽小便不利，而少腹不满，绝不见脓血；猪苓汤证，病在膀胱水道，其少腹必满，又多带脓血。再真武汤、四逆汤、通脉四逆汤、白通汤都有阴盛阳衰的问题，应用时应注意到：阳气衰微，不能内固，用真武汤补助阳气；阳气退伏，不能外达，用四逆汤温运阳气；阴盛于内，格阳于外，用通脉四逆汤通达内外阳气；阴盛于下，格阳于上，用白通汤宣通上下阳气。一则桂枝汤可变化出二十九个方子，如桂枝汤加葛根，即成桂枝加葛根汤，解肌祛风，补津舒筋；桂枝加厚朴杏仁即成桂枝加厚朴杏子汤，解肌祛风，下气平喘；桂枝汤倍芍药即成桂枝加芍药汤，理脾和中，缓急止痛，再加少量大黄即成桂枝加大黄汤，解肌祛邪，泻实和里，桂枝汤加附子即成桂枝加附子汤，扶阳固表，调和营卫。桂枝汤配桂枝即为桂枝加桂汤，温通心阳，平冲降逆。桂枝汤加龙骨、牡蛎即成桂枝龙骨牡蛎汤，调和营卫，镇纳固摄，如此等等，应用十分广泛，临床之际，宜当明化裁，资比较，析异同，掌握用方规律，方能丝丝入扣。

（五）审病机，触类旁通

仲景方经过无数次的医疗实践，已不断扩大了它的运用范围，有时证候虽异，但病机相同，亦可举一反三，如乌梅丸是厥阴病的主要方剂之一，功能温脏安蛔，但对久痢，慢性结肠炎亦有较好的疗效，用本方调其寒热，扶其正气，酸以收之，其利自止。又如本方治寒热错杂，虚实并见的崩漏亦有相当疗效。又如四逆散《伤寒论》的原文是“少阴病，四逆，其人或咳，或悸，或小便不利，或腹中痛，或泄利下重者，四逆散主之”。主要是指阳郁于里，故见四肢欠温而成四逆，其人或咳或悸，或小便不利，是气机不宣，或腹中痛，或泄利者，是气血郁滞。方中柴胡、枳实能升能降能开泄，芍药、甘草能收能敛能舒和，四药并用，具有升降开阖、通阳、宣郁之效，后世的柴胡疏肝散、逍遥散等方均由此发展而来，故能治内外妇科等多种疾病。如本方合三金（鸡内金、金钱草、郁金）可治胆囊炎、胆石症；合乌梅、川椒可治胆道蛔虫症；合左金丸可治胃痛吞酸；合失笑散可治脘胁瘀痛；合丹参、茜草、参三七可治肝区痛；合贝母、蒲公英、僵蚕、牡蛎等可消乳房肿块，项间瘰疬；合当归芍药散可治妇女月经不调、痛经等。总之，神而明之，存乎其人。如我治一泄利下重症，患者腹痛数日，四肢不温，舌淡、苔薄白、脉弦，经用黄连素等药未效，余断为肝脾气滞，用四逆散加薤白治之，四服痊愈。四逆散下虽有五个或然证。《伤寒来苏集》云：“今以泄利下重四字移至四逆下，则本方乃有目纲。”盖四逆散已具升降通调之妙用，再加薤白通阳，俾中焦气机宣通，阳气外达，则泄利下重得除。

（六）善综合，方证参用

要比较全面地运用仲景方，就要善于从有关方剂中进行综合。如张仲景在《伤寒论》《金匮要略》中对黄疸病证形成了一套比较完善的治疗体系。麻黄连轺赤小豆汤属解表退黄法，运用于湿热于里，并见外邪的发黄；栀子柏皮汤、茵陈五苓散属于清利退黄法，用于阳明湿热熏蒸之发黄：茵陈蒿汤、栀子大黄汤、大黄硝石汤属通下退黄法，用于黄疸热盛兼实的发黄；茵陈附子干姜汤（据证选方）属温化退黄法，用于寒湿发黄；小柴胡汤属于和解退黄法，用于兼寒热呕吐的发黄；小建中汤属于补虚退黄，用于虚黄；抵当汤属于逐瘀退黄法，用于瘀血发黄；瓜蒂散属于涌吐退黄法，用于酒疸欲吐发黄。以上归纳在汗、吐、下、和、清、温、消、补八法之内，就可以把握全貌。又如治小便不利，寒饮内停用小青龙汤，外解风寒，内散水饮；饮停心下的，用苓桂术甘汤，健脾行水，温阳化饮；水蓄下焦的，用五苓散，健脾温通，化气行水；水热互结的，用猪苓汤，滋阴清热，散结利水；阳虚水泛的，用真武汤，温阳散寒，化气行水。经过综合以后，就可针对不同证情有的放矢。其他如治痢、治喘等均有成套治法，这里不一一赘述。

（七）勤实践，不断研究

要把经方用好，关键在实践。用得多了，就能积累经验，取得真知。但是要把经方用好，并非一朝一夕的事，许多问题，需要不断研究。如《伤寒论》237 条说："阳明证，其人喜忘者，必有蓄血，所以然者，本有久瘀血，故令喜忘……"为什么说喜忘？弄不懂。后来，我们发现有的肝硬化腹水病人常有丢三落四的情况，才体会到"本有久瘀血，故令喜忘"确非虚语。有的处方如麻黄升麻汤，限于实践，个人没有用过，就无法体会。需要研究的问题还很多，如日本很注意研究腹诊来掌握用方指征。如 96 条小柴胡汤"胸胁苦满"，103 条大柴胡汤"心下急"，47 条柴胡桂枝干姜汤"胸胁满微结"，146 条小柴胡桂枝汤"心下支结"，106 条桃核承气汤"少腹急结"，149 条半夏泻心汤"心下痞"等，可见要把经方用好，就要不断钻研，才能深入堂奥。

二、乌梅丸与五苓散治疗疑难杂病医案的探讨[1][2][3]

倪诚（双博士，教授，主任医师，博士生导师，王琦教授学术继承人，北京中医药大学中医体质与生殖医学研究中心主任）：首先请允许我简单介绍一下王琦教授。大家都知道王琦教授是我国中医体质学、中医男科学的创始人，可能不太了解他对经方也很有研究。其实，王琦教授曾在中国中医研究院研究生部（现中国中医科学院研究生院）工作长达 14 年之久。其间先后主讲研究生课程《黄帝内经》和《伤寒论》。他编写的《素问今释》已在国外被广泛翻译出版；他编写的《经方应用》是最早的经方临床应用研究著作；他编著的《伤寒论讲解》和《伤寒论研究》中提出的很多学术观点，在伤寒学界引起了广泛的反响。今天我们围绕王琦教授应用乌梅丸与五苓散治疗现代疑难杂病的临床经验及其制方思想，以医案启发式、师徒互动式、现场问答式展开讨论。

（一）乌梅丸治疗难治病及其制方思想

传统认为，厥阴病是伤寒病千古之绝案，而乌梅丸又被认为是绝案当中的"悬案"，尤其是关于乌梅丸的制方思想及其在难治病中的临床应用问题，一直困扰着伤寒学界和中医界。王琦教授长期从事经方研究，对乌梅丸有独到的学术见解和丰富的临床经验。今天从他众多验案中选取 3 则医案，来研讨他的临床思辨及其制方思想。

---

[1] 倪诚，王琦，俞若熙，等. 王琦讲堂第二讲"关于乌梅丸与五苓散治疗疑难杂病医案的探讨". 中医药通报，2012，11（2）：5–13.

[2] 倪诚. 王琦教授主病主方学术思想和临床经验总结及治疗变应性鼻炎的临床研究. 北京中医药大学临床医学专业博士学位论文，2011：71–78.

[3] 倪诚. 王琦教授从化气布津论五苓散制方思想及其运用心法. 北京中医药大学学报，2011，34（10）：699–701.

1. 嗜酸粒细胞性胃肠炎医案评析

王某，男，9岁。2011年7月25日初诊。主诉：腹痛伴腹水半年。现病史：近半年来，患儿自觉腹痛腹凉，腹痛多于每晚10点发作，至天亮缓解，大便一日2次，质稀有黏液，患儿不能食虾类食物。舌体淡胖边有齿痕，苔薄黄腻，脉弦迟。实验室检查：2011年7月6查：白细胞 $17.35\times10^9/L$，嗜酸性粒细胞绝对值6.2，嗜酸性粒细胞百分比35.74%。西医诊断：嗜酸粒细胞性胃肠炎，右侧腹部腹水。中医辨证：脾肾虚寒，肝旺乘脾。治法：温肾暖脾，泻肝止痛。

处方：乌梅10g，制苍术10g，细辛1g，桂枝6g，淡附片6g（先煎1小时），川椒6g，黄连6g，黄柏6g，当归6g，陈皮6g，白芍6g，防风10g，白术10g，柴胡10g，法半夏6g，黄芩6g，党参6g，炙甘草6g。27剂，水煎服。

2011年8月22日二诊：服上方后，腹痛减轻十之七八，大便呈软便，一日一次，腹水明显减少。2011年8月16日复查：白细胞 $14.62\times10^9/L$，嗜酸性粒细胞绝对值4.27，嗜酸性粒细胞百分比29.21%。守法继进。

处方：乌梅10g，细辛1g，桂枝6g，淡附片6g（先煎1小时），黄连6g，黄柏6g，当归6g，柴胡10g，黄芩10g，法半夏10g，生姜6g，党参10g，炙甘草6g，陈皮6g，白芍10g，防风10g，白术10g，木香6g，大腹皮6g。30剂，水煎服。

2011年11月14日三诊：腹水已消（腹腔内未见积液征象），血常规示：白细胞、嗜酸性粒细胞绝对值在正常范围，嗜酸性粒细胞百分比降至7.70%（正常值0.5%～5%），大便次数一日2次，粪质正常。腹部彩超示：腹腔内多发淋巴结，现可以进食鱼类。

处方：乌梅10g，细辛1g，桂枝6g，党参10g，淡附片6g（先煎一小时），川椒6g，干姜6g，黄连3g，黄柏6g，当归6g，防风6g，陈皮6g，白芍6g，蒲公英15g，草河车6g。7剂，水煎服。

倪诚分析：嗜酸粒细胞性胃肠炎（EG）是一种极少见的疾病，Kaijser在1937年首次报告了3例EG病人。迄今为止，全世界文献中报告的典型病例约300例左右。典型的EG以胃肠道的嗜酸性粒细胞浸润、胃肠道水肿增厚为特点。本病主要发生在20～30岁的年轻人中，但儿童和老年人也可发病；男性发病率约为女性的2倍。病因迄今未明，且缺乏特异表现，可表现为腹痛或不适（100%）、恶心（67%）、呕吐（33%）、焦虑（67%）、肠梗阻（50%）、腹水等慢性症状。西医保守治疗主要采用糖皮质激素、抗过敏药物等。

王琦教授经常对我们说，中医治病不光要让病人自觉病状减轻，还要让病理改变，指标要下降，就是说疗效不光是中医要信，西医也要信；中国人要信，外国人也要信。

该患儿半年多来自觉腹痛、腹凉，每日10点发作，至天亮缓解，大便一日2次，质稀有黏液，患者不能食虾类食物，舌体淡胖边有齿痕，苔薄黄腻，脉弦迟。实验室检查提示白细胞偏高，嗜酸性粒细胞绝对值6.2，嗜酸性粒细胞百分比35.75%（正常值0.5%～5%）。西医诊断为嗜酸粒细胞性胃肠炎、右侧腹水。王琦教授根据本例患儿腹痛时间、腹泻特征，辨证为脾肾虚寒肝旺乘脾，治法是温肾暖脾、泻肝止痛。制方思路是有是证用是方，即所辨脾肾虚寒，肝旺乘脾之证与乌梅丸、痛泻要方、小柴胡汤三方证合拍。方中乌梅、细辛、蜀椒、黄连、黄柏、当归、党参是典型的乌梅丸中的组成药物。此外，陈皮、白芍、防风、白术，是一个痛泻要方。另外还用了柴胡、法半夏、黄芩、党参、炙甘草，取小柴胡汤意。所用三方中有两个是《伤寒论》方。二诊的时候，腹痛已减轻了70%～80%，大便由稀便变软便，便次由两次减为一次，而且腹水明显减少。经过治疗以后，白细胞、嗜酸性粒细胞绝对值都有不同程度的下降。所以守法继进，上方去制苍术、川椒，加木香6g，大腹皮6g，加大法半夏、党参的用量。到了三诊的时候，腹水已经消除，而且白细胞、嗜酸性粒细胞值已经在正常范围；嗜酸性粒细胞百分比从一开始的35.75%降到7.70%，接近正常，大便次数1～2次，能够进食鱼类。这是一个很大的转变，效果十分明显。下面请王老师对医案做点评。

王琦教授点评：学医要学案，中医学大量鲜活的思想都在临床中。具体的临床思维和方药运用及其灵活变通，都在医案中得以体现。我们每个医生就算是活到90岁，也不可能把所有的病都看过，但是通过学医案，就可以看到触类旁通的东西。今天我们从医案开始，和倪诚老师共同来讲解经方应用的一些原理。在方剂书上，乌梅丸放在驱虫剂中，认为乌梅丸是治蛔厥的，但是现在临床上蛔虫病患者少了，乌梅丸是否就没机会用了？另外将蛔虫病等同于胆道蛔虫病是不正确的。这些问题需要我们来拓宽思路解决。

如这个病例，全世界文献中只有300例左右，是罕见的病例。典型的嗜酸粒细胞性胃肠炎以胃肠道的嗜酸性粒细胞浸润、胃肠道水肿增厚为特点。患者腹痛、恶心、肠梗阻、腹水，这些症状相当于一个急腹症的表现。我们就根据腹痛的时间、腹泻的特点，在辨证的时候诊断它是脾肾虚寒，肝旺乘脾。在三个方子组合之中，乌梅丸是首方。其中小柴胡汤是调理三焦的，其可治腹痛是一个特点。同学们学《伤寒论》时，只知道小柴胡汤证是“往来寒热，胸胁苦满，默默不欲饮食，心烦喜呕”，并不知道小柴胡汤还治腹痛。但是在《伤寒论》中还有“伤寒，阳脉涩，阴脉弦，法当腹中急痛，先与小建中汤；不差者，小柴胡汤主之”。所以小柴胡汤也是治疗腹痛的方子，而且此处用来治腹痛，并不是来“和解少阳”的。因此，不能一见小柴胡汤就给它定义为“和解少阳”。其中，痛泻要方是治痛泻的。三个方子合用，最终有了这样的效果。所以我们从中得到一个启示：乌梅丸不仅仅是驱虫剂。我们在应用经方的时候，要打开思路。

2. 慢性非特异性溃疡性结肠炎医案评析

唐某，男，55岁。北京某机关干部。

2001年7月31日初诊。

主诉：腹痛、腹泻、黏液便15年。

现病史：每日晨起腹泻、黏液便，伴有左少腹隐痛，三餐后半小时复又临厕，夜间更衣2～3次，腹部胀气，肠鸣排气，里急后重，历时15年，反复发作。诊断：西医诊为溃疡性结肠炎（UC）；中医辨为脾寒肝旺，湿热蕴结。治法：寒温并进，敛散并用，祛腐生肌。

处方：生黄芪15g，杭白芍10g，炙甘草6g，防风10g，陈皮6g，桂枝10g，乌梅15g，细辛3g，党参10g，生姜3片，蒲公英15g，黄连3g，马齿苋15g，神曲10g，白术10g，饴糖适量冲入（1汤匙）。30剂，水煎服。

2001年9月21日二诊：前投乌梅丸合黄芪建中汤、痛泻要方合剂，下泻黏冻物减少，拟方再图。

处方：黄芪15g，补骨脂10g，白术10g，防风10g，乌梅15g，仙鹤草15g，吴茱萸10g，地榆10g，罂粟壳10g，白头翁10g，石榴皮10g，白及10g，五倍子10g，孩儿茶6g，木香6g（后下），马齿苋15g，赤石脂10g（布包），诃子10g。30剂，水煎服。

2001年10月15日三诊：患者自述连续服用21剂中药，效果比较明显，主要表现在大便次数由原来每天十几次到目前的六七次，大便形状由过去的稀便有黏液到现在大便能够成形，肠黏膜脱落现象由过去严重到现在明显减少，伴腹胀、矢气、时有腹痛，仍感里急后重。

处方：黄芪20g，补骨脂10g，白术10g，防风10g，乌梅15g，仙鹤草15g，吴茱萸10g，地榆10g，白头翁10g，石榴皮10g，秦皮15g，赤石脂15g（布包），白及15g，马齿苋15g，厚朴10g，生姜3片，罂粟壳10g，肉豆蔻6g（后下）。30剂，水煎服。

2001年12月7日四诊：腹泻次数较诊疗前减其大半，黏液排出减少，晨起有成形大便，饮食、睡眠尚可。刻下仍腹胀、气体频多，晚餐后偶有里急后重，夜间如厕2～3次，带有泡沫。脉象涩滞欠畅（有左束支传导不畅），拟方再图。

处方：生黄芪15g，乌贼骨20g，诃子10g，赤石脂20g（布包），补骨脂10g，煅瓦楞子10g，葛根15g，厚朴10g，干姜10g，细辛3g，乌梅20g，黄连3g，茯苓10g，制苍术10g，白术10g，木香10g（后下），白蔹10g。30剂，水煎服。

2002年1月23日五诊：按处方连续服药一个多月，症状较前缓解：既往腹胀气多，现在虽仍有腹胀，但与以前比症状减轻；白天大便次数减少，里急后重症状有所改善，一般能够控制；平时每天有一次成形的大便，多为晨便。刻下每天排便在5次左右，即上午1～2次，下午1次，晚上及夜间3次左右。其中有1～2次能比较正常排便，其他为肠黏膜脱离，每次排出不多。纳可，寐渐善。

处方：防风 10g，白芍 10g，陈皮 6g，白术 10g，生黄芪 20g，桂枝 10g，干姜 10g，炙甘草 6g，细辛 3g，乌梅 20g，黄连 3g，木香 10g（后下），白蔹 10g，乌贼骨 20g，诃子 10g，赤石脂 20g（布包），煅瓦楞子 15g，补骨脂 10g，厚朴 10g，葛根 15g，神曲 10g，白头翁 10g。24 剂，水煎服。

2002 年 4 月 19 日六诊：叠进温清并用，消痈涩肠之剂，数年痼疾渐入佳境，腹胀排气大减。刻下感腹部时寒，投以温熨，脉象弦，舌质淡，苔薄。兹投仍宗原意，温清并施，标本兼顾以巩固之。

处方：乌梅 15g，细辛 3g，桂枝 10g，淡附片 6g（先煎半小时），败酱草 30g，川连 6g，冬瓜子 20g，吴茱萸 6g，白蔹 10g，防风 10g，诃子 10g，地榆 10g，党参 15g，白芍 10g，炮姜 10g，金银花 15g，桔梗 10g，百部 10g。15 剂，水煎服。

倪诚分析：慢性非特异性溃疡性结肠炎，又称溃疡性结肠炎（UA）。本病病程较长，病情轻重不等或时轻时重，多有反复发作趋势。西医认为本病是一种病因不明的直肠和结肠炎性疾病，目前认为本病的发病主要由于免疫机制异常，涉及体液与细胞免疫反应，并与遗传因素有关。王琦教授认为本病治疗的难点为久泻或反复发作，病久之后，本虚标实，寒热夹杂，多见大便溏薄，时夹脓血、黏液，腹痛里急，畏寒肢冷，口苦而干，舌淡苔腻，脉濡或虚数。可从内痈论治，以温中清肠、去腐生肌为治法。常用乌梅丸合薏苡附子败酱散、痛泻要方进行加减，以趋达到免疫调节及降低肠黏膜局部炎症反应的作用。

该患者腹痛、腹泻、黏液便 15 年。症状特点是每天早晨腹泻、黏液便，伴有左少腹隐痛，三餐后半小时一定上厕所，晚上还要 2 ～ 3 次，一天共有十多次大便，而且还伴有腹部胀气、肠鸣排气、里急后重，反复发作。西医诊断为溃疡性结肠炎。王琦老师辨证为脾寒肝旺、湿热蕴结，属于寒热错杂，所以立法寒温并进、敛散并用、祛腐生肌。王琦老师治疗溃疡性结肠炎，从内痈去考虑，这是别开生面之处。这里用黄芪、桂枝、白芍、甘草，加上一味饴糖就是黄芪建中汤意，另外就是乌梅丸和痛泻要方加减。用过一个月方以后，黏冻物就明显减少。在第二诊的时候，王老师做了一些变通，对一些顽固性的疾病、慢性久泻，常从肾论治，所以加补骨脂；另外加仙鹤草、罂粟壳等收敛药。罂粟壳现在已经不能用了，王琦老师一般用石榴皮来代替。方中配伍防风，体现了散收并用。三诊时病人自述连续服了 21 剂中药效果比较明显：大便由原来每天十多次，目前变为六七次；大便形状由以前的稀便、有黏液，到现在能够成形，肠黏膜脱落现象明显减少。刻下还有腹胀、排气、腹痛，所以对上一个方做了一些微调，加四神丸。注意这里面的一个演变：从一开始的温涩并用，到后来从温补命门之火来考虑。四诊时，患者大便次数比一开始减轻大半，好了大概六七成，黏液明显减少，晨便成形，饮食睡眠尚可，胀气仍多，便有泡沫。五诊时，患者腹胀减轻，里急后重有所改善，大便次数减少，变成了有形的大便，现在大便在五次左右，而且现在能够形成正常排便，这是一个显著的变化。现在肠黏膜有时候还有脱离，但是不多。所以五诊的处方仍以痛泻要方、乌梅丸为基础加减。到六诊时，王琦老师在医案中写道：叠进温清并用，消痈涩肠之剂，数年痼疾渐入佳境，腹胀排气大减，刻下感腹部时寒，投以温熨，脉象弦，舌质淡，苔薄，兹投仍宗原意，温清并施，标本兼顾以巩固之。所以继续用这个方巩固。我们看第六诊处方中除了用乌梅丸，又加了败酱草，这里就含有《金匮要略》中薏苡附子败酱散意。可见，王琦老师从内痈去考虑，是一个创新的思路。

下面我介绍患者在2002年5月的书面表述："近几个月来，病情大有好转，可以说有质的飞跃。主要表现为：腹胀和疼痛现象大为减轻；大便次数减至每天1～2次，且成形；睡眠好转，由过去每天4小时到现在的5～6小时，自觉精神健旺。回顾两年来的治疗过程，皆王琦教授之功劳也。自我感觉王教授的治疗有几个特点：标本兼治，以治本固本为主，着力提高机体自身的抵抗力和免疫力，此其一也；辨证治疗，循序渐进，不断实现由量变到质变的飞跃，此其二也；临床处置随机应变，针对病人的特殊情况，不断修改处方，敢于创新，善于化腐朽为神奇，此其三也。"

王琦教授点评：通过这个医案提示，大家读书要读小字，读原文后面的字。乌梅丸在叙述的时候，从"伤寒，脉微而厥"到"蛔厥者，乌梅丸主之，又主久利"。这个"又主久利"是乌梅丸的另外一个治疗作用。现在拿它来治疗结肠炎，就是根据这个"又主久利"来的。再如在服用理中丸的时候，《伤寒论》里没记载服用天数，服用到腹中暖和为止，就有疗效了。大家要记住这样一个问题，不能把原著的东西改了、丢了。第二个问题，你用方的时候一定要考虑病的机制是什么？这个病用中医的思维来说是一个什么样的病机？就是寒热错杂，不管病是痢疾、痞满、呕吐，还是腹痛……主要是抓住一个病机的问题。还有治疗这个病有一个特点，就是我在治疗中是把它作为"内痈"来治的。患者排出来的像鱼冻子一样的东西，在中医来讲就是排的痈脓，所以你在这个时候要考虑到这是一个痈。同时还有热的症状，也有腹痛等寒的症状，因此选用薏苡附子败酱散。但是不要认为薏苡附子败酱散就是治疗肠痈，我们现在用它来治疗前列腺炎、前列腺盆腔痛。这个病人十五年的病，我们治了一段时间以后好了，至今大概七八年未犯，甚至能喝酒了。所以说"学好经方，受用无穷"。因为后世的很多方都是从经方来的，宣白承气汤是从承气汤来的，逍遥散也是从四逆散来的……把经方学好了，底子打好了，源头抓好了，你这一辈子有很多的用处。

3. 变应性鼻炎医案评析

赵某，男，15岁。2010年9月17日初诊。主诉：流涕、打喷嚏不时发作近10年。

现病史：自小学开始，不定时突发喷嚏10余年，有时流透明清涕，偶会流泪，自觉与受凉有关。纳可，寐安，大便黏滞，小便正常。舌尖红有点刺，舌上有裂纹，苔白稍腻后有剥苔，脉数。

既往史：今年5月罹患痤疮，分布于额部、下颌、前胸、后背，吃辛辣食物后加重。家族史：父亲易发痤疮。

诊断：变应性鼻炎。中医诊断：鼻鼽，辨为特禀质（伏热上干，异气外侵）。

治法：清透伏热，散邪通窍。

处方：乌梅15g，蝉蜕6g，辛夷10g（包煎），苍耳子6g，细辛2g，薄荷6g（后下），防风10g，白芷6g，鹅不食草10g，黄芩10g，百合15g。21剂，水煎服。

经随访，用上方调治3个月后，近1年未发作，已痊愈。

倪诚分析：变应性鼻炎，又称过敏性鼻炎，其发病机制尚不完全清楚，现有研究提示其发病与过敏体质（对变态反应的易感性，具有比正常人更高的血清IgE和更多的肥大细胞数目）、环境因素诱发、气道黏膜上的上皮细胞分化不全、Th1和Th2免疫反应失衡而致鼻腔黏膜组织中大量表达Th2细胞因子的细胞浸润、免疫调节失灵、免疫耐受未形成有关。西医主张避免接触过敏原，但是有人对粉尘过敏，人不是生活在真空当中，所以过敏原不可能完全避免。王琦老师经常说，与其避开过敏原，不如想办法让病人耐受过敏原。

变应性鼻炎属于中医学“鼻鼽”“鼽嚏”“鼽水”范畴，以突然和反复发作鼻痒、喷嚏、鼻流清涕、鼻塞为临床特征。鼻痒、喷嚏、鼻流清涕、鼻塞等症，貌似寒象，实为素禀伏热，异气外侵，腠理闭塞，热极怫郁所致。《名医杂著·卷八·鼻证》所云“肺热鼻塞流清涕”与《景岳全书·卷二十七·鼻证》所说“鼻涕多者，多由于火”，以及今人所谓“郁热熏鼻”或“肺经伏热”，虽说到“火热”，并未论及体质因素，多从肺和胃肠等脏腑火热考虑。王琦教授创制的“脱敏止嚏汤”以调体为要，以脱敏清热、散邪通窍立法。方以黄芩、蝉蜕清透内伏郁热；细辛、辛夷、苍耳子、鹅不食草辛散外邪，宣肺通窍；乌梅之收以防宣散之过，收敛肺气；百合滋阴清热。其中，蝉蜕和乌梅是王琦教授用以脱敏的药对。诸药配伍，既可内清伏热、外散客邪，又能脱敏调体。本方可视为乌梅丸的变法，以苦泄之黄芩、辛散之细辛、酸敛之乌梅为核心药法，属于整合药组，开发潜能的变通用方模式。

这是一个15岁的男性患者，2010年9月17日初诊，已经有十年了，经常打喷嚏流鼻涕，经常反复发作。这孩子从小学就开始，每天不定时要打十多个喷嚏，有时候还流透明的鼻涕，还会流眼泪，自己感觉与受凉有关，大便有点黏滞。舌尖有点刺，有裂纹，苔白稍腻后有剥苔，脉数。他除了过敏性鼻炎之外，还有痤疮。西医诊断为变应性鼻炎，中医诊断为鼻鼽，又叫鼽涕。《内经》里讲："诸病水液，澄澈清冷，皆属于寒。"传统根据鼻塞流清涕等鼻鼽主症，往往从寒饮伏肺，用小青龙汤论治。跟随王琦老师门诊时发现，他并非从寒饮伏肺论治，而是从伏热上干、异气外侵入手。方中用黄芩、防风、薄荷这些药来清透伏热；辛夷用来散邪通窍，散的是异气之邪，即"过敏原"。这个孩子只用了 21 剂药，因为王老师的号很难挂上，用这个方一共调治了三个多月。经过电话随访，后来他一年多没复发。

王琦教授点评：关于鼻鼽和鼻渊，《内经》里有"胆移热于脑，则额鼻渊"，就相当于我们现在说的鼻窦炎。鼻鼽，就是流清鼻涕。这个病流清鼻涕是过敏人肺中伏热导致的结果。基于这种认识，治疗时把它看成是清肺中伏热的思想来用药。关于过敏原和过敏人的关系，人们无法完全不接触过敏原，这种阻断过敏原的方法不是一个好方法，我们主张治疗过敏人，就是改变过敏体质。而且调治过敏人的疗效，要经过长期检验，当过敏人在任何时间、地点都不过敏了，才说明治愈了，而且还调整了体质状态。所以我们在治疗这种病的时候，要学习古典知识的基础上也要结合一些现在的诊断。

倪诚点评：王琦老师治疗变应性鼻炎，自拟了"脱敏止嚏汤"，方中黄芩、细辛、乌梅，是乌梅丸中的三味药。乌梅丸有三类药组成：酸味的乌梅，苦味的黄连、黄柏，辛味的细辛、桂枝等。此方中王老师不用黄连、黄柏，改用了黄芩。从方剂学角度来讲这个方就是乌梅丸的变法。王老师说过一个很重要的思想，不要把温病学家和伤寒学家完全对立起来。张仲景创制的乌梅丸到了温病学家叶天士衍变成连梅汤。善用、活用经方是温病学家的一大特色，如吴鞠通从炙甘草汤（复脉汤）逐步衍变成一加减、二加减、三加减三甲复脉汤及大定风珠。显然从经方到时方，这是一个传扬的过程，所以大家应从中领悟到王琦老师如何在遵循《伤寒论》应用乌梅丸既主蛔厥又治久利的基础上，结合现在难治病症的特点，变通运用苦泄、辛散、酸敛核心药法，灵活掌握经方应用的精髓。

研究个案的同时，王老师经常鼓励我们学术团队做临床研究观察。所以本人将来源于 2009 年 3 月至 2011 年 2 月王琦教授和我本人治疗变应性鼻炎的门诊病例进行了疗效观察比较。本研究采用病历对照研究的方法，观察组为导师采用伏热上干异气外侵调体论治变应性鼻炎的病例；对照组为传统的寒饮伏肺外邪诱发辨证论治变应性鼻炎的病例，观察导师经验用方的疗效。变应性鼻炎的诊断标准和疗效评价标准采用中华医学会耳鼻咽喉科分会 2009 年版《变应性鼻炎诊断和治疗指南》。纳入标准为符合变应性鼻炎的上述诊断标准，年龄≥ 18 周岁，复诊 2 次以上的门诊病例。排除标准为：①排除诊治资料不全者；②排除急性鼻炎、血管运动性鼻窦炎及变应性鼻炎合并心血管、脑血管、肝、肾和造血系统等严重原发性疾病，精神病患者，妊娠或哺乳期妇女；③处方不以治疗变应性鼻炎为主方的病例；④治疗期间不能坚持治疗或离开原发地点及环境者。采用SPSS11.0统计软件，疗效的统计学检验采用两组等级资料的非参数检验。经过统计学分析，两组患者的基线资料可比。疗效统计分析结果显示，在所纳入的61例成年人变应性鼻炎的病例中，30例导师治疗组与31例对照组的总有效率分别是80%、54.8%。采用两组等级资料的非参数检验法进行两组疗效的统计学差异分析，结果两组疗效有统计学差异，导师的经验用方治疗变应性鼻炎的疗效优于传统的经典用方，从而也证明导师的郁热内伏，异气外侵的组方思路优于传统的寒饮伏肺，促外邪诱发的组方思路，这是对中医药治疗变应性鼻炎组方思路的创新和发展，该组方思路值得进一步深入研究。此外，对导师治疗组所用自拟方的方次进行用药频次和频率的统计，使用10次以上的药物频率，依次是蝉蜕、乌梅、百合、辛夷、细辛等。

4. 论乌梅丸制方思想

倪诚：王琦老师对制方的思想很注重，他认为一个方就是古今医家临床经验和学术思想的载体。下面由王琦老师谈一下乌梅丸的制方思想。

王琦教授：大家学方剂的时候，不能只从表面学到方子的排列组合，要掌握制方思想，掌握了制方思想也就能够把这个方子灵活运用。对于乌梅丸来说，主要是下面几个方面制方思想：一方面泄肝安胃，温脏安蛔。《伤寒论》说："蛔厥者，其人当吐蛔。今病者静而复时烦者，此为脏寒。蛔上入其膈，故烦……"这里面有痛、厥、吐、烦等症状，属脏寒、肝逆问题。痛是肝气不疏，吐是胃气不和，所以泄肝安胃。另一方面温脏散寒。原书记载："厥阴之为病，消渴，气上撞心，心中疼热，饥而不欲食，食则吐蛔……"吴鞠通移治久痢伤及厥阴，上犯阳明，气上撞心，饥不欲食，干呕腹痛，称"乌梅丸治厥阴、防少阳、护阳明之全剂……"现代常用于消化系统急慢性疾病诸如萎缩性胃炎、顽固性呕吐、慢性非特异性溃疡性结肠炎、慢性痢疾、肠易激综合征等属于厥阴病肝热犯胃、脾（肾）虚寒（或脾寒肝旺，湿热蕴结）者，本方可起泄肝安胃、温脏散寒作用。只要符合这个机理就可以用此方。

倪诚：下面我把乌梅丸制方的原理简单介绍一下。大家在学《方剂学》的时候知道乌梅丸证的病机是上热下寒。性质是明确的，寒热错杂，但病位不清。吴鞠通对乌梅丸证病位的理解是非常到位的，认为"久痢伤及厥阴，上犯阳明"，在厥阴和阳明就是病在肝和胃。关于乌梅丸证的病性，热是肝胃有热，寒是脾虚肠寒。蛔厥是先有肠寒虫扰，后是肝胃有热，但总体来讲同是寒热错杂。《内经》提出了性味合化配伍，后世医家运用的比较少。但到了吴鞠通，每个方都是从性味合化的角度来配伍。乌梅丸治疗蛔厥和厥阴病，含有三方面的配伍：乌梅合黄连、黄柏，酸苦泄热，其中黄连、黄柏还可以燥湿厚肠；蜀椒、细辛、附子、桂枝、干姜辛温之药，除温脏祛寒外，还可以通阳疏肝，合上黄连、黄柏用以辛开苦降；人参、当归益气养血，其中人参还有培土以御木乘的作用，当归可以养血柔肝。关于米饭和蜜，一般是来引诱蛔虫出动，其实这里用米饭和蜜合乌梅还有酸甘化阴的意思，合辛、附、桂可以辛甘扶阳，同时蜜还可以调和诸药。所以这个方的功效综合起来是泄肝安胃、温脏安蛔，同时又可温脏散寒。

王琦教授：学乌梅丸要牢牢记住几个字。第一个是“酸”，酸收、酸敛；第二个是“苦”，苦能泄能降；第三个是“辛”，辛能通能行。此外，还有“甘”，甘能补能缓急，因此乌梅丸里面核心的问题是记住酸苦、酸甘、辛苦、辛甘，酸味药是主要的，乌梅丸里乌梅用量高达三百枚，同时还要放在苦酒里浸泡一昼夜。其他药的一些剂量如细辛是六两，当归是四两，蜀椒是四两，桂枝是六两，跟酸味药量比例相差甚远，因此酸味是主要的。用乌梅既可涩肠止泻，还能泄肝和胃，敛肝生津。在学乌梅丸的时候不要把温脏安蛔作为唯一功效，应该是泄肝和胃、温脏散寒，安蛔只是其中的一小部分内容。在叶天士《临证指南医案》中，腹痛、痢疾、呕吐等这些医案里都用到乌梅丸或者用其化裁，这样就把乌梅丸用活了，如用乌梅丸治疗崩漏，把乌梅改成乌梅炭，它就能作为止血药，这在妇科病中用得也很多。所以这样掌握乌梅丸就能够在临床上举一反三。

（二）五苓散治疗疑难杂病及其制方思想

1. 五苓散治疗尿频尿急及泄泻医案评析

倪诚：现在很多人误以为五苓散是中医的利尿剂，因为它治疗蓄水证，水蓄在膀胱，影响到膀胱机能，所以就变成了中医的利尿剂。我们看看王琦教授是如何理解五苓散的制方思想，并怎样用于临床实践的。下面我将临床现场实录的一个医案介绍给大家。

2009 年 5 月 6 日上午，晴。国医堂特需一诊室。跟王琦老师出门诊时见到尿频尿急用五苓散治疗的医案，伺诊同学颇感意外和惊奇。这位患者姓李，男，43 岁，公司职员，北京市怀柔区人。5 年前得了前列腺炎，一直服用西药，病情时好时坏。半年多来尿频尿急又犯了，但服用原来的西药也不管用。除了尿频尿急以外，余无所苦。王老师问身边自称“杏林小卒”的袁博士：“你对这个病人如何辨治？”袁博士思索片刻后回答：“患者有前列腺炎，主诉尿频尿急，属于湿热下注，治宜清利湿热，可用王老师的验方‘五草汤’加减。”王老师对大家说：“这个病人体形适中，脉平苔薄润，除了尿频尿急外，并无排尿疼痛、尿道滴白、阴囊潮湿、舌红苔黄腻、脉滑数等湿热表现。刚才我问病人时你们有没有注意到‘稍微多喝水就会尿频尿急，10 ～ 20 分钟一次，下午明显。’”王老师说了一句：“属于气不化津所致。”随即处方如下：川桂枝 10g，猪苓 10g，茯苓 10g，白术 10g，泽泻 10g，益智仁 15g，乌药 20g。14 剂，水煎温服。在座的所有人愕然，窃窃私语。因就诊的病人太多，未能进一步请教王老师。大家怀着好奇的心态嘱咐病人下次要来复诊。

2009年5月20日二诊时，患者尿频已减其半。诊述运动后出汗频多。王老师说了一句："再予增益。"处方如下：川桂枝10g，猪苓10g，茯苓10g，白术10g，泽泻10g，乌药20g，益智仁15g，杭白芍15g，桑叶30g。14剂，水煎温服。

2009年6月10日三诊时，患者高兴地告诉王老师："现在饮水后尿频减少，几乎正常，夜间出汗显著减少，目前有时尿道口滴白。"王老师笑着对袁博士说："这次要改治前列腺炎了。"处方如下：连翘20g，马鞭草20g，土茯苓20g，萆薢15g，石菖蒲10g，生甘草10g，乌药20g，射干10g。14剂，水煎服。这个处方再一次地令人感到意外。病人刚走，袁博士耐不住了，抢先问王老师："前两诊尿频尿急为什么要用五苓散？这个方不是利尿的吗？"王老师回答说："辨治尿频尿急，不仅要辨尿痛与否，而且还要辨析排尿通畅与否。一般伴尿痛、排尿不畅者为淋证，属实证；否则为单纯尿频，属虚证或虚实夹杂。这个病人尿频尿急由气不化津，水津直趋膀胱所致，故以温阳化气、布津利水立法。关于五苓散的作用，不能仅理解为利水之剂，还要认识到化气布津的一面。方中桂枝温阳化气以复三焦膀胱气化功能，白术、茯苓健脾布津以使水津四布全身，泽泻、猪苓合茯苓利水渗湿以除有余之水，益智仁、乌药温肾缩尿以兼顾其本。因方证相应，所以病人服药2周后尿频尿急就减轻一半。二诊因伴见出汗频多，所以我又加了白芍酸敛止汗，桑叶以'治遍身出汗不止'。"（《种杏仙方》）闻后，大家不约而同地自言自语："哦，原来如此！"

这个医案对跟诊学生的感触很深。通过这个医案我也深深认识到，五苓散不能仅理解为利水之剂，还要认识到它化气布津的一面。特别是王老师说用桂枝主要是温阳化气，恢复三焦气化功能，白术健脾布津功能。另外王老师说道："五苓散利有余之水，真武汤是利不足之水。"这句话用来概括这两个方子的特点特别精炼。王老师用五苓散利水渗湿、化气布津，兼顾温肾缩尿，其中用白芍既可酸敛止汗，还能解除膀胱括约肌痉挛。另外，桑叶是王老师用于止汗的一个专药。

时隔不久，王老师还给我转发过两则患儿家长的短信，内容如下：

"王伯伯，我家宝宝吃了您开的药立刻见了效！吃了两付，连续两天每天大便一次，而且成形，真的很神奇啊！改天一定带宝宝登门向神医爷爷道谢！不知第三付还要不要吃呢？"

"王老师，你的妙方一剂而效，我们再次领略了你的精湛医术，笼罩在心头的阴云顷刻消散。全家人的感动、感激自不待言，对你的高超医术更是崇拜得无以复加。任何语言都无法表达我们的谢意，相信你会理解一颗母亲的心。"

当时看到王老师发来的短信，我有点莫名其妙。后来王老师可能意识到了，过了五分钟又发来一条短信："倪诚：该患儿9个月腹泻数日，用抗生素未止泻，我用了五苓散全方加车前子一剂愈。”这就是王老师用五苓散加车前子6味药治疗小儿水泻，效果明显。

王琦教授：关于五苓散的问题，刚才倪老师已经指出大家在学《伤寒论》的时候给张仲景带了一个帽子，认为五苓散是治疗太阳病膀胱蓄水证，所以认为它是个利尿剂，这种观点一直禁锢了我们的思想，其实这是大家强加于张仲景的。张仲景对于五苓散的运用很多，如“渴欲饮水，水入则吐者，名曰水逆，五苓散主之”。饮水后即吐，此为“水逆”，这个病位在胃，并不在膀胱，但却用了五苓散。同样在《金匮要略》里有“假令瘦人脐下有悸，吐涎沫而癫眩，此水也，五苓散主之”的记载。痰饮、癫眩等，也是用五苓散治疗，所以大家不要禁锢于教科书上的内容，一定要学原著，不然只学会了五苓散治蓄水证，而不知道五苓散的其他治疗作用。而且五苓散在原著里两条原文用治小便不利，大多数条文里有烦渴，如“太阳病，发汗后，大汗出，胃中干，烦躁不得眠，欲得饮水者，少少与饮之，令胃气和则愈；若脉浮，小便不利，微热消渴者，五苓散主之”“中风发热，六七日不解而烦，有表里证，渴欲饮水，水入则吐者，名曰水逆，五苓散主之”“其人渴而烦躁，小便不利者，五苓散主之”。这也没都涉及小便不利问题，仍用五苓散。可见条文中涉及烦渴最多，小便不利只是其中的一部分。水停在中焦，停在上焦，水停在膀胱，都可以用五苓散。所以五苓散证的主要病机是气不化津，不管水停到哪个部位都能用。这样把握五苓散就有纲目了。《临证指南医案》里有这样一段话：“医道在乎识证、立法、用方，此为三大关键。”作为医生，如何识证、如何立法、如何用方？抓住了这三个问题，就抓住了关键。我提出“抓主病主证（症）主方是三个关键……处方用药也有思想”。阅倪诚医师论五苓散化气布津方旨，则见其推求师意，亦见其引而不发者跃如焉。盖就案说案，就方云方，则未见推求之功。

关于五苓散之化气布津，清·同治名医火神派鼻祖郑钦安先生著《医法圆通》，论五苓散圆通运用法云：“一治大便水泻，而小便全无者。”是说用五苓散利小便实大便之意。“此病夏月居多，由暑邪怫郁，扰乱正气，以致阑门失职，津液不行于膀胱，而直趋大肠。五苓散能化膀胱之气，故治之而愈。”此外，治头晕、咳嗽、呕吐、腹胀、小便短。“病形虽见头晕、咳嗽、呕吐，总缘膀胱气化不运，水湿之气不得下降，气机必返于上，上干清道，故现以上病形。五苓散专攻利水，水气下降，气机自顺，故病自愈。”以上可见，抓住“气化不利，水停失布”，则本方应用乃有纲目。

2. 五苓散制方思想

倪诚：联想到2005年2月王老师给我的个人专著《新编方剂学》作序和书评时写道：“研究方剂，把握原著精髓，揭示其本来面目至关重要。试想，五苓散如果不讲化气布津，专治蓄水就成了利尿剂，尚治水逆及水气上泛清阳的五苓散就没有着落。”于是，我查阅了大量文献，在王老师的指导下，写了“王琦教授从化气布津论五苓散制方思想及其运用心法”一文，发表在北京中医药大学学报 2011 年第 10 期。

王琦教授：关于我论五苓散的制方思想，大家可以参阅倪老师发表的论文。我在这里重申几点。第一，“三焦膀胱与腠理毫毛相应”在五苓散证病机学中的意义。首先，刚才已经论述五苓散证并非“膀胱蓄水”之一端。五苓散治疗的病状很多，希望大家能够按照原文的精神，把五苓散整个条文，能够综合地来看。其次，五苓散证的病机核心是三焦不能化气布津，病位在三焦而不仅是膀胱，病性有水湿（饮）停蓄某处与水津不布全身两种情况。

第二，五苓散并非专事“利尿”，功善化气布津、分消水气。五苓散针对三焦气化不利，水湿（饮）内停，水津不布，或兼外邪未解之方证病机，并根据“三焦膀胱与腠理毫毛相应”、水制在脾的病理生理特点，以淡渗利水为主结合化气布津、解肌发汗、实脾制水而组方配伍。五苓散中药物特色配伍有以下两组：一是泽泻、猪苓、茯苓配桂枝，化气利水，分消水气。二是白术、茯苓配桂枝，化气布津，实脾制水。所以我们在用方的时候要注意一个问题，就是要画龙点睛，这么多健脾利水药，但是如果缺少了桂枝，温通的作用就没有了。《伤寒论》里有栀子豉汤，一个豆豉，一个山栀。栀子可清，豆豉可透，一起用就能清透郁热。所以临证处方时应该注意配伍的问题，如四君子汤加了陈皮以后就变成了异功散，四君子汤可以健脾，但是用了陈皮后，流动之气就产生了。这些道理就是说还要把经典理论用到我们的制方思想上。应用经方，就要去读《内经》《伤寒论》等经典原著，那是回味无穷的。每个年龄段所读的意境是不一样的。经典是永恒的，要把经典翻来覆去读。如某个病人腹泻无度，但没小便，可以通过利小便之后就实大便，这就是一个治法的问题，这样的内容在原著里很多。此外，读了经典理论后还要学药，要了解每个药从古到今应用的变化，这个药本来的作用以及后来的作用。中医不传之秘在于剂量，所以在经方运用的问题上，大家一定要注意剂量的运用。还要读经方的方后注，比如理中丸原方加减法中，对腹痛者加人参理虚止痛。现在学医的人很少知道人参能治疗腹痛，只知道“不通则痛，通则不痛”，全都运用活血化瘀治疗，有失偏颇。

（三）现场问答及感言

倪诚：今天，王琦老师介绍了乌梅丸、五苓散的应用经验及其制方思想，唤起了大家对读经典、做临床、跟名师的热情。有人称王老师是怪医，这个怪就是一种灵巧，就是一种创新的体现，其源泉就在于“读经典、做临床、跟名师”。大家听了今天的讲座，可能有许多问题要请教王老师。

某同学问：我想提个问题。王老师您刚才说剂量很重要，但是现在原药材从产地到病人手中经过了很多中间环节，药材质量不能保证，在临证处方的时候该如何去把握饮片的剂量呢？

王琦教授答：你提的问题与我说的剂量是两个不同层面的问题，我说的剂量问题并不是你的那个意思。比如说，《伤寒论》里的承气汤类，剂量一变化，方子的名字都改变了；炙甘草汤中、乌梅丸中哪个药最重要、哪个药量最多，是对这些剂量的把握。至于你说的问题，要根据当代临床条件下去运用把握，但是你首先要把经方里的这些规定的格局掌握好。

某同学问：我刚才听您说乌梅丸可以治妊娠呕吐，而《金匮要略》中用桂枝汤，这两个方在临床上如何区别应用？

王琦教授答：妊娠呕吐也好，其他呕吐也好，是根据病机来选择的。现在有的妊娠呕吐，照样可以用活血化瘀，但是现在哪个怀孕的找你，你敢用桃仁红花？我当时用过，30 年前我给学生讲课的时候，一个学生跟我说，他是个妇产科的医生，他就用桃红四物汤治疗妊娠顽固性呕吐，我当时听到觉得很奇怪，可是他治疗了 30 多例。后来我回去再学习，发现妊娠时当盆腔有积血的时候，就会呕吐，所以他用活血化瘀就能止呕。你刚才说到用小柴胡汤也好，用桂枝汤也好，或者乌梅丸，要根据病人的脉症，呕吐只是一个表现而已，根据他的脉症来判断他的病机，然后你再选用对应方剂。

某同学问：您刚才强调读经典很重要，但是我们现在看古书有的看不懂，我想问一下您，除了看医学典籍外，还有哪些可以参考？

王琦教授答：其实你不用读很多的书。读书千遍其义自现！道理很简单，就是你读了一千遍的时候就会慢慢地领会其中的含义了。

某同学感言：我们听了您的讲座受益无穷。首先我对您的三句话有深刻的印象。第一个就是学医要学案，明白了学习医案的重要性。第二个就是读书要读小字，因为我们平时读书可能比较关注大字，所以会忽略了这些小字。比如您讲的一些临证方法、注意事项一般都在小字上面，这个是我之前读书忽略的问题，回去我要补充这些小字部分。最后就是您让我们读了三遍的话：学好经方，受用无穷。这更让我意识到经方的重要性，所以我以后还会加强对经方的学习。

某同学感言：我的感悟是用药是经方的精髓。历代医家虽然对经方有很多注释，但是有些注释把经方误解了。所以还是要像王老师说的那样，要读原著，注释可以作为一个参考，但不要搞成定式，我是这样理解的。

某同学感言：之前也听了别的老师讲病机治疗学，今天又听了王老师的讲座，更加说明同病异治的关键就是抓病机。还有就是我们初学者存在的最大问题，拘泥于教课书上的脉症、病症，导致我们对经方的一些理解有局限性。

某同学感言：今天我们听了老师讲的许多医案，知道临床上怎样才能达到举一反三的效果，让我们从一个理论层次上升到一个经验层次。

（四）结束语

王琦教授：结束之前再跟大家说几句话，我跟倪老师在这里跟大家讲这堂课，只是说了经方的应用，但是还有一个更重要的思想内容，就是希望你们能成为名医。我们靠什么贡献于社会，就是要看好患者的病。但是怎样能成为名医呢？要熟读经典，就像刚才说到的五苓散，它涉及《伤寒论》《金匮要略》《温病条辨》等相关内容。因此，读经方的背后，要有大量的理论做支撑，底子越厚，对问题的看法就越深刻。第二要学会用，要反复应用经方，自己要有一个思考的过程，就是刚才那位同学说的思维问题，形成医生的感悟和灵巧，这种感悟的东西是自己得到的，不是别人给的，是要有理论基础的。第三个问题是学习的方法上，要连续不断，持之以恒，要把它作为一种使命感。不管将来干什么，首先你是一名医生，医生最重要是治好病，如果到了临床的时候，乌梅丸还记不清楚，这还叫医生吗？如果连这个功夫都做不到是不行的。但是我对大家充满希望。

三、任应秋教授用经方治疗肺脏疾病经验整理[1]

1. 加味麻黄附子细辛汤

任老常用此方（麻黄、附子、细辛、干姜、五味子、茯苓）治素体阳虚复感寒邪所致咳嗽。症见咳嗽而有腰背疼痛，肢体浮肿，小便短少，手足发冷，舌淡，脉细等症。《证治准绳》云："麻黄附子细辛汤治肾脏发咳，咳者腰背相引而痛，甚则咳涎。"任老用麻黄附子细辛汤温经散寒，表里兼治，复入茯苓化痰蠲饮以治脾，干姜以温肺，附子以温肾，使肺、脾、肾三脏各有所主，再以五味子配麻黄，一散一敛，一开一合，故能缓和气急咳喘，取效甚捷。

2. 小青龙汤

任老多用此治风寒咳嗽，内夹水饮之证。症见痰吐色白清稀有泡沫，畏寒发热，脉浮紧，舌苔白滑。任老运用此方之旨在温肺散寒，逐饮镇咳。其要点是：咳嗽痰多而稀（水饮之征），喘息（饮遏肺气），干呕，甚则吐清水（饮邪犯胃），不渴（属寒非热），恶

[1] 王琦．五位现代名老中医应用经方经验（一）．陕西中医，1982，3（3）：17，8.

寒、背冷（肺气失宣，卫阳受遏），舌苔滑，脉浮紧或弦滑（外寒内饮搏结），明此用方则有标的。按：卫生部中医顾问，我院已故名老中医王文鼎对本方应用亦多心得。1977年间随其查房时王老说："小青龙汤用时须据病情注重配伍，方中姜、辛，味三药，一般宜等量用之，注意调节升降开合的适宜，方中麻黄的运用亦有分寸，初病表实用麻黄；次用麻黄绒（麻黄捣烂去粉末留用）；后期喘而汗出用麻黄根，剂量可用30g。初期桂枝、白芍等量为宜，病久渐虚须白芍倍桂枝，仿建中意在收敛。"又说："小青龙汤治风寒外束，寒饮内停，如寒热兼夹，口干思饮，饮不多者如石膏，喘甚加杏仁，咽痛加山豆根。"闻之，良叹其对经方研究之精也。

3. 加味麻杏甘石汤

任老用此方（麻黄、杏仁、石膏、甘草、桑皮、知母、胆南星）为治邪热迫肺，或风寒外束，肺热内郁之咳喘，症见咳嗽，痰黄稠黏，发热、畏风、口干，脉浮数或滑数，舌苔黄厚。任老于清热宣肺之方中，复加桑皮、知母以清降，胆星以祛痰，药简力宏，可谓师其法而不泥其方也。

4. 二母散

任老用此方（川贝母、知母、巴豆霜研末，生姜煎水送药，巴豆霜约占全方二十分之一）治肺中燥气伤津，咳嗽痰稠黏难出，咽干鼻燥胸胁痞满，脉滑苔厚少津证。此方实从《伤寒论》"白散"化裁而来。仲景"白散"为桔梗、巴豆、贝母组成，任老于本方去桔梗之升，加知母之润。所以滋肺金燥热，亦可缓巴豆辛烈之性。巴豆霜一药临床已少用，任老制此方而用之，更见功力。

5. 加味苓桂术甘汤

任老用此方（茯苓12g，桂枝9g，白术9g，甘草6g，清半夏9g，陈皮9g，麻黄6g，杏仁9g）治肺脾两虚、痰湿内盛之喘。多见咳痰色白、量多，痰滑易出，胸闷气短，乏力食少，便稀，苔白腻，脉沉滑等症。任老用此方遵仲景"病痰饮者，当以温药和之"之意，凡属脾肺阳虚，寒饮内留者，可用此温阳涤饮，降气化痰。

按：笔者对老年慢性气管炎的治疗，若辨证为脾阳不足，痰饮内停者，常以此方为主，咳甚加紫菀、款冬花、百部，喘甚合三子养亲汤，每获良效。尤其是缓解期病人，用本方合六君子汤化裁，扶脾固本，对巩固疗效，提高机体的防御能力，很有裨益。

6. 加味射干麻黄汤

任老用此方（射干、麻黄、生姜、细辛、清半夏）治咳痰气急，喉中有明显痰鸣声，胸中满闷，口淡无味，舌苔白腻，脉滑属痰湿塞肺之候。射干麻黄汤乃仲景治"咳而上气，喉中水鸡声"的一首名方，任老以此加味，温肺逐饮化痰降逆，擅治寒饮咳喘。本方与小青龙汤的方意略同，但小青龙汤麻桂同用，发汗解表力增，故适用外寒较甚，且夹内饮之咳喘；本方虽有麻黄，不用桂枝，而与射干、紫菀、款冬等药配伍，止咳化痰功胜而解表散寒之力较逊，是其不同点。

7. 加味肾气丸

任老用此方（肉桂、附片、山药、山萸、泽泻、茯苓、炒白果、五味子、干地黄、补骨脂）治肾虚咳喘。症见气喘而呼长吸短，动则更甚，汗出肢冷，脉虚舌淡者。《金匮要略·痰饮咳嗽病脉证并治》云："夫短气有微饮，当从小便去之，苓桂术甘汤主之，肾气丸亦主之"。此类痰饮咳喘之病，其标在肺，其本在肾。前贤有云"肺为气之本，肾为气之根"，本方所主之咳喘短气，乃因肾阳虚衰，气不化水。聚而成饮，痰饮上泛，肺失宣降所致，故取法肾气丸，复加五味子、白果、补骨脂以增强补肾纳气之功。以上可知任老对经方之应用，步伐谨严，丝丝入扣，而且善于加减变化，机圆法活值得师法。

四、赵锡武教授用经方治疗心血管系统疾病经验整理[1]

1. 瓜蒌薤白半夏汤

赵老治疗心绞痛善用本方。他根据《金匮·胸痹心痛短气病脉并治》"阳微阴弦，即胸痹而痛……今阳虚，知在上焦，所以胸痹心痛者，以其阴弦故也"的理论，认为阳不宣可致血之痹，血之痹可令阳不宣，故通阳可以宣痹，宣痹亦可通阳，二法相互为用，故临床常以此为胸痹心痛的主要方法。盖胸痹一证，主要由胸中阳气不振，痰饮结聚，痹阻气机，所以发生胸背牵引疼痛，故用瓜蒌涤痰畅气，开胸散结；阳气不振，浊阴上逆，故用薤白通阳化浊，利气止痛；更以白酒散寒开郁，助药上行，半夏增强化痰散结之力，共奏通阳散结，豁痰下气之功。

2. 枳实薤白桂枝汤

即上方去白酒加枳实、厚朴、桂枝。赵老以此治心绞痛胸中痞满，气从胁下逆而上冲，而加强温散降逆之功（按：岳美中教授治疗胸痹心痛，亦十分强调"胸为清阳之府"及"心体阴而用阳"的理论。主张用阳药及通药以廓清阴邪，不可掺杂滋敛之品，常用通心阳之枳实薤白桂枝汤）。

3. 橘皮枳实生姜汤

赵老对胸痹病心痛的治疗，重视脏腑相关，特别重视"心胃同治"，对于餐后剧痛或餐后规律性发作的各类心律失常，善于用瓜蒌薤白半夏汤合用本方。临床所见，不仅可

---

[1] 王琦. 五位现代名老中医应用经方经验（二）. 陕西中医，1982，3（4）：12–13.

以改善症状，部分心肌缺血所致之心电图改变也有所好转。从现代医学观点来说，心绞痛严重发作时，可伴有恶心、呕吐、上腹部饱胀等消化道症状，说明合用这类方剂，心胃同治，对于治疗胸痹心痛有一定意义。盖本方有辛温通达与下气之功（需注意橘皮必须重用至12g左右）。

4. 当归芍药散

赵老治心绞痛一般不用活血药，只有在病情发展，合并心功能不全时，才用当归芍药散。本方仲景原为妇人腹痛证所设。今赵老移治心绞痛别有深意。他认为，心绞痛为本虚标实，不可专事化瘀，故以归、芍、芎养血、畅血行、除血痹；苓、术、泽泻补脾利湿，对血瘀浮肿者尤宜。赵老说：治病须抓住气、血、水三字，此方三味血药，三味水药，而血药又兼疏肝，俾气血得和，而痛证得除，意甚精深。

5. 炙甘草汤

心绞痛若见脉结代，心动悸证属气虚血少者，赵老用本方治之，以滋阴养血，通阳复脉。《科技消息》1972年10期报道以炙甘草汤去麻仁、生姜，加五味子、鸡血藤、龟板、冰糖，治疗心痛150例，显效48例，改善90例，无效12例。《辽宁中医》1978年2期报道，轻度心绞痛往往出现胸痹痞闷。偶见阵发性隐痛或刺痛感，辨证用药。选用加减炙甘草汤有良效。这些材料，可与赵老经验互参。

炙甘草汤原方中载明，以清酒七升、水八升同煎，是取清酒以宣通百脉、流行血气，使经络流贯，引诸药更好地发挥作用。但近世医家多不注意及此，因而影响疗效。赵老则遵仲景此法，故收效显著。

6. 真武汤

赵老以真武汤为主方，配用“开鬼门”“洁净府”“去苑陈莝”之治水三法，治疗充血性心力衰竭。取得较好疗效。他认为心力衰竭出现的肺瘀血、肝肿大、水肿等，皆提示心阳虚衰，肺气壅滞，升降失调，血瘀不畅，水不化气。在临床上多见心肾两虚之证。赵老说，水、气、血三者关系密切，血可病水，水可病血，气得温而化，血得温而活，水得温而利。故以强心温肾，利水之真武汤为主方，根据情况或配合越婢汤、麻杏甘石汤汗之；或合五苓散利水；或配桃红四物汤去生地加藕节、苏木活血。对慢性肺源性心脏病的治疗，他认为心肾阳虚为本，痰饮喘咳为标，故亦以本方灵活配伍，如表证轻心肾阳虚为主时，宜温肺利水，方用真武汤合越婢汤加减，若兼心肺气阴不足，可合生脉散益气生津。此类病证，赵老认定心、肺、肾三脏俱病，而主要矛盾是心肾阳虚，选用真武为主方者，目的在振奋已衰之阳，以收利水消肿之效。蒋民等对肺心病心功能不全见有浮肿（下肢为重），甚则腹水、心悸不能平卧，少尿，口唇紫暗，舌紫滞苔白，脉沉或有促象，中医辨证属水气凌心者，用本方合五苓散加减，取得较好疗效，亦可佐证赵老经验之确。笔者治疗肺源性心脏病属阳虚水气上凌心肺者，每以本方配合黑锡丹，若本虚标实者，合葶苈大枣泻肺汤。

赵老经验表明：学习研究经方，重在掌握仲景的辨证论治思想，深得组方法度、用药规律精蕴。明确这一点，无论治外感或杂病，都能应用裕如。

五、刘渡舟教授用经方治疗肝胆疾病经验整理[1]

1. 小柴胡汤

治黄疸而兼寒热往来，食欲不振，胸胁满闷疼痛，或恶心呕逆，口苦、咽干、目眩等证，乃邪客少阳，胆热液泄所致。如急性胆囊炎，慢性胆囊炎急性发作，或黄疸型肝炎初起者，可以此方加减。刘老说：柴胡用量应大于人参、甘草一倍以上，方能发挥清热透邪，和解表里的作用，若湿热成毒者去参、草、枣，加土茯苓、凤尾草、蚤休。对急性肝炎或慢性肝炎活动期，谷丙转氨酶升高者用之多效；湿热凝结者，于前方再加寒水石、滑石、生石膏、竹叶、金银花清热解毒、清泄湿浊。《金匮·黄疸病》说“诸黄，腹痛而呕者，宜柴胡汤。”刘老认为柴胡汤调和肝胆脾胃，呕而腹痛胃实热，有潮热便硬者，用大柴胡汤两解之。若大便软无潮热，可用小柴胡汤去黄芩加芍药和之，不必拘泥。

2. 大柴胡汤

刘老多用本方治急性胆囊炎，症见胁胀满疼痛，大便秘结，呕吐，口苦，郁郁微烦，脉弦有力，舌苔黄腻者，此乃胆胃热实，气机受阻，疏泄不利之证，用本方和解少阳，兼泻阳明。刘老曾治李姓患者，急性胆囊炎剧痛，用大柴胡汤加味，一以和解少阳之邪热，一以泻阳明之里实，加郁金、青皮，意在疏肝利胆，服一剂痛止得睡。大柴胡汤具有消炎退热，疏泄胆汁，调整胃肠功能，以及镇痛止吐作用，用以治胆道疾患多效。

3. 柴胡加芒硝汤

黄疸证见腹满便秘者，用小柴胡汤加芒硝治之，是柴胡证兼肠中有尿而设。刘老说，本方与大柴胡汤虽皆属少阳阳明同治之方。但本方仅加芒硝，乃合调胃承气，大柴胡是用大黄、枳实，乃合小承气汤，自有轻重缓急不同。

4. 柴胡茵陈汤（茵陈蒿汤加柴胡、黄芩）

无论急慢性肝炎，若出现黄疸，证属湿热者，以及亚急性肝坏死，虽黄疸显暗黑色，但见尿赤，苔腻，大便不爽，脉弦有力者，皆可应用此方。《伤寒论》260 条谓：“伤寒七、

---

[1] 王琦．五位现代名老中医应用经方经验（三）．陕西中医，1982，3（5）：20.

八日，身黄如橘子色，小便不利，腹微满者，茵陈蒿汤主之。”238条又谓：“阳明病……但头汗出，身无汗，剂颈而还，小便不利，渴引水浆者，此为瘀热在里，身必发黄，茵陈蒿汤主之。”栀子大黄汤和大黄硝石汤证，皆为黄疸偏于热盛兼里实证，所谓“热在里，当下之”，故均以通下为主。三方比较，茵陈蒿汤清热利湿，兼治谷疸；栀子大黄汤清热除烦，亦可治疗酒疸，上二方虽用大黄而以清为主，大黄硝石汤则重在通腑泄热，用于腹满，热盛里实偏重者。

5. 加味柴胡桂枝汤

刘老用此方（柴胡、黄芩、党参、炙甘草、半夏、生姜、鳖甲、牡蛎、红花、茜草）治慢性肝炎、早期肝硬化，症见面黧黑，右胁刺痛，腹胀、肝脾肿大、脉弦，舌有瘀斑者，十剂为一疗程，一般3～4个疗程可见显著疗效。

6. 柴胡桂枝干姜汤

肝病而见口苦，口渴，心烦，胸背掣痛，指尖不温，同时有小便不利，大便溏泻，午后腹胀，脉弦而缓，舌淡苔白，证属肝热脾寒者，用本方清肝温脾。

刘老治伤寒多有建树。临床中，善于运用类方。如柴胡剂治肝胆病，苓桂剂治水气病等，其中既贯穿着明确的原则性，又包含高度的灵活性，变化加减自有规律。

六、岳美中教授用经方治疗肾脏疾病经验整理[1]

1. 麻黄连轺（连翘）赤小豆汤

此方仲景原为湿热内蕴兼感外邪的发黄而设，为表里双解之剂。岳老用以治急性肾炎证属“风水相搏”湿热兼表者，用麻黄、杏仁疏风宣肺，疏风重在解表发汗宣肺，亦可通阳利水，连翘、桑皮清热肃肺行水，生姜以散水气，并配合清热渗湿利尿。合用汗、清、利三法，表里分消，每取速效。他还根据《类聚方广义》以本方用治疥癣内陷，一身瘙痒，发热咳喘肿满的记载，收此方移治肾炎合并皮肤湿疹的患者，宣达透泄湿毒，亦获效机。并用此方合甘麦大枣汤加生地、紫草、女贞子、旱莲草等凉血止血之品，治疗过敏性紫癜、肾炎，经治3个月而愈。总之，岳老用此方从“湿热”着眼，重心抓住“宣透清泄”四字而尽得其用。

2. 越婢加术汤

急性肾炎，症见汗出恶风，一身尽肿，小便不利，属风水而有郁热者。岳老投本方发越阳气，清热散水。越婢汤是仲景治疗“风水”证的主要方剂之一。本证是由于感外

---

[1] 王琦．五位现代名老中医应用经方经验（四）．陕西中医，1982，3（6）：17-18.

受邪，肺气不宜，通调失职，水气逆行而为浮肿，肿势每从头面开始，迅即蔓延全身，其病变均在肺与肌表。本方加白术，名越婢加术汤，《古今录验》谓其增强祛湿作用，陆渊雷称为逐水发汗之主剂，是肺脾两治之剂，对肾炎辨证为肺热内郁，通调失职，水湿内滞者，投之颇宜。

3. 防己黄芪汤

岳老每以本方治肺脾气虚，卫表不固之风水证。岳老曾治某慢性肾炎患者，浮肿，汗出恶风，舌淡脉浮虚，尿蛋白（+++），诊断为气虚水停之“风水”，先后用本方益气实脾利水，历时一载。守方不更而获治愈。治肾炎病后期蛋白尿，岳老亦擅用此方，并认为黄芪不应小于30g，坚持服之有效。岳老说本证乃风与水相乘，但用治风逐水健脾之品。方用防己通行十二经，走而不守，为治风之主药，黄芪逐肌表之水，白术健脾，与黄芪合用以止汗，合姜枣以调和营卫。若肾阳素虚者，附子、杜仲亦可加入。

按前述三方，皆为岳老治“风水”常用，麻黄连翘赤小豆汤与越脾加术汤均属汗法。前者宣透表邪，清泄湿热，后者发越阳气，清热散水，而防己黄芪汤则益气实脾，利水除湿，治表虚之证，三者自当有别，宜当审度。

4. 五苓散

岳老用于脾虚不健，水湿泛滥之肾炎浮肿，或兼外感发热，汗出恶风，小便不利者。岳老应用本方有三个特点：①遵照仲景制方，多用散剂（泽泻120g，茯苓、白术、猪苓各90g，共为细末，每服4.5～9g）。②注意仲景原方剂量比例。他说我院中药研究所对五苓散之利尿作用曾作研究，按仲景方剂量则利尿效果最佳，若各药等量投后，则利尿效果明显降低。③对方中桂枝灵活应用。有外感发热者则用桂枝，若无表证则用肉桂。章楠氏亦云：“若无表证，宜用肉桂，则其化气行水之功胜也”（转引自《伤寒论方解》）。水肿甚者加丁香、沉香、木香、白豆蔻。

5. 猪苓汤

岳老每以此方治肾盂肾炎、膀胱炎以及尿路结石的尿痛、尿急、尿血等湿热侵及下焦，阴亏水热互结者。对改善尿路刺激症状及血尿有显著疗效。应用本方治“淋病”为中外医家所重视。如《方极》云“猪苓汤治小便不利，若淋沥”。《方函口诀》亦云“此方为下焦蓄热，利尿之专剂……故治淋病或尿血”。

笔者随岳老临证时，还见某军区一干部，因患慢性前列腺炎数年，排尿不畅，来京求诊，岳老疏猪苓汤全方，服50余剂，症情显著改善。岳老用此方治淋病出血的经验值得重视。《古方便览》载一男子患血淋两三年，一日血大出，痛不可耐，顷刻二、三升，目眩不知人事。即予此方，渐收效，不再发。《东郭医谈》亦载：“一男子下血，大小便不通，腹满欲死，医与四物汤加山栀、黄柏之方，腹满仍甚，余与猪苓汤加大黄，小便始渐通。”此外，岳老本人用该方合石韦散治疗肾结石、尿路结石，亦有良验。

猪苓汤与五苓散同属利尿之剂，但同中有异。岳老对此辨析甚明。他说“猪苓汤以疏泄湿浊气，而不留其瘀滞，亦可滋润其真阴而不虑其枯燥。虽与五苓散同为利尿之剂，一则用术、桂暖肾以行水，一则用滑石、阿胶以滋阴行水。日本医生更具体指出治“淋病脓血，加车前子、大黄，更治尿血之重症。从脏器分之，五苓散病在肾，虽小便不利，而少腹不满，决不见脓血；猪苓汤证，病在膀胱尿道，其少腹必满，又多带脓血”。所论极为精辟。

6. 瓜蒌瞿麦丸

对肾炎、肾盂肾炎等寒热夹杂，小便不利证，岳老则选用此方。他说此类患者，既有下焦阳微腹中冷的小便不利之证，又有上焦燥热的口渴之证。单用温通、滋润均非所宜，惜在此方辛温寒润同用。所谓“上浮之焰非滋不熄，下积之冷非暖不消”，方以栝楼根润燥除上焦之热以生津，薯蓣补中焦之虚，茯苓、瞿麦渗泄以行下焦水气，更用附子之温补通阳，振作肾气。方后自注“以小便利，腹中温为知”，是本方眼目。1967年，某病人患高血压肾病小便不利，岳老用此方治之，5剂而畅。

7. 真武汤

肾阳衰微之慢性肾炎肾病期水肿、尿毒症，岳老每以此方温阳化气行水。如治李某尿毒症，昏迷，抽搐，尿闭，肢冷，经用真武汤加减而尿通肢温，继用补气健脾利尿之剂，转危为安。又治一例慢性肾盂肾炎尿毒症患者，用真武汤治疗后，尿毒症解除，尿内病理成分减少。岳老指出，肾为胃关，职司开合，从阳则开，从阴则合，尿毒症而属肾阳衰微者，法当温扶肾阳。以从其开，而使病机得转。

8. 肾气丸

肾炎见阳虚证或恢复期，多用肾气丸。岳老指出，肾气丸六味滋阴，具有壮水之主，以制阳光的作用，桂附温阳，有益火之源，以消阴翳的作用。本方组成是寒热并用，水火兼补，不温不燥，一开一阖，使水去而阴不伤，扶阳而火不升。岳老此论说明本方即是在补阴药的基础上加桂附以温阳，所谓补水中之火，就是根据阴阳互根的道理配伍的。

对尿结石的治疗，一般多用八正散、石韦散等清热利湿之剂，很少有用金匮肾气丸、桂附地黄丸治之者。岳老不囿于清利一法，据证施治，曾治某输尿管结石合并肾盂积水，而属肾虚不能化气行水者，用金匮肾气丸加味服60余剂，两次摄片证实，结石阴影消失。

由上观之，岳老对经方应用可谓深得仲景奥旨而自有发挥，实为古方治今病之大家。

七、方药中教授化裁经方治疗肾系疾病经验整理[1]

方药中教授治疗肾系疾病用肾气丸及其复方，肾气丸是补肾主方，后世医家如赵献可、钱乙、薛立斋、张景岳，对本方推崇备至，由本方化裁而成的六味地黄丸、杞菊地黄丸、知柏地黄丸、参麦地黄丸、八仙长寿丸、归芍地黄丸、济生肾气丸以及左归、右归等不少方剂，广泛应用于痰饮、咳喘、肿胀、血证、黄疸诸疾。方药中教授多年来对肾气丸的应用，宗其法而不泥其方，举一反三，灵活化裁，衍化出多种方剂，凡定位在肾与膀胱的疾患，多以此为主。现择其主要者，介绍于后。

1. 参芪桂附地黄汤

本方即肾气丸加党参、黄芪。适用于肾阳、肾气不足而见浮肿小便不利或尿失禁患者。方老认为，本方为温补肾阳主剂，肾阳虚，不能温煦膀胱，化气行水，则小便不利，于本方加参、芪，使肾气振奋，行气化之权，则小便得利。反之，尿失禁患者，亦由肾气虚，固摄无权，用本方有助补益肾气，固摄下元。

2. 参芪桃红归芍地黄汤

本方即八味丸去桂附加党参、黄芪、桃仁、红花、当归、白芍。适用于慢性肾炎、肾功能不全属气阴两虚兼有血瘀者。临床所见，慢性肾炎及肾功能不全患者，不仅有阳气衰微转归，而且每易阳损及阴，出现气阴两伤，患者常伴有舌紫暗等血瘀征象，方老变八味丸温阳之剂为益气养阴活血之剂，对此类证型颇为合拍，尤其是根据久病入络理论在补肾基础上加入桃仁、红花活血化瘀之品，是对肾气丸运用变化的又一发展。此方对肾结石、慢性肾炎属上证型者亦多用之。

3. 参芪麦味地黄汤

本方即肾气丸桂附易麦冬、五味子加党参、黄芪。此为方老治疗尿毒症的常用方。麦味地黄汤治肺肾阴虚之证，再加参芪补益肺脾之气，使肺、脾、肾三脏均得其助。尿毒症患者，脾阳虚衰之证颇多，而阴阳两虚之证亦不少见，方老认为桂附终属刚燥，久用恐造其偏，易以参芪甘平微温之品，益气亦可补血，强壮体质，改善全身状态。而黄芪还有利尿作用，对肾炎水肿、蛋白尿有一定疗效，本品古称有“托毒”作用。据近代研究，黄芪可加强毛细血管抵抗力，扩张血管，改善血行，使久坏之肌细抱恢复活力，对实验性肾炎有抑制作用。故以此运用于尿毒症的治疗，值得重视。麦冬、五味子均为滋润收敛，与

---

[1] 王琦．五位现代名老中医应用经方经验（五）．陕西中医，1983，4（1）：21-22.

参芪相辅相成，其中麦冬、五味子、党参又为治气阴两伤的生脉散组方，合而同用更为全面。笔者根据方老用此治尿毒症的经验，近用本方治一慢性肾功能衰竭患者，不仅尿少、恶心呕吐等症状消失，肾功能亦得到改善，先后服药10个月，现已半日工作。

笔者目睹方老运用参芪麦味地黄汤、参芪归芍地黄汤、麦味归芍地黄汤、加味黄连地黄汤、济生肾气汤、归芍地黄汤、参芪归芍桃红地黄汤、参芪桂附地黄汤治疗慢性肾炎、肾功能不全，及尿路结石、糖尿病、妊娠毒血症、肾性高血压、泌尿系感染等病，得心应手，多有治验，所著《辨证论治研究七讲》中附有病案若干，可资佐证，兹不赘述。

方老对肾气丸的加减运用，主要从“阴阳互根”的理论出发，在生理功能上，肾为水火之宅，元阴元阳之所在，水为元阴，正因为肾的精气、水火、阴阳之间的相互关系，变化加减，或取滋阴助阳，或取阳生阴长。张景岳说“善补阳者，必于阴中求阳，以阳得阴助，则生化无穷；善补阴者，必于阳中求阴，以阴得阳升，则泉源不竭。”确属至理。上述精神可从方老的制方中得到体现，而且次第井然。

（1）分肾阳、肾气虚：肾气虚者用参芪地黄汤，肾阳虚者，用桂附地黄汤，肾阳肾气两虚者用参芪桂附地黄汤。

（2）分阴虚、血虚：阴虚者用麦味地黄汤，血虚者用归芪地黄汤，阴血俱虚者用麦味归芍地黄汤。

（3）分气阴两虚、气血两虚：气阴两虚用参芪麦味地黄汤，气血两虚用参芪归芍地黄汤。

（4）分血瘀轻重：血瘀证微者用丹参、鸡血藤，重者则用桃仁、红花，活血与补肾并进。以上所述五位名老中医运用经方的经验，可以看出他们对经方之研究应用已大有发展，既掌握经方之应用，更能揭示应用经方之所以然。诚如任应秋教授说：“由此可知，经方之应用于多种病证可以取效，应用于不同病人亦可取效者，不仅在于有其丰富之经验，尤在于理解经方组合之原理所在，斯能应用而无穷矣。”（《经方应用·任序》）本文内容，仅限于课堂教学及随其临证所记，因此很不全面，且全国善用经方名家为其耳目所不及者不知多少，若能在全国范围内进一步广泛搜集整理各地名家运用经方的经验，即可使仲景学说进一步发扬光大。

八、《经方实验录》拯危救急医案赏析[1]

近代医家曹颖甫，治医崇尚《伤寒论》和《金匮要略》，以擅用经方著称于世，被后

[1] 盛增秀，王琦.拯危救急话经方.上海中医药杂志，1989（1）：17-18.

世誉为“经方大师”。笔者新近重读了由其门人姜佐景整理的《经方实验录》，获益良多，特别对于经方拯危救急的作用，感受颇深。兹结合书中验案，略述几点体会如下：

1. 用大承气汤挽阳明腑实重证于顷刻

案载（本文略有删节，以下各案同）：吴姓妇人，病起已六七日，壮热，头汗出，脉大，便闭七日未行，身不发黄，胸不结，腹不胀满，惟满头剧痛，不言语，眼张，瞳神不能瞬，人过其前，亦不能辨，证颇危重。余曰：目中不了了，睛不和，燥热上冲，此《阳明篇》三急下证之第一证也。不速治，病不可为矣。于是遂书大承气汤方与之。大黄四钱、枳实三钱、川朴一钱、芒硝三钱。并嘱其家人速煎服之，竟一剂而愈。

本例属热病急证。患者已出现不语、眼张、瞳神不能瞬、目不辨人等候，显系阳明燥热上扰元神之府，为至危至急之证。曹氏果断地采用大承气苦寒下夺，釜底抽薪，使胃热下泄，无上冲巅顶之害，则头目清明，元神自复，病遂霍然而愈。应用下法治疗热病急证，现代临床有很大的进展。如在乙型脑炎、重症肝炎、中毒性菌痢、流行性出血热等病证治疗中，下法应用及时、得当，常可顿挫燎原之邪热，截断病势之逆变，使患者转危为安。现代实验也证明，承气汤一类攻下方药，有抗感染、促使毒素排泄和增进新陈代谢等作用，这对改善和消除急性热病的病理状态是很有裨益的。

2. 用麻杏甘石汤治烂喉痧恶候获桴鼓之效

案载：朱锡基家一女婢病发热，请诊治。予轻剂透发，次日热更甚，未见痧点，续与透发，三日病加剧，群指猩红热。细察病者痧已发而不畅，咽喉肿痛，有白腐意，喘声大作，呼吸困难不堪，咯痰不出，身热胸闷，目不能张视，烦躁不得眠，此实烂喉痧之危候，当与净麻黄钱半、生石膏五钱、光杏仁四钱、生草一钱，附加芦根、竹茹、蝉蜕、蚤休等透发清热化痰之品，服后即得安睡，痧齐发而明，喉痛渐除。续与调理，三日痊愈。

麻杏甘石汤《伤寒论》本为汗后热邪迫肺作喘而设，今用以治烂喉痧而效，说明《伤寒论》的方剂不仅伤寒宜之，同时也适用于温病、瘟疫等病证，关键在于辨证正确，投剂恰当。

现代常用麻杏甘石汤治疗肺炎等呼吸道急性感染病证，效果显著。特别对麻疹闭证，不乏治验介绍。盖麻出于肺，宜透不宜闭，闭则火毒内攻，每致喘闷而殆。麻杏甘石汤功擅宣肺清热，能使闭开热透，于此等危证，多有效验。如《江西医药》1964 年 11 期报道中西医结合治疗麻疹肺炎 75 例，中药对表实难出型 20 例用本方合银翘散加减，热毒内攻型 19 例用本方合犀角地黄汤加减、安宫牛黄丸、紫雪丹，均获满意疗效。

3. 用皂荚丸下胸膈痰浊使喘逆迅即平复

案载：曹殿光，年五十许。患痰饮宿疾，病逾十载，扶摇不能治，遂来求诊。其证心下坚满，痛引胸胁，时复喘促，咳则连声不已，时时吐浊痰，稠黏非常，剧则不得卧。与《金匮》所载皂荚丸证，大旨相同，遂以皂荚炙末四两，以赤砂糖代枣和汤，与射干麻黄汤间服之，共八剂，痰除喘平，诸恙尽退。皂荚丸出《金匮要略·肺痿肺痈咳嗽上气病脉证治》，主治“咳逆上气，时时吐浊，但坐不得眠”。此等证候，在支气管哮喘、哮喘性气管炎急性发作时常可见之，多因浊痰胶黏胸膈，肺失肃降之权，其气上逆所致。皂荚荡涤胶痰而廓清气道，使肺复肃降之性，如是则呼吸通调，咳喘乃平，所谓单捷小剂能治重病，此类是也。

4. 用附子理中合炙甘草汤使高年下利脉结濒危之证化险为夷

案载：陆某，年逾六旬，患下利不止，日二三十行，脉来至止无定数。余曰：高年结脉，病已殆矣。因参仲圣之意，用附子理中汤合炙甘草汤去麻仁，凡五剂，脉和利止，行动如常。高年体虚，又因下利无度，遂令气阴衰竭，心阳不振。出现“脉来至止无定数”等险恶征象，病情危在旦夕。曹氏以附子理中汤合炙甘草汤益气救阴以复脉。是法是方，皆本诸《伤寒论》。药后迅即“脉和利止”，经方能愈重症，挽垂危，信然！

现代用炙甘草汤治心律失常，历验不爽。如《铁道医学》1976 年 2 期报道用炙甘草汤加味治疗频繁期前收缩 25 例，其中冠心病及可疑冠心病 9 例，风湿性心肌炎 5 例，病毒性心肌炎 1 例，先天性心脏病（室间隔缺损）1 例，原因不明 9 例。治疗结果痊愈 11 例，显效 7 例，好转 3 例，无效 4 例，总有效率为 84%。

5. 用抵当汤下积瘀使干血劳患者绝处逢生

案载：余尝治一周性少女，年十八九，经事三月未行，面色萎黄，少腹微胀，证似干血劳初起。因嘱其吞服大黄䗪虫丸，每服三钱，日三次，尽月可愈。自是之后，遂不复来，意其差矣。越三月，忽一中年妇人扶一女子来请医。顾视此女，面颊以下几瘦不成人，背驼腹胀，两手自按，呻吟不绝。余怪而问之，病已至此，何不早治？妇泣而告曰：此吾女也。三月之前，曾就诊于先生，先生令服丸药，今腹胀加，四肢日削，背骨突出，经仍不行，故再求诊。余闻而骇然，深悔前药之误。然病已奄奄，尤不能不一尽心力。第察其情状，皮骨仅存，少腹胀硬，重按痛益甚。此瘀积内结，不攻其瘀痛焉能除？又虑其元气已伤，恐不胜攻，思先补之。然补能恋邪，尤为不可。于是决以抵当汤予之：虻虫一钱，水蛭一钱，大黄五钱，桃仁五十粒。明日母女复告来，知女下黑瘀甚多，胀减痛平。惟脉虚甚，不宜再下，乃以生地、黄芪、当归、潞党参、川芎、白芍、陈皮、茺蔚子活血行气，导其瘀积。一剂之后，遂不复来。后六年，值于途，已生子，年四五岁矣。

应用经方，特别是作用峻烈的方剂，要有胆有识。有识，就是要求医者对仲景的理法方药，特别是组方的奥义，要潜心领悟，熟练掌握；有胆，就是要求医者在辨证正确的前提下，大胆果断地采取相应措施，该用猛药峻剂的，切勿犹豫。本例虚实兼夹，但病变重心仍在于“实”。曹氏揆度病情，权衡虚实，果断地投以抵当汤，遂使顽疾转机，险症得安。此等验案值得我们三思。

以上所举曹氏应用经方验案以及由此联系到的现代临床实际，说明不少经方对急症和危重症确有很好的疗效，其拯危救急的作用是很值得重视的。因此，笔者认为应该对其组方（包括选药、配伍、用法等）进行深入细致的研讨，以逐步阐明其作用原理。同时，还要重视剂型的改革，特别是一些救急的方剂，如四逆汤、四逆加人参汤、真武汤、炙甘草汤等，通过剂改，寻求最合理的给药途径，使之达到高效、速效、长效的要求，并最大限度地降低乃至消除其毒副作用。

九、对叶天士医案运用桂枝汤及其类方的探讨[1]

叶天士不仅是温病大家，也是一位经方大家。观叶案应用经方治疗病种之多，加减化裁之活，实值得效法。本文仅就叶案中对桂枝汤及其类方的应用，作一初步的探讨。

叶案中应用桂枝汤及其类方的范围很广，如虚人外感、咳喘、痰饮、痹痛、冲气、动悸等，常随证投之。有作调和营卫、发散风寒之用；有作通阳利水、化痰涤饮之施；有为温通经脉而设；有取温肾平冲之力，总由配伍之不同，而各有其妙用谓出神入化。兹选案略加分述。

桂枝汤治虚人外感邪从外来，发表为正法。然表有虚实，叶氏用桂枝汤法治外感的指征就是：正气素虚，感受风寒。

某，53岁，寒伤卫阳，咳痰。川桂枝七分，杏仁三钱，薏苡仁三钱，炙甘草四分，生姜一钱，大枣二枚。

某，39岁，劳伤阳气，形寒咳嗽，枝枝汤加杏仁。

王某，31岁，脉沉细，形寒，咳。桂枝汤一钱，杏仁三钱，薏苡仁三钱，炙甘草五分，生姜一钱，大枣二枚（《临证指南医案》）。

按：叶氏应用桂枝汤的主要着眼点在一个虚字上，正深得仲景心法。《伤寒论》用本方治表虚有汗之风寒。这个表虚，诚非仅为“表”之虚，乃平素体质虚弱，卫气抗邪无力，肌表腠理不固，一旦感受风寒，则为汗出脉浮缓而弱，故用桂枝汤发中有收，滋阴和阳，无犯虚虚之戒也。三案合观，叶氏用桂枝汤治外感的标准，不是汗之有无，也非

[1] 王琦，李铁君. 对叶天士医案运用桂枝汤及其类方的探讨. 湖北中医杂志，1980（4）：5-8.

脉之浮沉，而在阳气是否虚弱。这使我们对桂枝汤的应用，得到了又一启发。

桂枝汤加减治疗痹证。桂枝汤的加减方如桂枝附子汤、去桂加白术汤、甘草附子汤，即所谓风湿三方，是用于风寒湿痹的;《金匮》桂枝芍药知母汤是治疗热痹的。现举叶案治痹一例，以观用方手眼。

杜某，33岁，温暖开泄，骤冷外加，风寒湿三气交伤为痹，游走上下为楚。邪入经隧，虽汗不解，贵乎宣通。桂枝、杏仁、滑石、石膏、川萆薢、汉防己、薏苡仁、通草。

又经脉通而痛痹减，络中虚则痿弱无力，周身汗出，阳泄已多，岂可再用苦辛以伤阳泄呼？《内经》以筋缓为阳明脉虚，当宗此旨。黄芪、防风、白术、茯苓、炙甘草、桂枝、当归、白芍、薏苡仁。

又大凡邪中于经为痹，邪中于络为痿。今痹痛全止，行走痿弱无力，经脉受伤，阳气不为护持，法备温养通补，经旨春夏养阳，重在扶培生气耳。黄芪四两，茯苓三两，生白术三两，炙甘草、淡苁蓉二两，当归三两，牛膝二两，仙灵脾二两，虎骨胶、金毛狗脊十二两，无灰酒浸半日，蒸熬胶骨为丸（《临证指南医案》）。

按：此案先用清热利湿，驱风通络；继用桂枝汤合玉屏风散，调和营卫，补虚固表；最后温补肝肾，强筋壮骨。病有标本缓急，治有层次先后。

第二节　时方应用

一、龙胆泻肝汤的临床应用[1]

笔者在运用哲学思想指导医疗实践时，注意从不同疾病错综复杂的临床表现中，分析其部位（脏腑辨证）、原因（病因辨证）、性质（八纲辨证），找出它们之间共同、内在联系的实质，探求不同疾病的证治规律，进行异病同治。本文就运用龙胆泻肝汤治疗传染性肝炎、急性胆囊炎、高血压病、尿路感染、功能性子宫出血、失眠等几种常见疾病的体会作一介绍。

1. 急性黄疸型传染性肝炎

华某，女，42岁，沙堰公社丹阳大队人，门诊号9597。急性病容，皮肤、巩膜、指甲黄如老橘，皮肤瘙痒，心烦、胸闷、厌食，右胁疼痛，小便深赤，大便干硬。舌质隐

[1] 王琦．龙胆泻肝汤的临床运用．江苏医药，1975（5）：19-21.

红，苔薄黄，两脉弦而有力，查肝在剑突下 3cm，肋缘下 1.5cm，质软。实验室检查：黄疸指数 30U，麝浊 13U，麝絮（++），谷丙转氨酶 180U。中医辨证：肝胆湿热互蕴酿疸，热重于湿，湿从阳化，症系阳黄重证，用龙胆泻肝汤加味。

龙胆草三钱，炒山栀四钱，黄芩二钱，生地黄三钱，泽泻三钱，车前子三钱，木通一钱五分，生甘草一钱，当归三钱，醋柴胡二钱，秦艽三钱，海金沙三钱，七服尽，皮肤、爪甲黄疸接近退清，巩膜黄染亦显著消退，小便转清，大便正常，饮食倍增，惟肝区仍有隐痛，原方加丹参五钱再服八帖，症状改善，肝肿消失，肝功能正常。数日后随访，患者休息半月已参加正常劳动。

按：阳黄之成，湿从热化，以致胆液外泄，遍身黄染，治疗上必须清热利湿，舒通胆道。龙胆草对肝病的治疗近年来已被重视，有人认为用于治疗慢性肝炎、迁延性肝炎谷丙转氨酶持续增高有显著疗效，而历代本草记载，亦多作为治黄疸经验方。

笔者经验：使用本品不仅清热利湿退黄作用迅速，且有助谷丙转氨酶下降。黄芩、山栀本草均有治“五黄”“黄疸”的记载，合黄柏、甘草为《伤寒论》治疗黄疸病的祖方，栀子柏皮汤。木通、泽泻、车前子引湿热下行，为邪寻其出路。当归活血以消肝肿。生地、甘草柔养肝阴，免其苦寒或泄利太过而伤脏气。柴胡一味以醋炒直入肝经疏通肝胆而无升散之弊，因此取效迅速。笔者运用本方治疗热盛于湿型的传染性肝炎 40 余例，均取得较满意效果。

2. 急性胆囊炎

姚某，女，30 岁，三阳公社南浩大队人，门诊号 95441。诉：右上腹部不适已数天，伴有针刺样疼痛，右肩部有放射痛，近日增剧，呕吐 3 次，为淡绿色黄水，中午吃“荤汤”一碗，食后约半小时痛势增剧。查巩膜轻度黄染，胆囊区有压痛，莫菲征（+）。肝脾未触及，妊娠 8 月，无产科指征。超声检查：胆囊区提示炎症。血液检查：白细胞计数 13.7×10^9/L。诊断为急性胆囊炎，注射阿托品、氯丙嗪、青霉素等镇痛消炎药物，痛势暂缓，三小时后复又呕吐 3 次，多为胆汁，转中医治疗。中医辨证：湿热内蕴，肝胆气滞，以致清净之府失其通降，不通则痛，逼动胆汁上泛，证见右上腹痛呕吐胆汁，溲黄、便结，苔黄腻，舌赤，脉弦滑，拟用龙胆泻肝汤加减。

处方：龙胆草一钱五分，山栀一钱五分，黄芩三钱，柴胡三钱，生地三钱，木通一钱五分，甘草一钱，当归二钱，泽泻三钱，车前子三钱，姜汁炒竹茹三钱。

三日后复诊，剧痛未作，胆囊区仍有压痛，晨间食粥少许，未呕吐，叩诊肝浊音界升高，溲畅，大便五日未解。原方去姜竹茹，加糖瓜蒌一枚，药后解黑色便一次，疼痛未作，巩膜黄染消退，继予上方去瓜蒌，再进龙胆泻肝汤三帖，而愈。

按：本病主要因湿热气郁使肝胆通降障碍，故用本方，清热利湿，疏通肝胆而获效。

3. 高血压病

李某，女，24岁，三阳公社陈阳大队人，门诊号1528。肝属木主风，肝阳夹风上扰清灵之窍，面赤火烘，头眩目胀，视物昏花，左耳轰鸣，夜寐不实，口干思饮，大便干燥，舌尖有朱砂点，两脉弦硬而长，血压186/120mmHg，症经两年余，服降压灵、寿比山、利血平等药鲜效。诊断：高血压病。

处方：龙胆草三钱，山栀三钱，黄芩四钱，柴胡一钱，生地三钱，车前子三钱，泽泻二钱，甘草一钱，当归二钱，夏枯草四钱，地龙三钱，青葙子五钱。

上方连服七帖症状减轻，血压降至138/110mmHg，再予原方4剂，血压降至110/190mmHg。

按：本病大多由于肝郁化火后肝热上冲，治当顺气条达，折以苦寒。本方龙胆草大苦大寒沉阴下行，平肝降压，入肝胆经泻上炎之火，黄芩不仅能消除高血压之头痛、失眠等症状，且有显著降压作用，山栀清热除烦，清浮游之火，柴胡微寒能引清气上行，擅治因肝火上升引起的头晕目眩等肝木有余之证，生地微寒，滋水涵木，凉血降火，平诸血逆，当归养血柔肝，归地并用使肝阴有所涵养。但方中木通一味，据称有升压作用，治疗本病，当予删除。

4. 急性肾盂肾炎

赵某，女，40岁，甘垛公社甘前大队人，门诊号1546。小便时感左侧腰痛已3个月，但不显著，于十数天前，出现尿意窘迫，排尿不快，小便疼痛等症状，并有间歇性高热。目前，腰痛不能转侧，肾区叩击痛明显，小便时有锥痛感，左季胁部、上输尿管部位有压痛，咳嗽、呼吸等运动时疼痛加剧，夜不安眠，妊娠3月，实验室检查：尿蛋白（++），脓细胞（++），红细胞少许，管型（-），上皮细胞（++）。诊断：急性肾盂肾炎。中医辨证：面色萎黄，两额有红丝赤缕，全身倦怠，寒热往来，食欲不振，口有异味，噫嗳频频，口渴饮食（一昼夜饮水三磅半），舌边尖俱红，苔黄厚而腻，两脉弦滑。湿热蕴于下焦所致，拟用龙胆泻肝法。

处方：龙胆草三钱，炒山栀三钱，黄芩三钱，柴胡五钱，细生地四钱，天花粉三钱，车前子三钱，泽泻三钱，木通三钱，生甘草二钱，当归二钱，灯心一握。

上方服完6剂，腰痛、尿频尿急、肾区叩击痛减轻，带下减少，夜寐亦佳。服完6剂后，自觉症状基本消失，但小便化验仍有少量脓球、蛋白，临床所见，湿热指征仍较明显，内蕴之邪不易清彻，又予原方5剂，未见反复。但治疗后期，病人出现口渴、手心作亢等阴虚体征，似与服用本方，苦寒化燥有关。改用养阴柔润之品五帖竟功。

按：本病例来用抗菌素及其他西药，3天内控制症状，7天内症状消失，14天内尿检转阴。方中柴胡、黄芩、车前草等药，对大肠杆菌、变形杆菌及其他几种球菌均有抑制作用，故予重用。其中木通、车前、山栀、甘草等药是治疗痛淋“八正散”的组成药物。笔者运用本方治疗急性肾盂肾炎15例，均获治愈。

按：笔者应用此方治疗急性膀胱炎、尿血等尿路感染，也获疗效，病例从略。

5. 功能性子宫出血

杜某，女，47岁，甘垛公社渔业大队人，门诊号，9787。素来性情急躁，因爱女暴夭，悲痛不已，肝气抑郁化火，下迫冲任，以致经来如崩，业已旬余。颜色殷红夹块，带下黄白腥臭，伴有头昏耳鸣，口干思饮，五心作亢，胸闷烦痛，心悸不宁，夜寐不实，大便干结难解，时带血迹，舌尖有朱砂点，边紫，两脉弦细。盖肝藏血而主疏泄，性刚强而喜条达，今抑郁伤肝，疏泄无权，失其藏血之职，以致冲任失固，迫血妄行。宜清肝经火热。

处方：龙胆草三钱，炒山栀三钱，炒黄芩二钱，炒柴胡一钱，生地黄三钱，木通一钱，泽泻一钱五分，当归炭三钱，生甘草一钱，地榆炭三钱，贯仲炭三钱。

上方服3剂崩漏止。

按：崩之为患，病因各端，本例系肝经郁火下迫冲任，以致血海沸腾，血热妄行，故用本方直捣肝经巢穴，使火泄郁散而使崩止，即寒因热用，实则泻火之义，非见血止血所及也。

6. 失眠

曹某，女，54岁，高邮城镇人，门诊号78423。肝气素旺，近因恼怒得病，旬来苦于失眠，目赤，头痛，胁胀，口苦而干，脉弦，舌边红，肝郁化火之象，拟方去上炎之火。

处方：龙胆草一钱五分，黄芩三钱，干生地三钱，泽泻三钱，车前子三钱，生甘草一钱，柴胡二钱，山栀二钱，当归二钱，木通二钱。

上方共服5剂夜寐全安，肝火上炎之象亦除。

按：柯韵伯云：“肝火旺，则上走空窍，不得睡。”今用龙胆泻肝汤泻其龙雷之火，故合拍。

7. 内耳眩晕症

王某，男，42岁，高邮县生产资料公司，门诊号54791。眩晕发作，自感外物旋转，不能自持，姿态、改变时症状加重，耳如蝉鸣，泛泛欲吐，卧床已有3日，既往有类似发作史，经扬州、南京等地诊断为梅尼埃综合征，曾服中药天麻白术汤、珍珠母、石决明类药物，效果不显。患者面赤、口干，情绪不宁，舌隐红，苔薄黄，脉弦，大便未解，治用清火泻肝法。

处方：龙胆草一钱五分，山栀一钱五分，黄芩二钱，柴胡二钱，生地三钱，车前子四钱，泽泻一两，木通三钱，甘草一钱，当归三钱，钩藤五钱，川牛膝三钱。

3剂后眩晕大减，能下床活动，再服原方3剂而愈。两年后曾发作一次，仍用原法治愈，迄今未见复发。

按：本病属于“眩晕”范畴，因见证不同故治法各别。有从风治者，有从火治者，有从虚治者。本例属于肝火上冲之实证，耳疾与肝胆关系颇为密切，因胆脉上贯于耳，肝胆相为表里，故用本方合辙。其中本方利尿药的运用值得重视，目前所知，内耳眩晕症是由于耳膜迷路的淋巴水肿病变产生的前庭功能紊乱，单纯用重镇药物往往效果不显，方中泽泻、木通、车前等药对于内耳迷路的水肿解除作用，似有一定意义，因此，笔者临床遇有此证，在辨证分型的基础上，均加入利尿药，每多提高疗效。

8. 体会

（1）从本文报道的几种疾病来看，它们的共同点是：①从脏腑经络学说这一观点来理解，不难看出上述疾病多属肝胆经循行部位（自两胁下及少阴囊之地皆其部位，又能上致颠顶）。而有关生殖及泌尿器的疾患与肝胆经络分布关系尤为密切，这说明中医的经络学说对指导临床用药是有一定实际意义的。②从肝病的病理机制来理解，如高血压病是由肝木偏旺，因而肝阳上亢，进一步发生化风化火形成了一系列的风火见证，又如子宫出血，是由于女子以肝为先天，肝为血海为藏血之脏，木郁化火，下迫冲任的关系等。③从病因上理解，多为湿热为患，如传染性肝炎、胆囊炎、泌尿系统感染等。因此，这几种疾病在四诊客观指标上产生了如下特点：其脉必弦（或弦滑、或弦数、或弦劲有力等）；舌质必红（或隐红，或殷红，或边尖俱红，或舌尖有朱砂点等）；苔必见黄（或薄黄，或黄腻，或黄厚，或黄白相间等）；大便必干燥或秘结；分泌物必混浊；从八纲归属理解必是阳证、实证、里证、热证。由上所述表明这些疾病有它的共同性，这是中医“异病同治”的根据。虽然目前我们尚未查明这些疾病的共同物质基础，但实践证明，这些疾病用同法治疗是有效的。关于“异病同治”的机制，有待用现代科学方法加以研究，这正是中西医结合重要研究的课题之一。

（2）我们在临床工作中既要注意疾病共同点，又要研究其不同点，在运用本方时必须注意药味的增减以及剂量的轻重，如湿热见证较轻的，龙胆草只用钱许即可，湿热见证较重的，龙胆草可用到三四钱，且可较长期服用。在药物的增减方面，如高血压，需去木通加夏枯草以增强疗效，子宫出血加贯仲炭等，这些变异，是针对疾病的特殊性而合理用药。因此，临床实践中要求我们既要“异中求同”，又要“同中求异”，对具体问题具体分析。由此可见，要搞好中西医结合，提高临床疗效，必须用辩证唯物主义思想指导我们的临床工作，这是一切工作的首要问题。

二、萆薢渗湿汤的临床应用[1]

萆薢渗湿汤方出自清·高锦庭《疡科心得集·方汇补遗》，运用于水湿停蓄或湿热内蕴所致的多种病证。方由萆薢、薏苡仁、黄柏、赤苓、牡丹皮、泽泻、滑石、通草等八味药物组成。方中萆薢功能分利下焦湿浊，祛风湿，诸凡湿疹、风湿痹痛每常用之，尤擅治小便淋浊，故为主药；薏苡仁、赤苓健脾利湿，因脾虚乃湿至，湿郁则致脾失健运，二者协同萆薢使脾健湿去，治其本而清化源；泽泻、通草、滑石助前药加强利水渗湿，使壅结停聚之湿迅速得以下泄，为邪寻其出路，诚如前人所说“治湿不利小便非其治也”；黄柏、牡丹皮清热燥湿，泻火解毒，凉血消瘀，使湿邪去而热亦清。综观本方以淡渗利湿，苦寒清热互用，使相搏之湿热得以分解，壅滞之邪得以通利，故对脚湿气、丹毒、湿疹、脓疱疮等证用之每多合辙。兹就我们临床应用本方的初步体会介绍于后：

（一）脚湿气

本病常发于长夏季节，多为湿热壅结或久居湿地，湿邪外浸而成。以足跗浮肿趾缝溃烂瘙痒，渗黏水等为主症。治以清热淡渗利湿。

病例：于某，男，38岁，干部。两足趾间潮湿糜烂，渗黏水，有腥味，足跗浮肿，行走不便，反复发作。伴头昏，口黏，体倦，小便浑黄，两脉濡缓，舌苔根腻，萆薢渗湿汤加减：萆薢五钱，黄柏三钱，泽泻三钱，通草二钱，薏苡仁一两，赤茯苓三钱，滑石四钱（包），苍术三钱，赤小豆一两，水煎服，每日1剂。服药7剂后足趾糜烂已敛，症状消失，继续服上方3剂巩固疗效。

按：本例为湿热下注所致，故以萆薢渗湿汤去牡丹皮加苍术、赤豆，方中黄柏与苍术合用，一则苦寒清热，一则苦温燥湿；薏苡仁、赤豆重用一两，以增强健脾清热除湿之效，正合本病病机。

（二）丹毒

本病因发生的部位不同而名称不一，一般以颜面和下肢为多，生于胫踝者，俗称“流火”。此由热毒下注、血热郁于肌肤所致。临床以病灶处皮肤色红、灼热疼痛、边缘界限清楚等为特征。治以清热利湿解毒。

病例：查某，男，34岁，干部。寒战高热，左小腿下10处皮肤潮红、灼痛，境界

[1] 夏治平，王琦．萆薢渗湿汤的临床应用．广西卫生，1975（4）：41–43.

清楚，腹股沟淋巴结肿大、压痛，步履困难，小便黄赤，舌苔黄腻、脉濡数。既往有同样病史，反复发作。萆薢渗湿汤加减：萆薢五钱，土茯苓一两，黄柏四钱，牡丹皮三钱，苡仁末四钱，滑石四钱（包），金银花四钱，连翘四钱，川牛膝三钱，赤小豆一两，水煎服，每日1剂。服药3剂后体温下降，局部疼痛减轻，皮肤潮红渐退，小便转淡，舌苔尚腻，原方继服2剂，体温恢复正常，去银花、连翘再服3剂，诸症悉解。

按：本例系热毒浸淫皮肤，故以萆薢渗湿汤去通草、泽泻加金银花、连翘以增强清热解毒的作用，并以土茯苓易赤茯苓，取其甘能解毒，淡能渗湿作用，临床用于皮肤湿毒疮疡常获良效，再加牛膝引药下行，故合拍。

（三）急性湿疹

本病以皮肤瘙痒，起水泡、渗液等为主症。多为风、湿、热浸淫皮肤所致。治以清热利湿祛风。

病例：赵某，男，28岁，职工。全身散在性湿疹，渗流黄黏水，有腥味，瘙痒异常，大便干结，小便黄赤，脉濡滑，舌苔黄腻，经3个月，反复发作。萆薢渗湿汤加味：萆薢五钱，赤茯苓四钱，泽泻三钱，通草二钱，黄柏三钱，牡丹皮三钱，滑石四钱（包），薏苡仁四钱，地肤子五钱，苍术三钱，清麟丸三钱（入煎），水煎服，每日1剂。另嘱滑石粉外撒患处。服上方5剂合并外用滑石粉，症情显著好转，湿疹渐枯，仍予原方再服3剂而愈。

按：本例以萆薢渗湿汤加苍术、地肤子燥湿祛风止痒，清麟丸泻火解毒，清泄内蕴之湿热，同时配合滑石粉外用，有助加速疗效。据化学分析：滑石主要成分含水、硅酸镁，并含有少量黏土、石灰、氧化铝、氧化镍等杂质。药理研究证实，本品撒布于创面能形成被膜，可起保护作用，同时又能吸收分泌物，促进干燥结痂，故外用于皮肤湿疹等有效。

（四）急性尿路感染

本病以小便淋痛、灼热、尿频、尿急、腰痛等为主症，多系湿热蕴于下焦所致。治以清热利湿通淋。

病例：顾某，女，27岁，职工。畏寒发热，小便淋痛，尿浊尿急，有灼热感，伴有腰痛三天。舌苔黄腻根厚，脉濡数。尿检：红细胞（++）、白细胞（+）、蛋白（+），上皮细胞（+），管型（-）。萆薢渗湿汤加减：萆薢八钱，泽泻三钱，滑石四钱（包），赤茯苓四钱，木通三钱，牡丹皮三钱，黄柏三钱，生甘草二钱，凤尾草五钱，水煎服，每日1剂。服药4剂后寒热已解，小便淋痛减轻，尿检：红细胞0～2/HP，白细胞0～3/HP，蛋白（-），又服上方5剂症状消除，尿检阴性。

按：本例以萆薢渗湿汤去苡仁加凤尾草、甘草，方中重用萆薢利湿浊治淋痛；木通、滑石清热利湿、通淋利窍；黄柏善泻胃火，治下焦湿热。实验证明，本品对金黄色葡萄球菌、大肠杆菌、链球菌的生长有抑制作用，再加凤尾草、甘草，清热解毒通淋。

（五）湿热带下

本证以带下色黄、稠黏量多、秽臭阴痒等为主症。治以清热利湿。

病例：连某，女，29岁，农民，带下色黄，稠黏如脓，量多，有异味，阴痒，小便黄赤，脉象濡滑，苔黄厚腻，已3个月。妇科检查：经产型外阴，子宫水平位，宫颈充血呈Ⅱ度糜烂，附件（-），白带涂片未见滴虫、霉菌。萆薢渗湿汤加味：萆薢五钱，黄柏三钱，赤茯苓四钱，泽泻三钱，牡丹皮三钱，通草二钱，薏苡仁四钱，滑石四钱（包），苍术三钱，车前子五钱（包），水煎服，每日1剂。服药5剂后带下大减，小便转清，原方再服4剂带下已止，宫颈充血、糜烂亦显著好转。

按：本例系湿热内蕴，秽液下流，故以萆薢渗湿汤加味，清热利湿，去带澄清，非滥用固涩所及。

（六）脓疱疮

本病为儿童夏秋季常见的一种皮肤病，多系脾经湿热内蕴，复感风热湿毒而成。治以清热利湿解毒。

病例：沈某，男，7岁。两下肢遍及脓疱疮，大如黄豆，周围有红晕，疼痛，破后流脓性分泌物，伴发热，腹股沟淋巴结肿大，小便黄赤，脉濡数，舌尖红，苔黄腻。萆薢渗湿汤加味：萆薢四钱，赤茯苓三钱，黄柏钱半，木通二钱，牡丹皮三钱，滑石三钱（包），泽泻二钱，薏苡仁三钱，金银花三钱，黄连五分，水煎服，每日1剂。服药3剂症情好转，脓性分泌物减少，疼痛消失，继服上方3剂疮痂渐脱而愈。

按：脓疱疮多由湿热壅滞而致，故以萆薢渗湿汤清热除湿，再加金银花、黄连泻火解毒。

（七）下肢结节性红斑

本病似属中医学所称的“热痹”。多为湿热搏于肌肤，营血凝滞、络脉瘀阻而成。临床以下肢呈现结节红斑、足踝肿胀等为主症。治以清热利湿、活血通络。

病例：载某，女，26岁，职工。两小腿伸侧皮下结节红斑，色红不鲜，呈类圆形，两硬结肿痛，足踝微肿，肢体酸痛，以两膝尤甚。脉象濡细而数，舌质隐红、苔薄腻，已两月余。既往无类似发作史。萆薢渗湿汤加减：萆薢五钱，薏苡仁四钱，通草二钱，川黄柏三钱，牡丹皮三钱，土茯苓四钱，苍术三钱，怀牛膝三钱，桃仁三钱，红花三钱，地龙四钱，水煎服，每日1剂。服药7剂后两下肢结节红斑逐渐消失，肿痛减轻，仍予上方继服5剂而痊愈。

按：本例用萆薢渗湿汤去泽泻、滑石，加苍术、牛膝燥湿清热、引药下行，桃仁、红花、地龙活血祛瘀通络。

（八）体会

1. 萆薢渗湿汤治疗上述几种疾病，虽病种不同，但病因、病机则多属湿热内蕴或水湿停聚，故以本方清利湿热为主，适当配伍，灵活运用，充分体现了中医“异病同治”的特点，同时也说明了“治病必求其本”的重要性。

2. 应用本方必须根据“辨证论治”的原则，不可拘于成方，如脚湿气则去牡丹皮加苍术、赤小豆等清热燥湿，利水消肿；丹毒则去通草、泽泻合银花、连翘增强清热解毒；下肢结节性红斑则去泽泻、滑石加苍术、牛膝、桃仁、红花、地龙等清热利湿、活血散瘀通络。故在使用本方时亦需注意药味的增减，针对矛盾的特殊性合理用药。

3. 本方多为燥湿、淡渗之药，阴虚津伤者慎用。

三、转胎方矫正胎位不正89例初步报告[1]

胎位不正是导致难产的主要原因，寻找有效的转位方剂，对于解除胎位不正造成的难产有着重要作用。我们在学习江西省德兴县人民医院运用“转胎方”矫正胎位不正经验的基础上，1973年10月～1974年10月，分别在本县三个地区医院共验证89例，成功率达91%，报告如下：

（一）选择对象

妊娠28周以上之初、经产妇列为观察对象；对妊娠28周以下自然转正之孕妇以及骨盆狭窄、产道肿瘤、双胎、子宫及胎儿畸形、胎盘异常者均不列入。

（二）临床资料分析

（1）年龄：20～30岁50例，31～40岁33例，41岁以上6例。

（2）妊娠周期:28～29周13例,30～31周26例,32～34周31例,35周～足月19例。

（3）胎次：初产49例，经产40例。

（4）胎位：臀足位81例，横位8例。

---

[1] 王琦，夏治平．“转胎方”矫正胎位不正89例初步报告．赤脚医生杂志，1975（9）：46.

（5）效果：成功 81 例，失败 8 例；成功率为 91%，失败率为 9%。

（三）方药组成及服法

党参三钱，当归三钱，川芎二钱，白芍三钱，炙甘草二钱，熟地三钱，白术三钱，川续断三钱，黄芪三钱，枳壳二钱加水煎服，每日 1 剂，早、晚空心各服 1 次，连服三日为一疗程。结束后即行复查胎位，已纠正者可按产前检查，追踪至分娩结束；若胎位尚未转正即继续服用一疗程；若胎位纠正后复变者，当即重行治疗之。

（四）病例介绍

管某，女，24 岁，农民。1974 年 9 月 10 日诊：患者为初产妇，妊娠期 32 周。检查：宫底脐上二指处胎心，在脐上方摸到一个圆而硬的胎头。印象：臀足位。服“转胎方”三剂于 9 月 17 日复查：胎心，胎儿先露为头，胎方位右枕前位，追踪至分娩，顺产。

（五）体会

（1）“转胎方”较古方“保产无忧散”药味少，矫正胎位成功率较高。本文报告的 89 例中，服药 3 剂成功者 45 例，占 50.6%；6 剂成功者 26 例，占 29.2%；7 剂成功者 9 例，占 10%；9 剂成功者 1 例，占 1.2%；无效 8 例，占 9%。由于及时服用“转胎方”矫正胎位不正，使难产病例显著减少。本方除用于矫正胎位不正外，尚有安胎、催产作用。且服后无不良反应，安全有效，值得推广使用。

（2）少数病例经服“转胎方”两个疗程效果仍不明显，可同时配合艾条灸双侧“至阴”穴或膝胸卧位等综合措施进行治疗。

（3）本组有几例胎位复变者，经再服本方矫正，仍然成功。

第三节　自拟方

一、阳痿主方“疏肝振痿汤”[1]

关于阳痿病机，张景岳提出：“凡男子阳痿，多由命门火衰，精气清冷……但火衰者，

[1] 倪诚．王琦教授主病主方学术思想和临床经验总结及治疗变应性鼻炎的临床研究．北京中医药大学临床医学专业博士学位论文，2011：33-35.

十居七八，而火盛者，仅有之耳。”后世多遵“命门火衰”说，每投温肾壮阳之品，疗效并不满意，并有口干咽燥、鼻腔流血、痤疮等副作用。晚清医家周声溢明确指出：“有人以阳痿证问余曰，此病确系火衰乎？鹿茸可服乎？余曰：此病谓之火衰，固有近似处，然专服补阳补火之品，则非徒无益而且有害”（《周蓤生医学两种》）。其实，阳痿就诊患者多为青壮年。《素问·上古天真论》早已指出青壮年是肾气、天癸最为充盛的年龄，处于这一年龄段的阳痿患者，亏虚并不多见。

古代医家极为重视情志因素伤肝致痿。《素问·痿论》曰：“思想无穷，所愿不得，意淫于外，入房太甚，宗筋弛纵，发为筋痿，乃为白淫。”对此，《下经》明确指出阳痿关乎肝，其云：“筋痿者，生于肝，使内也。”《杂病源流犀烛·前阴后阴源流》还认为：“又有失志之人，抑郁伤肝，肝木不能舒达，亦致阴痿不起。”

王琦教授认为，现代男性随着生活节奏加快，学习、工作压力增大，竞争意识增强，诸如恼怒、忧思、郁愤、猜忌、失志等精神因素成为主要病因。情志因素往往影响肝主疏泄和主宗筋的功能，以致气血不畅，肝筋不利成为阳痿的病机要点。

1. 适应范围

阳痿不举，或举而不坚，性欲冷淡，情志抑郁或烦躁易怒，胸胁不舒，脉弦。

2. 组成用法

柴胡 12g，枳壳 10g，杭白芍 15 ～ 30g，白蒺藜 10g，合欢皮 20g，丁香 6g，蜈蚣 2 条，乳香 6g，九香虫 10g，炙甘草 6 ～ 10g。水煎服。

3. 功效

疏肝通络，条达宗筋。

4. 制方原理

《灵枢·经脉》曰：“肝者，筋之合也；筋者聚于阴器。”《广嗣纪要·协期》云：“阳道昂奋而振者，肝气至也。”是以肝气行于宗筋，气行则血至，阴茎则勃起刚劲。王琦教授指出，治疗上要把握两点：一则疏肝气，二则行肝血。

疏肝振痿汤是在四逆散用以疏肝解郁的基础上加味而成。方中白蒺藜，《慎斋遗书》有单味刺蒺藜散治阳痿，《临证指南》用以开郁，与合欢皮相伍以增强舒达肝气之力。蜈蚣合乳香以活血通络。丁香醒神兴奋、助阳起痿，《本草求真》谓其“辛温纯阳，力直下达暖肾”；《医林改错》又云其“补肝，润命门”。九香虫既可理气解郁，又能兴阳起痿，《本草纲目》云其“补脾胃，壮元阳，治阴痿”；《摄生众妙方》治阳痿之乌龙丸更谓：“理膈间滞气，助肝肾之亏损，妙在九香虫一物。”诸药相配，共奏疏肝通络，条达宗筋之效。

5. 加减运用

（1）辨病加减：动脉性阳痿，多由血脉瘀阻所致，可加桃仁、红花、牛膝等活血化瘀；静脉性阳痿，多由气不摄血所致，可合生黄芪、当归补气生血；高泌乳素血症阳痿者，应重用白芍、甘草；酒精性阳痿及抗高血压药物所致阳痿者，可加葛花或葛根、羚羊角粉解肝筋热毒；高胆固醇血症性阳痿者，酌加桃仁、红花、生山楂、生蒲黄等；抗精神病药所致阳痿者，改用柴胡加龙骨牡蛎汤加减。

（2）辨证加减：瘀血阻络者，加丹参、蜈蚣、水蛭、赤芍；痰瘀阻络者，加地龙、僵蚕；肝经湿热者，加龙胆草、泽泻、车前子、蛇床子；更年期阳痿属于肝气郁结者，改用柴胡加龙骨牡蛎汤加减。

6. 案例分析

张某，男，39岁。2010年3月10日初诊。

主诉：阴茎勃起不坚3年。

现病史：3年来，因工作压力颇大，阴茎勃起不坚，伴睾丸阴茎冷痛，失眠多梦，胸善太息，情志抑郁，舌淡苔薄白，脉弦细。

诊断：诊为阳痿、子痛。

辨证：肝郁气滞，寒凝宗筋。

治法：疏肝解郁，散寒通络。

处方：柴胡12g，枳壳10g，白芍15g，炙甘草6g，白蒺藜10g，吴茱萸10g，炙蜈蚣2条。14剂，水煎服。

2010年3月24日二诊：阴茎睾丸冷痛消失，精神舒畅。守方再进7剂。后随访阴茎已能勃起，房事正常。

按：临床上不少男科疾病多与肝失疏泄有关，治肝之法多为常用。对于肝郁气滞、阳气郁遏者，用四逆散加味治之多效。四逆散方出自《伤寒论》，方用柴胡疏肝解郁，枳实行气开郁，芍药柔肝缓急，甘草和中。全方有疏肝解郁、通达郁阳、调畅气血之功。本案因有睾丸、阴茎冷痛感，故加吴茱萸温通肝脉；白蒺藜加强疏肝宣郁之功；蜈蚣通经疏络，兴阳起痿。张锡纯《医学衷中参西录》认为蜈蚣“走窜之力最速，内而脏腑，外而经络，凡气血凝聚之处皆能开之”。

二、慢性前列腺炎盆腔综合征主方“前列止痛汤”[1]

慢性前列腺炎盆腔综合征病程较长，有前列腺注射史者多见。王琦教授认为其病机

[1] 倪诚．王琦教授主病主方学术思想和临床经验总结及治疗变应性鼻炎的临床研究．北京中医药大学临床医学专业博士学位论文，2011：35-36.

是湿热久郁不清，入络不散而瘀血阻滞，不通则痛，故出现会阴部、后尿道刺痛，痛引睾丸、阴茎、腹股沟或小腹，排尿时不适甚或刺痛；性生活亦因前列腺瘀血阻滞，射精时收缩不利而疼痛。前列腺因血脉瘀滞，腺体分泌减少且腺管排泄不畅，故前列腺触摸质地偏硬，大小正常或偏小，尿道口乳白色分泌物反不常见，前列腺液较难按出。瘀阻络伤，故镜检可见红细胞。此虽为湿热为患，但其病机要点是腺体瘀浊阻滞。

1. 适应范围

慢性前列腺炎盆腔综合征腰部以下、耻骨以上或膀胱区域的疼痛。会阴部、后尿道刺痛，痛引睾丸、阴茎、腹股沟或小腹，排尿时不适甚或刺痛，性生活次数常因疼痛而减少，舌质偏暗，脉弦涩。前列腺触摸质地偏硬，大小正常或偏小；前列腺液较难按出，镜检白细胞可出现成堆，亦可见红细胞、卵磷脂小体明显减少。

2. 组成用法

柴胡 12g，天花粉 20g，熟大黄 10g，桃仁 10g，红花 10g，当归 10g，炮山甲 6g，炒川楝子 10g，延胡索 10g，乌药 10g，生甘草 6g。水煎服。

3. 功效

清热凉血、活血止痛。

4. 制方原理

王琦教授针对慢性前列腺炎盆腔综合征肝络瘀阻的病机特点，治从清热凉血、活血祛瘀、行气止痛立法。方取复元活血汤合失笑散加减。

方中熟大黄荡瘀排浊，泄热凉血；柴胡疏肝理气，使气行血活，两药合用，一升一降，以攻散瘀滞，同为君药。桃仁、红花活血祛瘀，消肿止痛；穿山甲破瘀通络，共为臣药。当归补血活血；天花粉清热散结消肿；川楝子、延胡索（失笑散意）助大黄、桃仁、红花活血祛瘀、散结止痛；乌药助柴胡疏肝行气，同为佐药。甘草缓急止痛，调和诸药，为佐使之用。诸药合用，共奏清热凉血、活血止痛之功。

5. 加减运用

如尿频、排尿不适，可酌加金银花、红藤、败酱草解毒排浊；盆腔综合征刺痛明显者酌加乳香、没药、三七粉，尿道刺痛明显者加琥珀粉以化瘀止痛。

6. 案例分析

李某，男，36 岁。初诊日期：2009 年 1 月 24 日。

主诉：肛门坠胀酸痛，久坐不舒，伴有会阴部不适 3 月余。

现病史：去年 10 月始有尿痛伴前阴部不适，持续至今，在某医院诊查，前列腺右叶结节压痛，镜检白细胞满视野。先后用抗生素、“前列舒丸”等治疗，疗效欠佳。刻下以肛门坠胀酸痛为甚，伴有前阴部疼痛，无尿急、尿痛等症状，舌淡红，苔中薄黄，脉滑而数。实验室检查：卵磷脂少，白细胞满视野。

诊断：中医：子痛，属热毒不清，瘀血阻滞；西医：慢性前列腺炎盆腔综合征。

立法：清热散结，活血止痛。

处方：柴胡 12g，制大黄 6g，桃仁 10g，红花 10g，炮山甲 10g，当归 10g，天花粉 20g，金银花 15g，陈皮 6g，防风 10g，白芷 10g，甘草 6g。14 剂，水煎服。

2009 年 2 月 7 日二诊：前阴部、肛门疼痛已控制，惟站立及久坐尚有隐痛，舌淡红，苔薄黄，脉弦滑。上方去制大黄、白芷，加虎杖 15g，丹参 15g，制乳香、制没药各 6g。14 剂，水煎服。后随诊前述诸证均已控制。

按：复元活血汤原治跌打损伤，恶血留于胁下，痛不可忍等证。王琦教授应用名方，主要学习其制方思想，临证时既能执守，又能圆通，明其理而活其法。根据其活血祛瘀、疏肝通络的制方思想，用于前列腺痛，常数剂痛失。对该病而见热毒内蕴下焦之证时，常采用本方合仙方活命饮清热解毒，活血止痛，疗效显著。

三、少弱精子症主方“升精赞育汤”[1]

关于男性不育病机的认识，传统中医多责之肾虚，从补肾论治。王琦教授根据多年临床实践，结合 438 例男性不育症病例临床流行病学调查结果，提出“肾虚夹湿热瘀毒”病机说。认为无论何种原因引起的不育，都会不同程度地损伤“肾藏精、主生殖”功能，故首以“肾虚”立论。临床所见不育症患者性激素测定多在正常范围，肾阳虚较少，所以肾虚以肾阴、肾精亏虚为主。“湿热”的形成，有因饮食肥甘辛辣或过量饮酒等不良生活习惯所致者，还包括性腺、附属性腺感染引起者。男性不育所见之“瘀”包括“精瘀”和“血瘀”。所谓“精瘀”，是因精液不液化所致的“精稠”或“精浊”“血瘀”多见于精索静脉曲张及睾丸损伤。“毒”，指各种有害化学物质、放射性辐射、食棉籽油等因素对生殖器官、生精功能的损害。肾虚与湿热瘀毒构成男性不育病机四要素，但以肾虚夹湿热、血瘀为病机要点。

1. 适应范围

少精子症、弱精子症所致男性不育。

2. 组成用法

生地黄、熟地黄各 15 ～ 20g，山萸肉 15g，山药 15g，桑椹子 30g，枸杞子 30g，紫河

[1] 倪诚．王琦教授主病主方学术思想和临床经验总结及治疗变应性鼻炎的临床研究．北京中医药大学临床医学专业博士学位论文，2011：37-39.

车10g，仙灵脾15g，巴戟天20g，香附10g，牡丹皮10g，茯苓10g，泽泻10g。水煎服。

3. 功效

补肾填精，清热祛湿，活血化瘀。

4. 制方原理

针对肾虚夹湿热、血瘀的病机要点，并根据《内经》“阳化气，阴成形”的理论，王琦教授提出补肾填精兼清湿热、活血化瘀的制方思想。

升精赞育汤乃移植六味地黄丸加味而成。方用生地黄、桑椹子、枸杞子，合六味地黄丸中的“三补”（熟地黄、山萸肉、山药），增强滋阴补肾益精之力；紫河车补益肾气以生精；仙灵脾、巴戟天温阳化气以求精。从三方面补肾填精，寓含“阳化气，阴成形”之意。泽泻、茯苓渗泄湿热，牡丹皮合生地黄凉血化瘀。诸药配伍，共奏补肾填精、清热渗湿、活血化瘀之功。

5. 加减运用

（1）辨病加减：慢性前列腺炎及附睾炎引起精液异常者，加败酱草、土茯苓各30g；精索静脉曲张者，加生黄芪30g，当归10g；支原体感染者，加百部、蛇床子各15g；血清泌乳素增高者，加麦芽50g，白芍30g；抗精子抗体阳性者，加黄芪30g，知母、女贞子各15g。

（2）辨症加减：少精子症者，酌加菟丝子15g，鱼鳔胶20g，鹿茸1g；精液不液化或液化不完全者，酌加麦芽60g，川萆薢30g，淡豆豉10g，水蛭10g；精子畸形率高者，酌加车前子15g（包煎），千里光15g，土茯苓30g，金钱草15g。

6. 案例分析

穆某，男，26岁，天津市某单位建筑工人。初诊日期：2011年3月15日。

主诉：弱精子症发现2年余。

现病史：婚后2年，未予避孕，求嗣一直不育。2010年3月在当地某医院查有“弱精子症”。自述婚后房事不佳，勃起不坚，平素腰酸怕冷，疲乏肢软，纳可，二便尚可，舌暗淡苔薄白腻，脉弦滑。曾予中西药治疗，疗效欠佳。

既往史：双侧睾丸鞘膜积液。

实验室检查：2011年3月14日北京大学男科中心精液常规检查。精液量：4mL；液化时间：25分钟，完全液化；密度42.86×10^6/mL；a级5.42%，b级19.31%，c级8.42%，d级66.83%，精子活力24.7%，精子活动率33.17%；正常精子形态15%。

中医诊断：不育症，属肾虚夹湿热瘀毒；西医诊断：弱精子症。

立法：补肾填精，兼清湿热，活血化瘀。

处方：淫羊藿15g，仙茅10g，熟地黄20g，山萸肉20g，山药20g，茯苓10g，牡丹皮10g，泽泻10g，桑椹子30g，枸杞子30g，香附10g，巴戟天15g。30剂，水煎服。

2011年4月13日二诊：精液质量较前改善。2011年4月11日北京大学男科中心精液常规检查：a级8.40%，b级33.61%，c级14.71%，d级43.28%，精子活动率56.72%，精子活力42.02%，密度80.80×10^6/mL，液化时间：15分钟，完全液化；精液量：4mL；正常精子形态56%。

处方：熟地黄20g，山萸肉20g，山药20g，茯苓10g，牡丹皮10g，泽泻10g，桑椹子30g，枸杞20g，香附10g，巴戟天20g，鱼鳔20g，紫河车15g。30剂，水煎服。

2011年8月17日复诊：以上方略予加减治疗4个月，精液质量接近正常。2011年8月16日北京大学男科中心精液常规检查：a级16.10%，b级27.24%，c级20.74%，d级35.91%，精子活动率64.09%，精子活力43.34%，密度182.77×10^6/mL，液化时间15分钟，完全液化；精液量4mL。

处方：黄芪30g，当归20g，枸杞子30g，桑椹子30g，山药30g，紫河车15g，金钱草15g。30剂，水煎服。

2011年10月26日电话回访，患者因配偶2011年9月月经未至，检查发现配偶受孕，于9月16日停服中药，爱人现已怀孕2月余。

按：患者婚后2年未育，精液检查提示为"弱精子症"。王琦教授治疗本案分三步进行：先是根据首诊伴见肾阳不足表现，去"升精赞育汤"中的生地黄、紫河车，加入温肾助阳之仙茅治疗1个月获效后，加入血肉有情之品鹿茸、紫河车以温肾阳、益精血，待精子质量接近正常时，改从精、气、血并补，终获满意疗效。

四、急性泌尿系感染主方"五草汤"[1]

泌尿系感染，属中医淋证范畴，病机多为湿热蕴结膀胱。辨证依据有三：①明显尿路刺激症状；②舌苔黄或黄腻；③尿常规检查符合泌尿系感染。五草汤是王琦教授多年经验所创之方，经数百例验证，在明确诊断后运用此方，几乎无一病例疗效不显，有进修大夫及研究生用后，亦屡验不爽。

1. 适应范围

急性泌尿系感染，症见尿频、尿急、尿痛，小便淋沥不畅等，肉眼血尿或镜下血尿，尿常规检查可见大量白细胞或红细胞。

2. 组成用法

车前草15g，鱼腥草15g，白花蛇舌草15g，益母草15g，茜草15g。水煎服，每日1

[1] 陈贵廷主编．中国当代名医名方录（修订本）．北京：中国中医药出版社，2008：183-184.

剂，早晚各服2次。

3. 功效

清热利湿，凉血解毒。

4. 制方原理

本方针对泌尿系感染多为湿热蕴结膀胱的病机要点，治以清热利湿，凉血解毒立法。方中车前草甘淡渗利，《本草汇言》称之“能散，能利，能清”，性专降泄滑利，可导湿热下行；鱼腥草清热解毒、利尿通淋；配白花蛇舌草清热功效更强，主药配伍共奏清利下焦湿热之功。益母草活血凉血、解毒消肿；茜草为止血妙药，能清，能化，止血而无留瘀之弊，在治疗泌尿系感染并血尿患者时，此味药必不可少。现代药理研究也证实车前草、鱼腥草、茜草对大肠杆菌、金黄色葡萄球菌等细菌有抑制作用，鱼腥草含槲皮苷、大量钾盐而具有利尿作用，并可镇痛、止血，白花蛇舌草通过刺激网状内皮系统增生和增强吞噬细胞活力而具抗菌、消炎之功。

5. 加减运用

治疗中应根据病情轻重及兼症酌情加减。急性期体温升高者加柴胡10g，黄芩10g；尿镜检白细胞＞5/HP者加鹿衔草10g，蒲公英15g；尿镜检红细胞＞3/HP者加白茅根15g等。

6. 案例分析

张某，女，39岁，工人。1995年12月17日初诊。

患者近1周来出现尿频、尿急、尿痛、会阴部坠痛等不适，无发热、腰痛、浮肿等症状。舌红，苔黄腻，脉细数，耻骨联合处压痛（+）。尿常规检查及镜检结果：白细胞25/HP，红细胞5/HP，尿蛋白（+），上皮细胞10～20/HP。中医辨证为淋证，宜以清热利湿，用五草汤加味：车前草15g，鱼腥草15g，白花蛇舌草15g，益母草15g，茜草15g，鹿衔草15g。服药1剂后，会阴坠痛明显改善；服用3剂后，尿路刺激症状完全消失，尿常规化验各项指标正常，停药观察。后经3次复诊均述诸症皆消，尿常规检查亦未见异常。

五、肥胖与代谢综合征主方“益气轻健汤”[1]

1995年，Stern提出了“共同土壤学说”，认为胰岛素抵抗是高血压、向心性肥胖、

[1] 倪诚．王琦教授主病主方学术思想和临床经验总结及治疗变应性鼻炎的临床研究．北京中医药大学临床医学专业博士学位论文，2011：39-41.

血脂异常、糖代谢紊乱同时并存的基础。1998 年，世界卫生组织推荐使用“代谢综合征”（metabolic syndrome，MS）病名。中医体质学认为，不同体质对疾病的发生具有一定的倾向性，而许多相关疾病发生的“共同土壤”在于其体质共性。大样本临床流行病学调查显示：痰湿体质与肥胖、高脂血症、高血压病、冠心病、糖尿病、中风密切相关。

痰湿体质以体形肥胖为主要特征。《丹溪心法》说：“肥人气虚生寒，寒生湿，湿生痰……故肥人多寒湿。”《叶氏女科论治》曰：“肥人气虚生痰。”《石室秘录》云：“肥人多痰，乃气虚也，虚则气不能运化，故痰生之。”提示痰湿体质的形成源于气虚阳弱。痰湿体质形成后，气机不畅，最易夹食夹瘀。《杂病源流犀烛·六淫门·中风源流》谓：“河间曰：人肥则腠理致密而多郁滞，气血难以通利，故多卒中也。”概言之，痰湿体质源于气虚阳弱，进而气滞、血瘀、食积兼夹为患。

1. 适应范围

肥胖及代谢综合征符合痰湿体质特征者。体形肥胖，腹部肥满松软，面部皮肤油脂较多，多汗且黏，胸闷痰多，面色黄胖而暗，眼胞微浮，容易困倦，口黏腻或甜，身重困倦，喜食肥甘，大便正常或不实，小便不多或微混，舌苔白腻，脉滑。查有血脂高、血压高、血糖高、血黏稠度高、皮下脂肪堆积等。

2. 组成用法

生黄芪 60g，肉桂 10g（后下），制苍术 30g，冬瓜皮 30g，干荷叶 30g，茯苓 30g，泽泻 20g，生山楂 15g，昆布 30g，海藻 20g，姜黄 10g，生蒲黄 10g（布包）。水煎服。

3. 功效

益气温阳，化痰祛湿，消食祛瘀。

4. 制方原理

王琦教授明确指出，辨体论治是异病同治的要旨。“异病同治”常常反映在体质的同一性上。糖尿病、高血压病、高脂血症、冠心病、脑卒中与肥胖有关的“代谢综合征”，与痰湿体质有内在关联，成为发病的共同基础。通过辨识体质类型可揭示多种疾病的发病倾向，并成为发病基础，而抓住体质特征则可执简驭繁。

王琦教授针对痰湿体质源于气虚阳弱，进而气滞、血瘀、食积兼夹为患的病机要点，治以益气健脾、温肾助阳、化痰祛湿、消食祛瘀立法。

方中生黄芪益气健脾，肉桂温肾助阳，制苍术燥湿运脾。《本草纲目》云：“苍术，消痰水，解湿郁，治痰夹瘀血成囊；治湿痰留饮……”茯苓、泽泻、冬瓜皮、干荷叶渗湿泄浊；昆布、海藻化痰软坚；生山楂消食化积，合姜黄、生蒲黄活血祛瘀。诸药合用，既杜绝生痰之本源，又分消痰湿致他郁，标本兼顾，具有益气温阳、化痰祛湿、消食祛瘀之功。临证用于痰湿体质易患肥胖及代谢综合征者多有效验，这是“异病同治”的根本治法。

5. 加减运用

（1）辨病加减：血压偏高者，去肉桂，酌加槐角、竹茹、川牛膝、葛根、决明子等；血糖偏高者可去肉桂，加生地、黄连、乌梅等；血脂偏高者，去肉桂，加大黄、茜草、炙土鳖虫等；尿酸偏高者，可予土茯苓、草薢、晚蚕沙。

（2）辨症加减：腹胀者，加炒莱菔子、鸡内金、砂仁；便秘者，酌加大黄、炒莱菔子、炒白芥子、苏子。

6. 案例分析

程某，男，35 岁。加拿大渥太华保险公司职员。2008 年 11 月 17 日初诊。

主诉：肥胖、中度脂肪肝 2 年。

现病史：2 年来，形体明显偏胖（身高 173cm，体重 95kg），大便黏滞不畅。因血脂高、中度脂肪肝而服用降血脂西药，以致转氨酶升高。舌质暗红，苔腻微黄，脉弦滑。

诊断：肥胖、中度脂肪肝。辨为痰湿兼血瘀体质。

治法：化痰祛湿，兼行瘀散结。

处方：生蒲黄 15g（包），制大黄 10g，姜黄 10g，生山楂 15g，制苍白术各 15g，茯苓 15g，泽泻 10g，荷叶 20g，白芥子 10g，苏子 10g，莱菔子 15g，昆布 20g，海藻 20g。7 付，水煎服。同时加服防风通圣丸 19 袋，每次 6g，一天 2 次。

2008 年 11 月 23 日二诊：用化痰祛湿方调治 1 周体重减轻 3kg，觉体轻便畅，兹拟丸剂缓图。

处方：制苍白术各 100g，茯苓 100g，泽泻 100g，冬瓜皮 120g，生蒲黄 100g，姜黄 100g，制大黄 60g，荷叶 300g，昆布 100g，海藻 100g，葛根 100g，香附 60g，白芥子 100g，莱菔子 100g，苏子 100g，砂仁 60g，茜草 100g，五味子 30g。用法：煎取头二、三汁，去渣收膏炼蜜为丸，如梧子大，每服 6g，一日 2 ～ 3 次。

2009 年 4 月 22 日三诊：前予化痰祛湿方加味丸剂缓图，体重减 4kg，未反弹，现体重 90kg，身高 1.73cm，原法继进。内经将肥人分为膏、脂、肉三种，此膏人也。

处方：香附 12g，砂仁 6g（后下），肉桂 10g，茯苓 20g，泽泻 20g，制苍白术各 30g，生薏米 20g，生熟大黄各 5g，荷叶 30g，生山楂 20g，昆布 20g，海藻 20g，法半夏 10g，橘红 15g。7 剂。

心得体会：本案患者罹患肥胖、高脂血症，西医对此分别治疗。因中度脂肪肝而服用降血脂西药，以致转氨酶升高，不得不停用降血脂西药。王琦教授根据患者形体明显偏胖，血脂增高，结合舌质暗红苔腻微黄，脉弦滑，认为是较为典型的痰湿兼夹血瘀质，给予自拟化痰祛湿方先汤后丸用以化痰祛湿，兼行瘀散结，取得较好疗效。

六、原发性高血压病主方“镇逆降压汤”[1]

高血压病以眩晕、头痛为主症，故中医学将其归属于“眩晕”“头痛”范畴。传统多从阴阳失衡、本虚标实论治，认为阳亢风动为本病的基本病机，以平肝息风为基本治法。王琦教授重视气血水理论在高血压病病机学、治疗学中的意义，认为肝阳上亢可致三方面的病机转归：一则气血随之逆乱，即《素问·调经论》所谓“血之与气，并走于上，则为大厥，厥则暴死。气复反则生，不反则死”；二则肝阳化热上扰；三则肝旺乘脾，以致脾弱不运，水湿停聚。从而提出气逆血乱热扰水停为高血压病的重要病机。

1. 适应范围

原发性高血压病 1、2 期。眩晕或头痛，目胀耳鸣，急躁易怒，或有面色如醉，心悸失眠，时常噫气，脉弦长有力。

2. 组成用法

川牛膝 20g，代赭石 20g（布包，先煎），生龙骨 30g（先煎），生牡蛎 30g（先煎），竹茹 20g，炒槐角 30g，茯苓 30g，泽泻 20g。水煎服。

3. 功效

清肝镇逆，活血利水。

4. 制方原理

王琦教授针对原发性高血压病气逆血乱热扰水停的病机特点，治从清肝镇逆、活血利水立法，取《医学衷中参西录》建瓴汤与《金匮要略》茯苓泽泻饮合方加减。

方中重用入血分、性善下行之川牛膝引血下行，活血利水；代赭石质重沉降，擅镇肝逆，合牛膝以引气血下行，直折亢阳，平定气血逆乱之势，共为君药。臣以生龙骨、生牡蛎镇肝潜阳。肝阳偏亢，易于化火生风，所谓“气有余便是火”，故用竹茹清肝泄热；槐角清肝润燥，《本草汇言》善用其治“肝热风燥”；茯苓、泽泻助川牛膝活血利水之力，以上同为佐药。纵观本方，首先是遵循气血水理论，以镇肝降逆、活血利水为主，辅以重潜、清润等法；其次是参考中药的药理研究成果，如方中代赭石、龙骨、牡蛎、槐角等均具有降血压作用。

5. 加减运用

（1）辨病加减：对于 3 期高血压患者，加羚羊粉和（或）珍珠粉 0.3g 冲服，以平肝息风。如单纯舒张压偏高者，从气虚血瘀论治，可加生黄芪 30 ～ 60g，葛根 30g，茜草

[1] 倪诚．王琦教授从气血逆乱热扰水停论高血压病主方．辽宁中医药大学学报，2011，13（8）：15–16.

12g 以益气活血。

（2）辨证加减：阳亢化火而心烦口苦者，加黄芩 10g，山栀 10g 以清肝除烦；兼痰热腑实而腹胀便秘、口黏痰多、苔黄腻、脉弦滑而数者，酌加大黄 6 ～ 10g，瓜蒌 15g，胆南星 6g，以通腑泄热化痰。

（3）随症加减：眩晕明显者，加旋覆花（布包）10g，以降逆止眩；伴失眠者，加法半夏 10g，夏枯草 15g，以调和阴阳；伴面部或肢体麻木者，酌加豨莶草 20g，海桐皮 15g，天麻 12g，地龙 20g，以祛风通络；伴耳鸣者，加灵磁石 30g（先煎），神曲 10g，以潜阳聪耳。

（4）辨体加减：素体阴虚者，加生地黄 20g，白芍 15g，以滋肾柔肝；湿热体质，尤其嗜酒者，酌加茵陈 15g，葛花 20g，白扁豆 20g，枳椇子 15g，以清热祛湿、解醒消积；痰湿体质，形体肥胖者，加炒苍术 20g，昆布 30g，海藻 20g，以燥湿运脾，软坚化痰。

6. 案例分析

任某，男，39 岁，已婚，建筑工人。初诊日期：2009 年 2 月 18 日。

主 诉：头 晕 20 年。

现病史：患者 20 年前因头晕在某院诊断为“高血压病”（150/90mmHg），断续服用降压药，血压波动，常出现头晕。近 6 年来服药规律（雅思达 1 片 / 日），血压为（120 ～ 130）/95mmHg，停服则血压为 150/95mmHg。刻诊时有头晕，今晨服雅思达药后血压 150/105mmHg。余无不适，纳可，寐可，二便正常，舌质黯红，苔中灰腻边水滑，脉滑。

既往史：轻度脂肪肝、早泄 5 年。个人史：每周饮酒量≥ 1.5kg。家族史：无高血压病家族史。

诊断：中医：眩晕；西医：高血压病 1 ～ 2 级。立法：清肝镇逆，活血利水，解醒消积。处方：川牛膝 20g，代赭石 20g（布包，先煎），川楝子 10g，杭白芍 15g，生龙牡各 30g（先煎），茯苓 30g，泽泻 30g，益母草 15g，干地龙 10g，葛根 20g，白扁豆 20g，枳椇子 15g，茵陈 10g，生麦芽 15g，昆布 20g，海藻 20g。21 剂，水煎服。

2009 年 3 月 11 日二诊：头晕好转，精神日趋振作，血压降至 130/80 ～ 85mmHg，只服雅思达每天半片，苔薄黄，目前饮酒量每周 1 斤左右。调整处方如下：川牛膝 20g，代赭石 20g（布包，先煎），生龙牡各 30g（先煎），川楝子 10g，杭白芍 20g，茯苓 30g，泽泻 30g，葛根 20g，白扁豆 20g，枳椇子 15g，茵陈 10g，地龙 10g，昆布 20g，海藻 20g，豨莶草 20g，海桐皮 10g。21 剂，水煎服。

2000 年 4 月 8 日三诊：头晕未作，血压稳定，125/85mmHg，雅思达降至 1/2 片。继续巩固疗效，处方：川牛膝 20g，生龙牡各 30g（先煎），杭白芍 15g，川楝子 10g，茯苓

30g，泽泻 20g，茵陈 10g，地龙 10g，枳椇子 15g，白扁豆 20g，昆布 20g，海藻 20g，豨莶草 30g，海桐皮 10g。21 剂，水煎服。

后以镇逆降压汤加减，共治疗 5 月。随访告知，血压稳定在（110 ～ 120）/80mmHg，并逐渐撤去西药雅思达，每周酒量减至 250g 左右。

按患者素喜饮酒，盖“酒性大热大毒”(《格致余论》)，“痛饮则伤精耗血，损胃亡精，生痰动火”(《本草纲目》)，说明长期嗜酒者，易于耗血伤胃、酿湿化热生痰。现代医学亦认为，中度以上饮酒是业已确定的与高血压发病密切相关的危险因素。故针对病因，酌加葛根、茵陈、枳椇子、白扁豆清热祛湿、解醒消积。配伍白芍养血柔肝，川楝子、生麦芽疏肝泄热以顺遂肝木条达之性；昆布、海藻软坚化痰。此方不仅有效控制血压趋于稳定，可逐渐撤去降压西药，而且还有解酒之效。

七、冠心病主方“宽胸通痹汤”[1]

根据冠心病心绞痛的发病特点和临床表现，中医将其归属于“胸痹”“心痛”范畴。主要指具有胸部闷痛，甚则胸痛彻背、短气、喘息不得卧为主症的一种疾病。发作轻者仅感胸闷憋气、呼吸不畅，重者胸痛，严重者心痛彻背，背痛彻心，肢冷汗出等。

本病病机主要从两方面加以认识：一是心气不足或心阳不振，心脉失养，不荣则痛；二是痰浊、血瘀等邪实阻遏胸阳，不通则痛。病位在心胸，病性属于本虚标实，发作期以标实为急，缓解期呈现虚实夹杂。但总以痰瘀互结，气微邪痹为病机要点。

1. 适应范围

冠心病心绞痛发作较轻者。自感胸闷脘痞，憋气不畅，时有胸痛，舌质偏黯或淡紫，舌下静脉瘀紫，苔白腻，脉沉弦或弦滑。

2. 组成用法

瓜蒌 15g，薤白 15g，法半夏 12g，葛根 15g，丹参 15g，檀香 6g(后下)，砂仁 6g(后下)，川楝子 12g，延胡索 15g，党参 10g，苏木 10g。水煎服。

3. 功效

化痰祛瘀，益气通痹。

4. 制方原理

本病治法主要是“通”和“补”两法。“通”法即化痰散结、活血化瘀、理气止痛

[1] 倪诚．王琦教授主病主方学术思想和临床经验总结及治疗变应性鼻炎的临床研究．北京中医药大学临床医学专业博士学位论文，2011：44–45.

等；"补"法即补心之阳气。心绞痛发作期以标实为主，急则治标，主以通法；缓解期以虚实夹杂为主，标本兼顾，寓通于补。

宽胸通痹汤针对本病痰瘀互结，气微邪痹的病机要点，治以化痰祛瘀、益气通痹立法。该方是瓜蒌薤白半夏汤、丹参饮、金铃子散、参苏饮（人参、苏木）四个小方组合而成的。其中，瓜蒌薤白半夏汤针对痰气互结而发挥祛痰散结、宽胸通痹之功；丹参饮、金铃子散针对心血瘀阻而起活血化瘀、理气止痛之效；参苏饮针对心气不足，血行不畅而显示其益气祛瘀之功。四方相伍，分层合击，效专力宏，共奏化痰祛瘀、益气通痹之功。

5. 加减运用

该方仅适用于冠心病心绞痛发作较轻者，如痰浊中阻而伴见恶心呕吐或嗳气者，合用《金匮要略》橘枳姜汤；血瘀较重，胸痛如刺者，合用活络效灵丹；发作较重，则须中西医结合治疗。

进入缓解期，辨证属心阳不振者，合用保元汤或参附汤；属气阴两虚者，合用生脉散。

6. 案例分析

杨某，男，54岁，国家行政学院干部。2008年11月26日初诊。

主诉：失眠25年，伴胸闷背痛1周。

现病史：25年前因工作压力较大，睡后易醒难以入眠。近1周自觉胸闷背痛，查有冠状动脉中段轻度狭窄。平时大便不畅。舌淡紫，舌下静脉瘀紫，脉细弦。

既往史：罹高血压3年。

实验室检查：心电提示房性早搏，ST段下降，拟诊冠心病。

诊断：冠心病。中医诊断：胸痹，辨证属痰瘀互结，心神不宁。

治法：宣痹通阳、行气活血、宁心安神。

处方：瓜蒌15g，薤白15g，葛根15g，丹参15g，川楝子12g，延胡索15g，川芎15g，赤芍15g，酸枣仁30g，茯苓20g，柏子仁12g，夏枯草15g，昆布15g，海藻15g，合欢皮、花各15g，珍珠粉0.3g（分2次分冲）。14剂，水煎服。

2008年12月10日二诊：前予宣痹通阳、行气活血、宁心安神之剂，今诊胸闷背痛已减，夜寐向安，血压未有波动，大便不畅，自汗，背部不舒。仍宗前法更易缓图冀进，以为基本方加味。

处方：丹参20g，檀香10g，砂仁6g（后下），瓜蒌20g，薤白15g，川楝子10g，延胡索10g，酸枣仁30g，甘松20g，珍珠母20g（先煎），夏枯草15g，三七粉3.0g（分两次冲服），党参15g，苏木15g，葛根15g，羌活10g。14剂，水煎服。

经随访，上方持续服用共计 3 个月，病情控制稳定。

按：王琦教授善用小方合方分击现代难治病，本案即是。用瓜蒌薤白（瓜蒌薤白白酒汤意）宣痹通阳，丹参饮、金铃子散活血行气。小方方精药简，效专力宏，只要辨证准确，每可收到满意疗效。吾辈当多读经典，多做临床，方可达到这样的境界。

八、失眠主方“高枕无忧汤”[1]

王琦教授治失眠有两个主要观点，一个是营卫失和，阴阳失交。《灵枢·大惑论》说：“夫卫气者，昼日常行于阳，夜行于阴，故阳气尽则卧，阴气尽则寤。”病理上，营卫失和，阴阳失交，则寤难成寐。所以经常用夏枯草、苏叶、百合来交和阴阳。第二个是“魂不安藏”。因为肝藏魂，人寤则魂游于目，寐则魂归于肝。若浮游于外，魂不入肝则不寐，《血证论》中有专门论述。

1. 适应范围

失眠，难以入寐，睡眠轻浅，多梦易醒，脉弦。

2. 组成用法

法半夏 10g，夏枯草 20g，百合 30g，苏叶 10g，酸枣仁 30g，甘松 15g，柴胡 12g，白芍 15g。水煎服。

3. 功效

燮理阴阳，调肝安魂。

4. 制方原理

王琦教授针对失眠阴阳失交的病机特点，以燮理阴阳、调肝安魂立法，创制高枕无忧汤。

方中半夏配夏枯草、百合伍苏叶是王琦教授治失眠的常用药对，意在阴阳相配。酸枣仁养肝血，定肝魂；甘松镇静安神，开郁醒神。柴胡疏肝解郁，白芍养血敛肝。诸药合用，共奏燮理阴阳、调肝安魂之功。

半夏治失眠，首见于《黄帝内经》半夏秫米汤，云其“饮以半夏一剂，阳明以通，其卧立至”。明·徐樹丕《识小录》又载：“半夏一名守田，一名水玉，能治夜不寐。姑苏张濂水，名康忠，尝治董尚书浔阳不眠，用百部一两，半夏一两，董即得美睡，酬之百金。”

夏枯草治失眠，王孟英多有推崇，谓：“夏枯草，微辛而甘，故散结之中，兼有和阳

[1] 倪诚．王琦教授主病主方学术思想和临床经验总结及治疗变应性鼻炎的临床研究．北京中医药大学临床医学专业博士学位论文，2011：47–48.

养阴之功，失血后不寐者，服之即寐，其性可见矣。陈久者其味尤甘，入药为胜。”（《王孟英医学全书·重庆堂随笔下》）对于半夏与夏枯草治疗失眠的用意，王孟英深有阐述：“从来不寐之证，前人皆以心肾不交治之，投剂无效，窃思阴阳违和二气亦不交。椿田每用制半夏、夏枯草各五钱，取阴阳相配之义，浓煎长流水，竟覆杯而卧。”《灵兰要览》。清人陆以湉《冷庐医话》还记载了半夏、夏枯草同用治疗失眠的案例：“偶从杭城沈雨溥书坊购得《医学秘旨》一册，有治不睡方案云：‘余尝治一人患不睡，心肾兼补之药遍尝不效，诊其脉知为阴阳违和，二气不交，以半夏三钱，夏枯草三钱，浓煎服之，即得安睡，仍投补心等药而愈。’”

王琦教授认为，半夏得至阴之气而生，夏枯草得至阳之气而长。二药配伍，和调肝胃，平衡阴阳而治失眠。

5. 加减运用

辨证属于肝郁血虚者，合用逍遥散疏肝敛魂；若肝郁化火，合用丹栀逍遥疏肝清热；肝胆气郁者，用柴胡加龙骨牡蛎汤宁肝胆；肝胃不和者，用抑肝散和肝胃。而对于气血违和的，则合用王清任的血府逐瘀汤疏达气血。

6. 案例分析

许某，女，28岁，河南人。2008年11月12日初诊。

主诉：失眠4年余。

现病史：2004年曾做人流刮宫术后出现入睡困难且易醒。一般2天只睡4～5小时，大便难下，3～4日1次，小腹坠痛。武警医院神内科拟诊为“抑郁症”，服用安眠药亦难以入睡，曾一次服用安定100片引起昏迷。舌质紫红，苔薄，脉弦滑。

诊断：失眠。中医诊断：不寐（肝血瘀滞，魂不守舍）。

治法：疏达肝之气血入手，选用血府逐瘀汤加减。

处方：当归30g，川芎10g，白芍15g，生地15g，桃仁10g，红花6g，桔梗6g，枳壳10g，柴胡10g，夏枯草20g，百合30g，苏叶10g，延胡索10g，合欢皮15g。14剂，水煎服。

2008年11月26日二诊：前用血府逐瘀汤加味共服14剂，3剂后渐能入睡，现每天可睡5小时以上，大便亦松，再予巩固。

处方：川楝子10g，延胡索15g，灵磁石20g，合欢皮20g，茯神20g，当归30g，川芎10g，白芍15g，生地15g，桃仁10g，红花10g，柴胡10g，桔梗6g，枳壳10g，夏枯草20g，苏叶10g，百合30g。14剂，水煎服。

按：王老师诊治此病，首先探究病因，从人流刮宫术后导致失眠，考虑为肝血瘀滞，魂不守舍。盖肝经抵少腹、绕阴器，人流刮宫术后，残瘀败血阻滞肝脉，以致气血不畅，进而引起肝魂不藏则不寐。肝藏血，血舍魂，对于气血违和之不寐，王老师每用王清任的血府逐瘀汤，诚如《医林改错·血府逐瘀汤所治之症目》所云："夜不安者，将卧则起，坐未稳又欲睡，一夜无宁刻。"

九、过敏性荨麻疹主方"脱敏消风汤"[1]

荨麻疹是临床常见的皮肤黏膜过敏性疾病，属中医"瘾疹"的范畴。主要以皮肤出现鲜红色或苍白色瘙痒性风团，时隐时现，发无定处，突然发生，迅速消退，消退后不留任何痕迹为主要表现。急性者可在数小时或数日痊愈，慢性者迁延数月或数年。其发作时伴有剧烈瘙痒感或烧灼感，以此起彼伏为特点，常反复发作，难以根治。

中医传统认为本病多由患者禀赋不耐，卫外不固，风寒或风热之邪客于肌表，营卫失和；或胃肠郁热，复感风邪，郁于肌腠；或阴血亏虚，生风生燥，郁于肌肤而发病。其病位总限于邪在卫分或卫气同病或仅在血分。王琦教授认为，禀赋不耐，血热风动是过敏性荨麻疹的病机要点。

1. 适应范围

过敏性荨麻疹。局部或全身皮肤出现鲜红色瘙痒性风团，时隐时现，发无定处，突然发生，迅速消退。舌红苔薄黄，脉数。

2. 组成用法

乌梅 20g，蝉蜕 10g，制首乌 15g，紫草 10g，生甘草 6g，茜草 10g，牡丹皮 10g，地骨皮 30g，冬瓜皮 30g，白蒺藜 10g。水煎服。

3. 功效

清热凉血，脱敏消风。

4. 制方原理

针对禀赋不耐，血热风动之病机要点，王琦教授以清热凉血、脱敏消风立法。

方中乌梅、蝉蜕为脱敏专药，素为王琦教授所习用。地骨皮清泄气分热，牡丹皮凉血分热，此为王琦教授清透气血伏热的对药；紫草、茜草清热凉血；制首乌养血润燥；冬瓜皮清热利湿，使热从小便分解；白蒺藜合蝉蜕祛风止痒；生甘草清热泻火，兼调诸药。诸药合用，共奏清热凉血、脱敏消风之功。

5. 加减运用

病程较久，瘙痒剧烈者，酌加全蝎、蜈蚣、皂角刺、忍冬藤、徐长卿、白鲜皮以祛

[1] 倪诚．王琦教授主病主方学术思想和临床经验总结及治疗变应性鼻炎的临床研究．北京中医药大学临床医学专业博士学位论文，2011：49-50.

风止痒；静止期酌加野生灵芝增强脱敏作用。

6. 案例分析

李某，女，33 岁，河南郑州人。2010 年 12 日 20 日初诊。

主诉：全身大片风团半年。

现病史：患者自 2010 年 6 月开始全身丘疹性荨麻疹，自用西药后缓解。同年 9 月又因全身出现大风团而休克，心率 115 次 / 分，腹泻，住院 1 周，中西医治疗后缓解，但于 11 月 21 日复发，12 月 7 日明显加重，全身风团不退，痒甚难耐，伴心悸，呼吸不畅，今天上午 10 ～ 11 时气喘，怕冷，自觉有“发烧”手抖。舌淡红，苔薄黄。眠浅梦多，舌胖苔微黄而腻，脉数。

既往史：皮肤划痕症（+）8 年。

诊断：过敏性荨麻疹。辨为特禀质。

治法：脱敏消风，凉血祛湿。

处方：乌梅 20g，蝉蜕 10g，制首乌 15g，紫草 10g，生甘草 6g，茜草 10g，徐长卿 30g，皂角刺 20g，枳壳 10g，冬瓜皮 30g，白蒺藜 10g，无柄赤芝 10g，苦参 10g。14 剂，水煎服。

2010 年 12 月 27 二诊：服 4 剂药后，全身浮肿及风疹基本已消。今诊面部平滑，时有微痒，脉濡滑，舌胖苔微黄而腻。拟方巩固。

处方：制首乌 15g，生地黄 20g，牡丹皮 10g，冬瓜皮 30g，紫草 10g，茜草 10g，甘草 6g，徐长卿 20g，乌梅 20g，蝉蜕 10g，白蒺藜 10g，无柄赤芝 6g。14 剂，水煎服。

2011 年 1 月 10 日三诊：风疹发作控制较好，时有小起伏。

处方：制首乌 15g，干地黄 15g，丹参 10g，当归 10g，紫草 10g，茜草 10g，生甘草 6g，徐长卿 20g，路路通 10g，乌梅 20g，蝉蜕 10g，枳壳 10g，皂角刺 15g，地骨皮 15g。21 剂，水煎服。

经随访半年，病情已得到控制，至今未发。

按：荨麻疹俗称“风疹块”。中医古代文献中将其称为“瘾疹”“风团”等，清代吴谦《医宗金鉴 》中称“此证俗名鬼饭疙瘩，由汗出受风，或露卧乘凉，风邪多中表虚之人。初起皮肤作痒，次发扁疙瘩，形如豆瓣，堆累成片”，较为明确地阐明禀赋不耐是本病较为重要的病因。本案属禀赋不耐，从脱敏消风，凉血祛湿治之。方中制首乌、无柄赤芝、生甘草扶正托邪；蝉蜕、徐长卿、白蒺藜消风止痒；紫草、茜草清热凉血；冬瓜皮、苦参清热祛湿；枳壳、皂刺理气行滞，路路通则可通经利水，是王老师治疗过敏性疾病喜用之品；乌梅之收以防宣散太过。

十、痤疮主方“消痤汤”[1]

痤疮，是一种毛囊与皮脂腺的慢性炎症性皮肤病，于青春期开始发病，属中医“肺风粉刺”。痤疮患者好发于颜面、胸背等皮脂溢出部位，临床上以粉刺、丘疹、脓疱、结节、囊肿为特征，多伴额面油滑光亮，口干口苦，大便燥结或黏滞不畅，小便短赤，心烦易怒，舌质红，苔黄腻，脉滑数等。

关于痤疮的发病机理，现代医家认识各异，分型繁杂。其中以肺经风（郁）热、肺胃湿热、肝郁气滞、血瘀、痰凝、冲任不调等型为多，病变涉及肺、脾、肝等脏，治疗多从热、湿、痰、瘀、虚、郁入手。

《外科启玄》:“妇女面盛窠瘘作痒，名曰粉化疮。乃肺受风热或绞面感风，致生粉刺，概受湿热也。”直言粉刺痤疮的主要因素是湿热。当代全球气候的变暖以及嗜食肥甘厚味等饮食生活习惯的改变均易改变人的体质，使湿热体质增加，导致湿热易患病的发病率呈现上升趋势。经统计，1005 人各种职业中嗜肥甘者 292 人，约 20%；包括干部、工人、教师、学生、战士、农民在内的 1005 人，发现嗜酒者（每日饮、经常饮或每次 200mL 以上、时暴饮者）有 127 人，占调查人数的 12.6%；恣食肥甘厚味，或喜食动物内脏，以及鸡犬蛇杂合之物，或过食过饮，或烟酒成癖，或嗜浓茶奶酪，或习食冰镇雪糕……停积肠胃，为酿生湿热提供了条件。根据中国南方 1405 例痤疮流行病学调查分析显示：南方地区痤疮的发病，血热湿盛是其主要病机，而湿热蕴结为其主要辨证分型。日本相关研究发现，随着生活水平的提高，日本人体形普遍肥胖，呈多湿体质。特别是摄入过多的热量，每见火热内生，热盛则喜饮冷，久之必致湿热阻滞三焦而产生各种病变。即使是老年人，湿热体质也较阳虚体质者更为多见。由此可见，各地区、各民族的饮食习惯已使全人类的湿热体质呈现空前的趋同性。

王琦教授认为，痤疮的伴见表现符合湿热体质的特征，说明湿热体质是丘疹粉刺型、脓疱型、结节型、囊肿型或聚合性痤疮的共性体质基础。湿热蕴结，“郁乃痤”。湿热郁结不解，则易生毒；湿热阻遏气机，易致血瘀、生痰，于是脓疱、结节、囊肿相继丛生为患。概言之，痤疮的病机要点是湿热体质为本，毒瘀痰结为标。

1. 适应范围

丘疹粉刺型、脓疱型、结节型、囊肿型或聚合性痤疮，伴见额面油滑光亮，口干口

[1] 倪诚．王琦教授主病主方学术思想和临床经验总结及治疗变应性鼻炎的临床研究．北京中医药大学临床医学专业博士学位论文，2011：51-52.

苦，大便燥结或黏滞不畅，小便短赤，心烦易怒，舌质红，苔黄腻，脉滑数等。

2. 组成用法

干芦根 20g，冬瓜仁 20g，生薏仁 30g，桃仁 10g，枇杷叶 15g（布包），桑白皮 20g，牡丹皮 10g，连翘 15g，黄芩 10g，白花蛇舌草 15 ～ 30g，天花粉 20g。水煎服。

3. 功效

清热利湿，解毒祛瘀，化痰散结。

4. 制方原理

王琦教授根据痤疮以湿热体质为本，毒瘀痰结为标的病机要点，治以清热利湿为主，结合解毒祛瘀、化痰散结立法。

消痤汤乃苇茎汤加味而成。苇茎汤原治肺痈成痈期。王琦教授认为苇茎汤证的肺热痰瘀的病机特点与痤疮的病机要点基本相符，故以此为基本方清热利湿、化痰祛瘀。加枇杷叶、桑白皮合苇茎（现用干芦根代）清热，牡丹皮合桃仁用以凉血祛瘀，连翘、黄芩、白花蛇舌草清热解毒，天花粉清热散结。诸药配伍，共奏清热利湿、解毒祛瘀、化痰散结之功。

5. 加减运用

脓疱型痤疮较重者，合五味消毒饮加减；属于结节型者，加草河车、皂角刺、炮山甲；囊肿型者，加浙贝母、土贝母等；萎缩性痤疮者，加三七粉冲服。

6. 案例分析

梁某，女，22 岁，学生。初诊日期：2009 年 8 月 26 日。

主诉：痤疮反复 10 年余。

现病史：患者自述 10 余年前始出现面部痤疮，色红化脓，时有疼痛，叠治未见明显效果。刻诊：面部痤疮，色红化脓，疼痛，无瘙痒，经期症状加重，月经尚可，口干喜饮，口不苦，消谷善饥，二便尚可，寐佳，舌质红苔浊厚微黄，脉滑数。

诊断：脓疱型痤疮。

立法：清热利湿、凉血解毒。

处方：桑白皮 15g，黄芩 10g，枇杷叶 15g，芦根 20g，桃仁 10g，冬瓜子 20g，生薏苡仁 30g，天花粉 30g，白花蛇舌草 30g，连翘 15g，牡丹皮 10g，砂仁 3g(后下)。21 剂，水煎服。

二诊：服上方 21 剂后，效果显著，面部痤疮基本得以控制，面部脓肿基本消退，疼痛消失，复以上法巩固疗效。

按：王琦教授主用自拟"消痤汤"治疗湿热体质的各型痤疮。在治疗疾病时不忘顾本，用薏苡仁 30g，另配伍砂仁 3g 来健脾护胃。盖脾胃乃后天之本，万物化生之母，水谷传化之枢，气血生化之源，诚如《幼科发挥·原病论》所谓"故调理脾胃者，医中之王道义也"。

十一、慢性疲劳综合征主方“调肝除疲汤”[1]

有研究者采用问卷调查表的方式，调查了性别、年龄、职业、经济状况、恋爱、婚姻、压力等心理影响因素。通过对202份调查表的统计结果分析，压力（职业压力、学习压力、社会压力）是慢性疲劳综合征（CFS）的主要影响因素，其中学习压力影响最大，主要分布在学生、科技人员、干部中，与社会信息化、快节奏化休戚相关。减轻学习压力，消除紧张情绪，是改善CFS的良好方法。

王琦教授认为，人之运动，在于筋力。盖肝主筋，而司人体运动，有耐受疲劳的功能，故肝为罢极之本。又肝主疏泄，性喜条达，如长期抑郁、紧张或焦虑，易使肝郁气滞，不仅暗耗肝血，而且肝木乘脾，脾弱不运，终致筋肉失养，不能耐劳。

1. 适应范围

慢性疲劳综合征。浑身疲乏，两目干涩，不耐劳作，胸闷太息，失眠多梦，常因情绪波动和（或）劳累而诱发加重，时有胁肋胀痛，或伴低热、头痛、头晕、食后腹胀、大便不实，舌淡红苔薄白或腻，脉弦而虚。

2. 组成用法

柴胡12g，当归10g，杭白芍10g，薄荷10g（后下），炒白术10g，茯苓10g，炙甘草6g，刺五加20g，生姜10g。水煎服。

3. 功效

调肝柔筋。

4. 制方原理

关于慢性疲劳综合征的诊治，传统多从脾主四肢论治，较少从肝论治。王琦教授针对情志不畅所致肝郁血虚，筋不耐劳的病机要点，治以疏肝健脾、养血柔筋立法，自创“调肝除疲汤”。

调肝除疲汤是逍遥散加减而成。方中柴胡、薄荷疏肝解郁，其中薄荷兼散郁热；当归、白芍养血柔筋，炒白术、茯苓、炙甘草、刺五加健脾壮肌，生姜和胃调药。诸药并用，共奏疏肝健脾、养血柔筋之功。全方肝脾同调而以调肝为主；气血并治而以调气为主；筋肉兼养但以柔筋为主。

[1] 倪诚．王琦教授主病主方学术思想和临床经验总结及治疗变应性鼻炎的临床研究．北京中医药大学临床医学专业博士学位论文，2011：53–55.

5. 加减运用

肝气郁结较甚者，酌加香附、郁金、合欢皮、白蒺藜以疏肝解郁；心烦易怒，夜间盗汗者，可用丹栀逍遥散以疏肝清热；头晕头痛、两目干涩、月经后期量少等血虚较甚者，加枸杞子、熟地、酸枣仁等养血补肝；疲劳虽甚但脾虚症状不明显者，加仙鹤草（又名脱力草）、黄芪、山茱萸等以养肝气；肝魂不藏而失眠多梦者，加法半夏、夏枯草、酸枣仁、甘松以燮理阴阳，养肝安魂；脾虚症状较突出者，可加党参或生晒参以益气健脾。

6. 案例分析

吴某，男，47岁，已婚，在北京某机关工作。2008年8月27日初诊。

主诉：浑身疲乏10余年。

现病史：患者十年前因工作压力大，情绪波动逐渐出现身体疲乏不适，时作时止，伴头晕脱发，睡眠多梦，呓语，大便偏稀，日解1～2次，舌淡苔薄，脉弦。

既往史：高血压病（现停用降压药已2年，血压正常125/80mmHg）、脂肪肝病史。

诊断：慢性疲劳综合征。

辨证：肝郁血虚，魂不守舍。

治法：养血柔筋，调肝安魂。

处方：当归10g，白术10g，赤白芍各15g，柴胡12g，郁金10g，薄荷10g（后下），茯苓10g，生甘草10g，生姜10g，香附10g，川芎10g，白蒺藜10g，合欢皮10g。21剂，水煎服。

2008年9月17日二诊：前予逍遥散加味，十载疲乏及眠差之疾已愈其半。盖肝为罢极之本，为藏魂之脏，从调肝入手故获效机。脉息渐平，苔薄白。仍综前意出入。

处方：当归12g，杭白芍15g，柴胡12g，茯苓12g，炒白术10g，生姜10g，薄荷10g（后下），郁金10g，生甘草6g，白蒺藜10g，合欢皮15g，刺五加15g，珍珠母20g（先煎），女贞子12g，旱莲草12g。21剂，水煎服。

2008年10月22日三诊：疲劳及睡眠均明显改善。再进巩固。

处方：当归12g，杭白芍12g，柴胡12g，茯苓12g，白术10g，炙甘草6g，薄荷6g（后下），郁金10g，仙鹤草30g，刺五加20g，合欢皮15g。21剂，水煎服。

按：王琦教授认为，一个医家的思维不同，在其医案中也会有别于别人之处，这是反映学术思想的部分。怎么理解这个思维活动？主要是规矩方圆。规矩当中有方圆，有变通。补多少泻多少，还是虚热夹杂，还是寒热并进，还有寒多少，热多少，表寒里热等，并不是一个简单的寒、热问题。本案患者因工作压力大，情绪波动逐渐出现身体疲乏，时作时止，伴头晕脱发，睡眠多梦等，辨属肝郁血虚，魂不守舍，故从养血柔筋，调肝安魂入手而获效。

十二、升提固脱煎合并外治法治疗子宫脱垂20例[1]

子宫脱垂类似中医学所称的“阴挺”，又名“阴癞”。系盆底组织有不同程度的松弛，因此失去维持子宫正常位置的能力。它是妇科的一种常见病，多见于体力劳动及多产妇女。我们曾随江韵樵老大夫采用自拟升提固脱煎治疗本病20例，获得满意疗效。现初步整理如下，以供参考。

（一）方药组成及用法

党参、炒白术、生黄芪、炙黄精、炙龟板、大枣各15g，枳壳20g，巴戟天12g，当归、升麻各9g，益母草30g。水煎，日服一剂，分两次服。

外用方：益母草、枳壳各30g，加水适量，煎沸，先熏后浴，每日早晚各用1次。每次5～10分钟，如阴户溃破者，外掺五倍子粉。

（二）方解

本病一般常用补中益气汤治疗，但对脱垂程度严重，病程较长的患者，效果不够理想，在此情况下，我们自拟升提固脱煎。因该方具有升提下陷之气，固其下脱子宫的作用而定名。本方以补中益气汤、傅青主“两收汤”、单味枳壳（《直惠堂经验方》）、益母草合剂加减变化组成。方用参、芪、术补中益气，主治体虚劳倦伤脾，改善全身体质。其中黄芪据1972年山西药品标准办公室药理组的实验表明，黄芪注射液对大白鼠的离体子宫具有兴奋收缩作用。当归补血调经，能调整子宫功能状态。动物实验证实，当子宫处于内加压状态时，当归对子宫有兴奋作用，使子宫内收缩由不规则变为规则，收缩力加强；当子宫内不加压时，当归对子宫有抑制作用。其水溶性非挥发性成分，能兴奋子宫平滑肌，而使收缩加强。枳壳有收托固脱之功，《直惠堂经验方》用此治疗子宫脱垂，早有“枳壳一味二两，煎汤外浸，良久即入”的记载。据现代药理研究，枳壳对子宫有显著的兴奋作用。动物实验发现枳壳煎液能使家兔子宫收缩有力，紧张度增强，甚至出现强直性收缩，为本品治疗子宫脱垂提供了科学论证。且枳壳与黄芪配伍，可以进一步加强益气升提的作用。对胃下垂及脱肛亦有较好疗效。益母草活血调经，祛瘀生新，为妇科常用药。本品含益母草碱甲，亦能显著增强子宫肌肉的紧张度和收缩力。本方重用

[1] 王琦，夏治平．升提固脱煎合并外治法治疗子宫脱垂20例．辽宁中医杂志，1980（6）：22-23.

枳壳、益母草，目的即是加强外提固脱作用。巴戟天暖肾助阳，入冲脉，治腰背酸痛，妇女生殖机能减退。这里值得指出的是，子宫脱垂的主要原因之一是卵巢功能减退，雌激素水平低下，则子宫萎缩丧失能力，所以在更年期、哺乳期、慢性消耗性疾病与营养不良发生闭经时均易发生本病。巴戟天及参、芪等药，均有促女性腺机能的作用，因而对加强雌激素维持子宫能力可产生作用。龟板益肾阴，兼通任脉，用于血虚阴伤，二者均能调奇经。中医理论认为子宫脱垂多责之带脉松弛，冲任不固。而带脉束于任督之间，任脉前而督脉后。补任督者所以升举带脉也。故本方用此二味有维持、约束胞宫作用，实亦为关键性措施。升麻其性轻扬上行，凡脾胃虚寒，清阳之气无权者，借此升举；黄精、大枣为滋补强壮药，补五脏，治虚损，与参、芪同用，相得益彰。本方与补中益气汤的主要区别是：补中益气汤着重健运脾胃，升阳益气；而本方重在益气补肾，强壮任督，升提固脱。与此同时，还必须根据辨证论治的原则，随证加减。另外掺药五倍子为收敛作用，有效成分为鞣酸，能使皮肤、黏膜和溃疡的组织蛋白凝固，且有止血抗菌作用，故外用治子宫脱垂有助于增强疗效。

（三）病例选择

本组 21 例，均为农村妇女，经妇科检查符合收治者，列为治疗对象。

诊断及分度标准：按王淑贞著《妇科学》的子宫脱垂分度标准。以蹲式或卧式加摒气后，指检为准。

1. 一般情况与疗效分析

（1）脱垂年龄分析及疗效的关系：本病一般以老年妇女较多，而本组青壮年占多数，这与青壮年的劳动强度有关。年龄小较年龄大疗程短，疗效高。

（2）脱垂病程与疗程、疗效的关系：脱垂病程短（尤其在 1 ～ 2 年内），疗程短，疗效高；反之，疗程长，收效慢。

（3）脱垂分度与疗程、疗效的关系：脱垂Ⅰ～Ⅱ度。疗程短，疗效好，而对Ⅲ度则疗程长，疗效相对差。

2. 疗效判断标准

痊愈：子宫复位至坐骨棘平面以上，自觉症状消失，或显著减轻，随访半年来未复发者。

好转：子宫脱垂不同程度减轻，自觉症状改善者。

无效：子宫脱垂及自觉症状同治疗前无明显改善者。

例 1：王某，女，39 岁，社员。生育 5 胎，阴挺已 6 年余。子宫脱垂如拳头大，色紫红、溃破，黄水断续渗出，有腥味，阴户坠痛，站立过久或行动时则加重。妇检诊断为Ⅲ度子宫脱垂。患者面色萎黄少华，头晕耳鸣，心悸嘈杂易饥，腰膝酸软，经闭两年多。脉细弱无力，舌质淡，苔少。体倦气馁，中气下陷，不能维系胞宫。方用升提固脱煎加菟丝子、川断各 9g。配合外用方。两个疗程，子宫脱垂已缩小如鸽蛋大，腰膝酸软及坠痛感好转，精神渐振。但阴户渗液，仍淋漓不断，白带频多。舌苔薄滑，脉象稍迟。原方去巴戟天、川断，加乌贼骨（煅）、鸡血藤各 15g。又连服一个疗程，子宫复位如初，经水亦通，白带及阴户渗液显著减少，面色好转。仍感头肢麻，心悸嘈杂，脉细弱。再进八珍汤善后调治。随访半年，已能参加一般体力劳动。

例 2：苏某，女，52 岁，社员，生育 7 胎。产后负重，致子宫脱垂已有 18 年之久。整个子宫体脱出阴道外，大如拳头，色紫红，痛痒非常，黄水淋漓，有腥味。妇检诊断为Ⅲ度子宫脱垂。面色萎黄无华，精神倦怠，便溏。两脉细弱无力，舌光剥少苔。病久体虚，中气下陷，气阴两伤。方用升提固脱煎加淮山药、芡实各 15g，同时配合外用方熏浴局部及五倍子外掺。服药三个疗程，子宫逐渐复位，惟尚有坠胀感，湿水淋漓未净。前方加煅牡蛎 30g（先煎），黄柏 4.5g。又服 5 剂后子宫复位。嘱继服补中益气丸巩固疗效。随访半年，未见复发。

（四）讨论与体会

1. 关于病因、病机分析。子宫脱垂的病因病机，主要多为劳倦伤脾，中气不足，气虚下陷；或产育过多，肾虚冲任不固，带脉失约，胞宫失于维系所致。本组 20 例患者，属产后劳动太早，努力过度者 5 例，生育过多，冲任虚损，胞络松弛，不能维系者 11 例；病后未复，体质虚弱，中气不足者 4 例。

2. 本组 20 例，对兼见寄生虫病、闭经、胃痛等证的患者，均根据不同症情，结合治疗有助提高疗效。

3. 治疗期间应注意适当休息，避免重体力劳动和精神刺激。禁忌房事。狠抓早期治疗。积极实行计划生育，提倡晚婚，是预防本病的有效措施。

十三、龙胆清脑汤治疗流行性脑脊髓膜炎 37 例临床小结[1]

近年来，流行性脑脊髓膜炎（以下简称“流脑”），在本省境内有不同程度的流行。中医能否治疗急性传染病？有人还在怀疑。几年来，我们在医院领导的大力支持下，对

[1] 江韵樵，王琦．龙胆清脑汤治疗流行性脑脊髓膜炎 37 例的临床小结．江苏中医，1965（12）：22-24.

有关治疗本病的理、法、方、药进行了初步的探索，本文所述，不过提供一部分参考资料，希望得到大家的热情帮助。

（一）病因探讨

“流脑”的发病因子，现代医学证明为脑膜炎双球菌所致。中医学认为是感受了“疫疠”之气。所谓疫疠，乃六淫之外的一种异气。因本病具有传染性、流行性，故其属疫毒，性质则属温热，病机则属风火。《素问·至真大要论》所云“诸暴强直，皆属于风”“诸热瞀瘛，皆属于火”等语，已将急性热病的症状（包括脑症状）病机，做了扼要说明。

（二）资料分析

笔者先后在高邮县人民医院、甘垛卫生院治疗本病37例（资料时间为1959年3月～1964年3月）。

1. 一般分析

①性别：男性28人，女性9人；②年龄：1～10岁6人，11～20岁19人，21～30岁8人，31～40岁4人；③职业：工人4人，农民19人，学生8人，居民6人；④病程：败血期23例，脑膜炎期14例。

2. 症状分析（表3-1）

表3-1

症状	发热	畏寒	头痛	头昏	呕吐	项强	反张	口噤	囟突	谵妄	昏迷	发斑	抽搐	惊厥	热疱疹	克氏征	布氏征	巴氏征	瘀点
病例	37	3	32	5	19	27	7	4	1	6	4	10	8	5	9	20	17	15	29

3. 舌苔分析

薄黄苔9例，黄腻苔6例，黄厚苔17例，舌赤无苔3例，干绛2例。

4. 脉象分析

浮数脉4例，洪数脉19例，滑数脉10例，弦劲脉4例。

5. 实验室检查

（1）血象检查：白总分10000～20000/mm^{3}5例，20000～30000/mm^{3}16例，40000～50000/mm^{3}13例，50000/mm^{3}以上3例。最低16500/mm^3，最高54000/mm^3.

（2）脑脊髓液检查：脑压显著增高者21例，外观及混浊度改变者34例。细胞数

100～200 个 4 例，200～300 个 17 例，300～400 个 15 例，400 个以上 1 例，最低 140 个，最高 460 个。潘氏试验：蛋白（+）24 例，（++）9 例，（+++）4 例。糖定量均见显著减少，最低是 0，最高是 32。因本院条件所限，37 例均未做细菌培养。

6. 诊断及治愈标准

凡是有“流脑”接触史，并有“流脑”临床表现及体征，血象及脑脊液检查有明显异常而确诊为“流脑”者，即为治疗对象。治愈标准：以临床症状消失，出院时血象或脑脊髓液检查已呈正常或已接近正常，随访 1 个月无异常发现者。

7. 结果分析

疗程最短 2 天，最长 10 天，平均 3.5 天。治愈率：痊愈 36 例，后遗症 1 例（两耳失聪）。

（三）流脑治疗主方——龙胆清脑汤

龙胆清脑汤（本院自拟方），系由龙胆草、大青叶、连翘、山栀、黄芩、黄连、石膏、牡丹皮、生地、玄参、天麻、钩藤、石决明、杭菊花等 14 味药配伍组成，因本方以龙胆草为主，而功能清脑中病变故名。方由《局方》龙胆泻肝汤与余师愚的清瘟败毒饮化裁而来。清瘟败毒饮原治：身壮热，头痛如劈，烦躁若狂，神昏谵语，大渴引饮，甚剧发斑或吐衄，舌红唇焦，六脉沉细而数，或沉而数，或浮大而数等症。不难看出上述各证中已有许多颇类急性热病的症状，而本病属于急性热病之一种，故合清热解毒，凉血救阴，平肝息风诸品为一方，迫使邪溃。但本方的运用亦有它一定的适应范围，凡符合“流脑”之败血期，脑膜炎期（或已入营，或已入血）症见高热不恶寒，头痛剧烈，皮肤或黏膜出现瘀斑或玫瑰色丘疹，自汗或无汗，呕哕溲赤烦懊，谵语，神志欠清，伴有轻度痉挛，苔黄或舌赤少津，脉象以洪大、弦数为多见。呕甚加赭石、竹茹，抽搐剧烈加全蝎、地龙，反张加僵蚕、蜈蚣，一日两剂，6 小时服一煎。

若邪势登峰造极，高热狂乱谵妄、神识不清、舌赤便秘的闭实之证，或瘀斑成片、脉象极微（或无）、体温不升、血压下降、四肢厥冷的脱证，必须酌用神犀、紫雪、安宫、独参、三甲复脉等方为急救之计，或采用现代医学的急救方法，中西医相互合作，以挽垂危。

关于龙胆草用来治疗“流脑”，近代已有不少经验。1964 年春季，我们在甘垛公社两个大队用单味龙胆草煎汤预防，703 人中仅有 3 人发病。今后科研工作中，拟请有关单位对龙胆草的药理和有效成分，作进一步研究。

（四）病例介绍

例 1：化脓性脑膜炎

患者万某，男，19 岁，未婚，工人，江苏靖江人，本院住院号（59）11154，发病日期，1959 年 3 月 12 日，住院日期，1959 年 3 月 14 日。10 日下午，始感恶寒、头痛，次日有增无减，自以为“伤风”，未予重视，至 12 日凌晨，病情突然增剧，头痛如劈，颈部强直，神识昏迷，咳嗽痰吐稠黏，并加呕，哕，时有抽搐，脉象弦数，舌苔厚黄，大便四日未解。西医检查：体温 41.2℃，布氏征（+），巴氏征（+），克氏征（+）。化验室报告：脑脊髓液检查示颜色乳白、混浊，白细胞计数 468/mm^3，潘氏试验（++），糖定量 20 ～ 30mg/24h。治疗：龙胆清脑汤两帖，分四次服，送服大至宝丹一粒。

1959 年 3 月 15 日二诊：体温 38.4℃，热势已降，神识稍清，抽搐未见，惟夜间仍有谵语，口渴欲饮，大便未行，小便短赤，苔黄厚夹灰黑，舌质红，脉象弦数，疫毒闭结于内，原方增荡涤之品，寻邪外出。龙胆清脑汤两帖，加生大黄（后下）三钱，番泻叶三钱，服法同前。

1959 年 3 月 16 日三诊：体温 37.7℃，神识全清，热降，渴减，夜间安眠，药后行胶黏便一次，色黑，苔黄较前退，两脉转滑数，击鼓再进。龙胆清脑汤一帖，分两次服。

1959 年 3 月 17 日四诊：诸症悉退，抽搐未作，惟日暮热势略升（体温 37.5℃），夜眠尚好，时有头昏，舌苔根厚，前半新苔已生，脉转细数，改拟养阴善后。

南北沙参各三钱，冬桑叶三钱，石斛三钱，细生地三钱，杭菊花三钱，天麻一钱五分，玄参三钱，女贞子三钱，荷叶一张（服两帖，每日一帖）。出院时脑脊髓液检查（3 月 20 日），透明无色，弱碱性，潘氏试验（-），白细胞计数 30/mm^3，糖定量 20 ～ 30mg/24h。

例 2：流脑脑膜炎期

患者吴某，女，29 岁，农民，江苏高邮人，甘垛卫生院住院号 14668，发病日期 1964 年 3 月 3 日。西医病历：产后 5 日，新产当日发生“流脑”，经附近诊所治疗，五天来计用 SD15g，氢化可的松 60mg，症情仍未控制，入院治疗，入院时体温 38.9℃，神识朦胧，全身僵直，颈项强直，头痛剧烈，口唇及舌尖满布疱疹及溃疡，克氏征（+）。听诊：心跳规则，有Ⅱ级收缩期吹风样杂音，肺（-），腹（-）；实验室检查：血液白细胞计数 31400/mm^3；脑脊髓液：压力增高，呈射出状，外观毛玻璃状，蛋白（++），细胞数 2110/mm^3，糖未测出。小便检查：呈血尿，镜检有多量红细胞及磺胺结晶体。遂停用西药，转请中医治疗。

1964 年 3 月 8 日初诊：新产病温，已近月余，疫毒扰于神明，邪热耗液动血，神昏谵语，周身瘀斑多处，唇干齿燥，口渴，懊恼，小溲热痛，夹血，舌质红绛，两脉细数，今拟清热败毒，兼以滑利止血。

处方：龙胆清脑汤加飞滑石三钱，小蓟三钱，白茅根一两，水煎药两帖，12 小时服完。

1964 年 3 月 9 日二诊：药后 18 小时，体温降至 37.8℃，已能回答一般问题，头痛亦减，舌苔稍有润意，小溲频频，颜色逐次变淡，镜检未见红血球及磺胺结晶体，唯口渴不解，大便不行，两脉滑数。

处方：龙胆清脑汤加天花粉五钱，炙瓜蒌一枚，大贝母三钱，炒白芍三钱，苦丁茶一钱五分（两帖，分四次服）。

1964 年 3 月 10 日三诊：体温降至 37.3℃，神识全清，昨夜腑行黏黑臭粪，舌前有新苔萌生，两脉虚软。

方处：南北沙参各四钱，大麦冬三钱，大生地三钱，女贞子三钱，菊花三钱，甘草八分，元参三钱，荷叶一张（两帖，两日量）。

出院时脑脊髓液检查：透明无色，弱碱性，潘氏试验（-），蛋白（-），白细胞计数 20/mm^3，糖定量 30 ～ 100mg/24h。

（五）体会

1. 治疗“流脑”需根据中医学辨证施治的精神，在明确龙胆清脑汤适应范围的前提下，因证施治。感邪轻浅者，予辛凉轻剂，如桑菊饮、银翘散之属加入少许龙胆草；若重用苦寒，有伏遏之过，早用香窜，有昏陷之虞。大凡邪已化热者，即当予以清热解毒，平肝息风，救阴补液。斑疹严重者，重用凉血清火之品。至于龙胆草剂量，一般可用至三五钱，但需与等量生地同用，因为重用苦寒反有化燥可能，地黄有甘寒生津之功，两者同用，苦甘合化，正可相得益彰。

2. 流脑的归类问题。流脑在发展过程中，每多出现抽搐、惊厥、项强口噤、角弓反张等症，因此有不少人把本病归隶于痉证之中；但痉证不仅在本病中出现，亦可表现在其他疾病中（如：破伤风、急慢惊风、痫病等）。本病如果及早治疗，施治得宜，病不再化，可以不必致痉。如邪在肺卫尚未动风之前，是否可将本病亦称之为痉呢？综观全局，痉证只是本病发展过程中某个阶段可以产生的临床表现，而非必由之路。何况痉证既无传染性，又无流行性呢？因此，将流脑指定为痉痫的说法，值得进一步商榷。我们知道痉证包括多种热性病，温疫是热性病中能够引起传染流行的一类，因此我们认为将本病归纳在温病学中温疫门内，而不要生搬硬套地为某个病名而强求结合，才是慎重的态度。

（六）小结

1. 介绍中医中药治疗“流脑”的主要治法和方剂——提出自拟的龙胆清脑汤，希望临床工作者研究使用。

2. 对 37 例确诊为“流脑”的患者做了临床资料分析。

3. 本文对“流脑”的归类问题做了初步探讨，认为本病具有传染性、流行性，属于温病学中的温疫类，不属于痉证范围。

第四节　活血化瘀方研究

一、生化汤的临床应用[1]

生化汤一方，据《景岳全书·妇人规古方》所载，原出于钱氏世传。方由当归、川芎、桃仁、黑姜、炙甘草五药组成，有活血化瘀、温经止痛之效，多用于产后恶露不行，少腹疼痛等证。明末清初傅山著作《傅青主女科》继承前人的经验，对本方阐发详尽，于产后病应用极为广泛，对后世影响甚深。兹就古今有关文献，对本方的临床应用等问题，概述如下：

（一）傅青主对本方的阐发

《傅青主女科·产后篇》基于产后血虚多瘀这一病理特点，以“虚者补之”“血实者宜决之”的理论为指导，在治疗上强调补血行瘀。如在“产后少腹疼”条指出“血活则瘀自除，血结则瘀作祟，若不补血而反败血，虽瘀血可消，毕竟耗损难免，不若于补血之中，以行逐瘀之法，则气血不提而瘀亦尽消矣”，并认为生化汤行中有补，化旧生新，“系血块之圣药”。总观傅氏治疗产后病，有 27 症用生化法，如治产后血块用生化汤原方；治产后血晕用加味生化汤（本方加荆芥炭、大枣）；治产后发厥块痛未止用加参生化汤（本方加人参、大枣）；治产后块痛未止妄言妄见用安神生化汤（本方加柏子仁、人参、茯神、益智、陈皮、大枣）；治产后伤食血块未消用加味生化汤（本方加神曲、麦芽以消面食，加山楂、砂仁以消肉食，如伤寒冷之物加吴萸、肉桂）；治产后忿怒用木香生化汤（本方去桃仁、炙甘草，加陈皮、木香）；治产后类伤寒二阳证用加味生化汤（本方

[1] 盛增秀，蒋厚文，王琦，等．生化汤的临床应用．上海中医药杂志，1984（3）：30-31.

去桃仁，加防风、羌活）；治产后类痉有汗用加减生化汤（本方去桃仁、黑姜，加麻黄根、桂枝、人参、羌活、天麻、附子、羚羊角）；治产后块未消患泻证用加减生化汤（本方加茯苓、莲子）；治产后三日内完谷不化块未消用加味生化汤（本方加益智、茯苓）；治产后七日内患痢用加减生化汤（本方去黑姜，加茯苓、陈皮、木香）等。由是观之，傅氏以生化汤治疗产后病，可谓运用裕如，曲尽其妙。再则，对于本方的服法，傅氏主张“宜效太仆以频加”“不可拘于贴数，服至病退乃止”，这些宝贵的经验，是很值得借鉴的。

（二）临床应用概况

有关本方的方义和作用，孙氏分析说：“方中当归辛甘苦温，为血中气药，能补血润燥，祛瘀生新；川芎辛温升浮，搜风散寒，止痛调经，上行头目，下通血海；桃仁苦平微甘，泄血滞而破瘀，缓肝急而生新；黑姜辛苦大热，去脏腑沉锢之寒，有阳生阴长之义；甘草甘平，以和诸药，炙用气温，能补三焦元气而散外寒。方名生化，功专去故生新。”近人对本方的应用较为广泛，从有关报道来看，主要用于产后少腹疼痛，恶露不下，恶露不绝，胞衣不下等证，以营血内虚，寒凝瘀滞者，尤为合适。

1. 治产后子宫复旧不良和宫缩痛

郝氏选择产后子宫复旧不良59例，产后子宫收缩痛41例，给予煎服加红生化汤（本方加红花）治疗，并与同时期用麦角新碱治疗产后子宫复旧不良50例进行比较，结果加红生化汤疗效较麦角新碱组为好。部分患者服药后有子宫收缩感，近半数病人服药后阴道有血块排出。其作用可使子宫收缩呈节律性加强，进而促进产后子宫的复旧及使产后子宫收缩痛消失。甘氏治疗因人工流产引起阴道流血不止的患者8例，经用各种止血药、子宫收缩药无效，而改用补血调经、祛瘀生新的中药生化汤加减，阴道流血迅速停止，疗效显著。

2. 治胎盘残留

张氏等报道用本方去甘草，加益母草、熟地黄、牡丹皮、红花、艾叶，治愈小产后胎盘残留22例。服药后排下残留胎盘，出血及腹痛消除，追踪半年以上无临床症状。顾民治疗产后气血虚弱而胞衣不下者，用本方加人参、黄芪；产时感邪，气血凝滞而胞衣不下者，本方加熟地黄、生蒲黄、肉桂、赤芍，效果良好。

3. 治胎死腹中

有报道用本方治疗胎死腹中，而腰腹坠痛、下血淋漓者，服药2～4剂后死胎下，血止腹痛消失，诸症渐愈。

4. 治疗子宫内膜炎

谢氏介绍用生化汤加味治疗慢性子宫内膜炎13例，获得一定疗效。组方：本方加乳香、田三七。根据临床兼证，气虚加党参、黄芪、白术；血虚加熟地黄、阿胶；阴虚血热加牡丹皮、栀子、生地黄；肝郁气滞加柴胡、香附、乌药；肾虚加补骨脂、益智仁、川断；少腹痛加灵脂、蒲黄。认为本方能改善子宫内膜的血液循环，促进局部渗出物的吸收，达到消炎止血止痛的作用。

5. 产后调理

杜氏等不加选择地给 60 名产妇服生化汤（每人于产后连服 3 剂），并与对照组 60 例（未服生化汤）进行对比观察，结果服生化汤组在产褥期发生的不利于产后恢复或不舒服的情况比对照组减少了 16.6%。若将产后宫缩痛的发生率除外（它不是阻碍产后恢复的不利因素），则对照组的病变率为 28.33%，服药组只有 10%。因此初步认为生化汤对产后调理和预防产褥感染与促进泌乳机能是有作用的。产后宫缩痛在服药组的人数增加了，说明生化汤有加强子宫收缩的作用，对防止产褥期的病变也是有利的。

6. 治子宫肌瘤及子宫肥大症

国氏等报道，以加味生化汤（本方加益母草、炒芥穗）为主方，随症加减（有结节者，加三棱、莪术、肉桂；经期或正出血量多者，主方剂量减少）治疗子宫肌瘤 24 例，治愈 8 例，有效 13 例，无效 3 例；治疗子宫肥大症 46 例，治愈 25 例，有效 18 例，无效 3 例。实验证明：加味生化汤可加强子宫收缩，加速子宫平滑肌的代谢，改善其营养，可使增生性病变已破坏的循环得到重建，有利于增生的子宫平滑肌细胞转化和吸收，同时亦可调整肌纤维束之间的结缔组织代谢，使硬化的结缔组织变软，起到软坚散结的作用。此外，顾氏根据临床经验和体会，对本方随症加减治疗产后胎盘滞留、恶露不下或恶露不绝、产后腹痛、身痛、发热、泄泻、便秘、呕吐、汗出、咳嗽等病证做了较详细的介绍。

（三）注意事项

诚然生化汤在产后病治疗中应用较为广泛，但也有它一定的适应范围，不可视为产后必服之方而不加辨证地滥用，诚如王氏所说："产后疾病有属于实热的，则非此方所宜，故《傅青主女科》一书中，产后七十余症，仅二十余症选用本方化裁治疗，可见生化汤并不能统治各种产后疾病。"计氏认为："生化汤的加减运用，系以产后血虚而夹瘀为指征，非通治产后百病之方。"顾氏也指出："不能认为其有'生化'之名，而误为产后养血调理的通用方。"孙氏进一步阐发说："其中可用生化汤者，只有寒凝瘀积与血块腹痛为宜，至于失血过多，血虚气滞腹痛，与食积停滞脘腹疼痛，则不适合，故不能每产选用。倘若产后阴虚阳胜，服之则汗多蒸热，心悸头眩；或素秉肝旺，服之则烦热汗出，睡眠不安；或服后血热沸腾，子宫出血绵绵不断，此皆临床上所迭见。"由此可见，生化汤用于产后，必须本着辨证求因和审因论治的原则，才能收到较好的效果。决不可随便乱投。

二、活络效灵丹的临床应用[1]

活络效灵丹出自张锡纯《医学衷中参西录》，方由当归、丹参、乳香、没药四味组成。“方中以当归养血和营，丹参活血祛瘀，乳香活血定痛，和营舒筋，没药散瘀止痛”，故有活血化瘀，通络止痛之效，主治气血凝滞，痃癖癥瘕，心腹疼痛，腿痛胃痛，内外疮疡，一切脏腑积聚，经络瘀滞等证。近世对本方的应用较为广泛，著名的“宫外孕方”，即由本方化裁而成。兹据近年有关文献报道，对其临床应用综述如下：

（一）宫外孕

山西省治宫外孕的经验方“宫外孕方”，是由活络效灵丹去当归，加赤芍、桃仁组成，实践证明有显著疗效。天津市中心妇产科医院认为宫外孕与中医学《妇人良方》所载“瘀血小腹急痛，或谵语口干漱水不咽，遍身黄色，小便不利，或血结胸中，手不敢近腹，或寒热昏迷，其人如狂”的证候，颇为相似。根据“急则治其标，缓则治其本”的原则，休克时先抢救休克并止血。休克缓解后投以活血化瘀之品，方用活络效灵丹为主（丹参、赤芍、没药、乳香、当归、三七、血竭），随症加减。共治疗17例，除2例手术外，均获得较好效果。有效病例，服药最少7剂，最多40剂（每日一剂）。一般一个月基本吸收，3个月可以完全吸收。月经多在8个月转为正常。勉县医院妇产科用中西医结合非手术疗法治疗宫外孕20例，中医辨证为血在少腹的实证，主要治法为活血、祛瘀、止痛，临证时尚需根据“虚则补之，实则泻之，寒则温之，热则清之”和标本缓急等原则辨证施治。主方为活络效灵丹化裁（丹参、赤芍、桃仁、乳香、没药）20例经治后均获得近期治愈或远期治愈，住院时间最短15天，最长45天。曾氏介绍中西医结合治疗异位妊娠（宫外孕）13例，中药以活络效灵丹加减为基本方（赤芍、丹参、桃仁、乳香、没药、三棱、莪术），随症出入。西药均以口服四环素预防其感染及合并症，血压不稳定时以静脉输液，休克型在必要时给予输血。13例治疗成功者11例，住院时间最短为8天，最长30天，其中2例休克型失败，治愈率占84.6%，以不完全型及包块型疗效较满意，而休克型疗效较差。又蔡氏尚有本方加减治疗宫外孕的个案报道。

---

[1] 盛增秀，王琦，蒋厚文，等.活络效灵丹的临床应用.黑龙江中医药，1984（5）：48-49.

（二）肠粘连

申氏用活络效灵丹治愈两次手术后肠粘连一例，患者系阑尾炎手术后肠粘连腹痛，曾再次行粘连剥离手术，术后腹痛仍未缓解，疼痛已达三年之久，中医诊断为瘀血腹痛，初用膈下逐瘀汤未效，后改用活络效灵丹加五灵脂、桃仁、木香、金铃子、延胡索、香附之类，迅获良效。

（三）坐骨神经痛

甘肃省平凉地区第一人民医院应用加味活络效灵丹为主治疗 10 例坐骨神经痛，取得较好的效果。治疗以扶正祛邪，行气活血，化瘀通络为法则，基本方：当归、丹参、乳香、没药、黄芪、牛膝、鸡血藤。疼痛剧烈者加三七、桃仁、红花；腰痛明显者加川断、桑寄生、补骨脂；遇阴冷疼痛加剧者加苍术、防己、苡仁；兼有四肢发麻者加桂枝、威灵仙、丝瓜络；胃弱食少者加建曲、鸡内金。经治疗后，治愈者 7 例，基本治愈者 2 例，好转者 1 例，7 例追踪观察半年至六年，其中 6 例未复发，1 例治愈后半年左右遇风冷复发，但经用中药治疗又获显效。肖氏介绍用加味活络汤（当归、丹参、黄芪、乳香、没药、牛膝、鸡血藤——活络效灵丹加味）治疗因瘀血阻滞经脉，气血不能通利而发生的坐骨神经痛，有良好的效验。邓氏曾治一坐骨神经痛之妇女，每夜疼痛呼叫不已，诊其脉弦稍数，舌红，为血瘀兼热所致，予活络效灵丹加生地黄、赤芍、白芍、甘草，7 剂痛止，继服数剂善后，十多年未再发。又瞿民报道用活络效灵丹加桃仁、红花、麻黄、地龙、川乌之类，随症增损，并配以新针局部取穴，治疗一例顽固性坐骨神经痛而获痊愈。

（四）肋间神经痛

蒋氏报道用活络效灵丹加入疏肝理气之品作为主方，结合辨证论治法则，治疗肋间神经痛 36 例，效果满意。主方：当归、丹参、乳香、没药、柴胡、郁金、瓜蒌皮、薤白，加减法：痛在右胸、右胁，加枳壳、陈皮以理气；痛在左胸、左胁，加桃仁、红花以祛瘀，口苦咽干，目眩，加龙胆草、川楝子以清肝经郁火；胸胁胀满，咳嗽不扬，加杏仁、牛蒡子以宣肺；恶心呕吐，酸水上泛，加生赭石、清半夏以和肝肾；心悸、怔忡、多梦纷纭，加生龙骨、生牡蛎以敛心气。疗效：服药 3 ～ 5 剂，临床治愈者有 12 例；服药 6 ～ 8 剂，临床治愈者 14 例；服药 6 ～ 10 剂，显著好转者 10 例。

（五）关节肿痛

李氏介绍治疗1例手足指趾、腕、膝关节红肿灼痛3个月，脉弦滑而数，苔黄腻，舌质暗红有紫气，中医诊断为湿热夹瘀之痛风，即历节风证，用通经活血佐以清热除湿之活络效灵丹加味（活络效灵丹加知母、防己、赤白芍、桑枝），服药80余剂症状消失而出院，经追踪观察18年未再复发。刘氏治一患儿两膝关节及踝关节肿痛灼热，经西药安乃近、青霉素等治疗未效；中医辨证为湿热阻于经络，而致气血瘀滞不通，用活络效灵丹合四物汤、三妙丸获效。

（六）外伤病证

赵氏用此方加减治疗外伤科多种病证，并介绍下肢撞伤、胸胁部外伤后遗疼痛、腰部外伤后遗疼痛、脑震荡后遗症等治验各1例。

此外，还有不少文献报道，应用本方治疗因血瘀而引起的多种痛证，如胃脘痛、心绞痛、头痛、牙痛、胸胁痛、腹痛、腰腿痛、肩臂痛，以及妇女痛经、月经不调和外科疮疡等病证，均有获效的病例。再则，对于本方应用的注意事项，陈氏深有体会地指出："活络效灵丹性，个别病人服后有时会感到患处疼痛加剧，或向周围放散，此属活血化瘀的一时性反应，仍可继续服用，俟气行血活，疗效自显。"彭氏对方中乳香、没药两药的用量，认为"乳没香烈辛苦，用量过大，服后往往引起恶心或呕吐，因此须减其剂量"，可资临床参考。

综上所述，活络效灵丹的作用长于活血止痛，其应用范围较为广泛，只要辨证确切，常能取得满意的疗效，诚如刘氏所说"临床用于气血瘀滞所产生的病证，只要审证时有血瘀见症，即可投以此方，如能在辨证论治的基础上，进一步分清导致气滞血瘀的病因而随证加入相应的药物，往往收效尤著"，确为经验之谈。

三、膈下逐瘀汤的临床运用[1]

膈下逐瘀汤出自王清任《医林改错》，由灵脂、当归、川芎、桃仁、牡丹皮、赤芍、乌药、延胡索、甘草、香附、红花、枳壳十二味药组成，有行气逐瘀、破结止痛之效，主治积块、小儿痞块、痛不移处，卧则腹坠、肾泻、久泻等病证。近人发展了王氏的经

[1] 盛增秀，王琦，蒋厚文，等.膈下逐瘀汤的临床运用.湖北中医杂志，1982（6）：48-49.

验，用以治疗慢性肝炎、卟啉病、缩窄性心包炎、宫外孕、肠结核，以及腹部癥块等病证，有一定效果。兹据有关文献报道，将本方的临床应用综述如下：

（一）慢性活动性肝炎

王氏等以活血化瘀为主（部分病例短程并用小剂量糖皮质激素），治疗慢性活动性肝炎 25 例，对改善症状、体征和肝功能，有良好作用。其中症状显效率：肝痛为 100%，纳呆为 96%，腹胀为 90.4%，25 例黄疸，有 24 例消失，腹水 5 例有 4 例消失；肝肿大在肋下剑突下均有不同程度的回缩好转；肝功能亦有不同程度改善。中药基本方为膈下逐瘀汤，如有湿热加栀子、败酱草、黄连、黄芩、黄柏；有“脾虚湿热”者加白术、茯苓、茵陈、焦三仙、茯苓皮、冬瓜皮、大腹皮；有“气滞”者加柴胡、郁金、砂仁、木香。待症状缓解，肝功明显好转后停用上述药，改用其他方药。

（二）血卟啉病

本病为代谢疾病，西医治疗效果不够理想。广东省湛江市东简卫生院应用膈下逐瘀汤为主治疗 8 例，均获治愈。组方：五灵脂 6g、当归 9g、川芎 6g、桃仁 9g、赤芍 9g、乌药 9g、延胡索 6g、甘草 4.5g、红花 6g、枳壳 6g、香附 9g。血卟啉病的病理改变为体内卟啉产生增多，代谢紊乱，属内因导致气滞血瘀，阻塞脏腑不通，患者常因“不通”则“痛”。刺痛有定处不移者，血瘀偏重之证；脉弦涩者，肝郁气滞血瘀之象；痛有常处而不移者，死血也。膈下逐瘀汤长于理气开郁、活血逐瘀，故用之多效。

（三）缩窄性心包炎

李氏等介绍治验一例，患者自觉心慌气短，心区掣痛，浮肿轻咳月余，经多方检查，确诊为“早期缩窄性心包炎”，西医主张外科手术治疗，因病人及家属均拒绝手术，遂改用中药治疗。中医据其临床表现，辨证为气滞血瘀，久病入络，仿膈下逐瘀汤加减治之，获得满意效果。孙氏参照李氏经验，用膈下逐瘀汤加减治疗一例缩窄性心包炎，亦收到很好效果。

（四）宫外孕

萧山县人民医院中医科、妇产科以膈下逐瘀汤为主，治疗宫外孕 20 例。基本方：当归 9 ～ 12g，赤芍 9 ～ 15g，桃仁、牡丹皮、红花、牛膝、制延胡索各 9g，乌药 6g，制乳香、甘草各 5g。加减法：瘀结型着重活血化瘀、行滞散结，主方加三棱、莪术各 6 ～ 9g，槟榔 9g；如气虚贫血，加党参、制黄精各 15g；包块质坚，加皂角刺、穿山甲各 9g，外贴消痞狗皮膏，加入麝香 0.3g；内崩型以制死胚胎为首要，然后在主方中加三棱、莪术破瘀；休克型首先抗休克，俟休克纠正后，改服主方加党参 30g，如休克仍未纠正，应立即手术治疗。以上三型在治疗过程中出现大便秘结者，加制大黄 12g；食欲不振加川朴、生山楂各 9g；恶心呕吐加姜半夏 6g，生姜 8 片。所治 20 例中，成功 19 例，改用手术治疗 1 例，平均住院 19.4 天。

（五）肠结核

杜氏治疗一例肠结核合并结核性腹膜炎、肠粘连伴不完全性梗阻，中医辨证属寒客中焦，气滞血瘀，拟以膈下逐瘀汤与阳和汤交替治疗，处方：

（1）桃仁、红花、甘草、穿山甲各 10g，川芎、牡丹皮、赤芍、乌药各 6g，玄胡、香附、枳壳各 5g，党参 20g。

（2）熟地黄 30g，鹿角胶 10g，炒白芥子 6g，肉桂、生甘草各 3g，姜炭、麻黄各 2g。上列两方交替服用 21 剂，效果良好，三年后随访，未见复发。

（六）不孕症

李氏对不孕症血瘀型（临床表现：下腹隐痛、坠痛或胀满感，经期加重，月经失调或经行不畅，或淋漓不断，有血块，白带多，舌质红或紫或有瘀斑，舌苔黄腻或薄白，脉沉弦或滑。此型多有附件炎病史，妇科检查附件区有压痛、增厚或有包块），治疗以活血化瘀为法则，常选用膈下逐瘀汤等方剂，并有治验介绍。

（七）癥瘕积聚

《医林改错·膈下逐瘀汤所治之症目》载："无论积聚成块，在左肋、右肋、脐左、脐右、脐上、脐下，或按之跳动，皆以此方治之，无不应手取效。"沙氏治一女性患者因气郁血瘀而引起膈下积块。积块大如覆杯，坚硬有形，疼痛较剧，用膈下逐瘀汤加减，服药八剂，积块全消。陈氏等治疗一例，"肝静脉阻塞"，肝肿大于右肋下 7.5cm，剑突下 8cm，压痛明显，脾侧位可触及边缘，自觉右季肋及上腹部胀痛，伴纳差，恶心厌油，乏力，经用抗凝、保肝西药治疗乏效。后改用中药治疗，中医辨证为肝胆郁滞，气血瘀塞，证属"癥积"，用膈下逐瘀汤加减治之，坚持服药半年多，肝部肿块显著缩小，自觉症状基本消失。韩氏亦用膈下逐瘀汤加味治疗一例腹部癥块（西医考虑左肾肿瘤），服药 45 剂，包块消失体力恢复正常。

（八）糖尿病

祝氏通过临床观察，发现部分糖尿病患者舌质紫暗，有瘀点，瘀斑，或舌下静脉瘀结曲张，或面部有瘀斑。遂将此类病人诊断为糖尿病血瘀型。祝氏采用活血化瘀为主的治法，取得疗效，其中膈下逐瘀汤亦是选用方剂之一。在祝氏诊治之病例中有一例，除“三多”症状外，还有面色晦暗，两颊散在赤丝及腹部癥块等临床表现，诊断为糖尿病血瘀型，曾用胰岛素治疗，病情无改善，后合用加减膈下逐瘀汤治疗，4个月之后，病情逐步得到控制，胰岛素用量减少，疗效较好。

此外，本方治疗冠心病、过敏性结肠炎、月经不调、外伤等病证，也有零星的治验报道。

综观上述，膈下逐瘀汤的作用长于逐瘀破结，对肚腹癥块尤有良效，值得重视和研究。

四、补阳还五汤的临床应用[1]

补阳还五汤出自王清任《医林改错》。方由黄芪、归尾、赤芍、地龙、川芎、桃仁、红花七味组成，有益气活血之效。主治“半身不遂，口眼㖞斜，语言謇涩，口角流涎，大便干燥，小便频数，遗尿不禁”，是治疗中风半身不遂和痿证的著名方剂。近人继承和发展了王氏的经验，不仅运用本方治疗多种脑血管疾病，而且还用以治疗因气虚血瘀而引起的其他疾患。兹据有关文献报道，概述如下：

（一）脑血管病

补阳还五汤治疗脑血管意外，近年屡有报道。特别用于本病后遗症半身不遂，则更有效验。如哈医大一院神经科以补阳还五汤加减（川芎、葛根、桃仁、穿山龙、地龙、当归、赤芍、黄芪、丹参）与卫矛糖浆口服，再根据临床辨证，加减用药，治疗脑血栓形成19例，结果显效14例，有效4例，无效1例，总有效率达94.6%，平均住院25.7天，效果不次于其他疗法。黄氏以本方治疗2例中风（中经络），西医诊断脑血栓形成，右侧完全性瘫痪、弛缓性瘫痪各1例，结合头针在相应的运动区和足运动区扎针刺激，均于治疗后1～2天语言清楚，肢麻大减，连续服药25～40剂，能稳步行走，无跛行。

[1] 盛增秀，王琦，蒋厚文，等.补阳还五汤的临床运用.辽宁中医杂志，1982（10）：44–45.

吕氏介绍以活血化瘀为主的基础方（丹参、黄芪、归尾、川芎、红花、桃仁、桂枝、葛根、桑枝、川牛膝、鸡血藤、地龙，童便为引）治疗脑血栓 37 例，痊愈 25 例，好转 11 例，无效 1 例，总有效率为 97.3%，分析其组方，实由补阳还五汤化裁而成。李氏报道脑血栓形成 2 例，中医辨证气虚血滞，瘀阻经脉之中风，以补阳还五汤重用黄芪补气，佐以龙、牡、磁石、僵蚕之类重镇息风，取得满意的效果。张氏采用中西医结合的方法治疗缺血性脑梗死 18 例，中药以补阳还五汤加减为主，合并应用阿司匹林、潘生丁等抗凝药物，收到较为满意的效果。曾氏等治疗 70 例中风病人，对其中气虚血虚生风类，以壮阳补气、行血化瘀的补阳还五汤加味，亦获良效。金氏用补阳还五汤加蜈蚣、全蝎、白附子为主随症加减，治疗元气偏虚，邪客经络的中风 12 例，临床表现以半身不遂，口眼㖞斜而脉虚为主症，其中 7 ～ 18 天痊愈者 5 例，24 ～ 90 天痊愈者 7 例。有人用补阳还五汤加减治疗半身不遂 20 例，其中脑血栓形成 12 例，脑溢血 6 例，脑栓塞 1 例（另 1 例为病毒性脑炎），结果显效 8 例，好转 9 例，无效 3 例。不少文献认为对脑溢血恢复期或后遗症半身不遂的治疗，除应侧重活血祛瘀、疏通经脉外，必须参用益气之品，才能达到血活气行，经脉通畅，调理阴阳的目的，补阳还五汤对此最为合拍。如曹氏等运用中西医结合治疗脑溢血 10 例，中医以“治风先治血，血行风自灭”的理论为指导，对清醒期（恢复期）一般采用活血通络，以补阳还五汤加味（黄芪、归尾、川芎、红花、桃仁泥、干地龙、石菖蒲、川连、姜制竹茹、生大黄），同时配合针灸，以促进肢体功能的恢复，失语的改善，取得较好的疗效。祝氏经验对气虚血瘀型的脑血管意外后遗症患者，以补阳还五汤为主方，并根据出现不同兼证，适当增添药味，如有神志不清的加菖蒲、远志；有偏头痛的加茺蔚子、钩藤；血压偏高的加珍珠母、灵磁石、牛膝；肢体麻木的加姜黄、桑枝、豨莶草、鸡血藤；口眼㖞斜的加全蝎、蚕蛹、蝉蜕；语言不利的加生蒲黄、菖蒲；痰盛的加天竺黄、南星、橘红；大便干燥的加枳实、莱菔子、麻仁或酒军；小便不利的加车前子、旱莲草；肝火盛的加龙胆草、山栀、黄芩；失眠的加夏枯草配半夏，女贞子配旱莲草；腿软无力的加功劳叶、千年健、桑寄生、狗脊。肖氏也介绍补阳还五汤可用于脑出血的恢复期和后遗症期，有伤阴者（舌红无苔，脉细数）宜配用育阴之品，如白薇、麦冬、玉竹等；痰湿重者（舌苔黄腻、脉滑）宜佐以芳香化浊之品，如菖蒲、天竺黄、藿香、佩兰等；大便干甚者加黄柏、麻仁等。有关补阳还五汤治疗蛛网膜下腔出血，近年亦有零星报道。如俞氏介绍治验 1 例，患者于 3 个月前因头痛、呕吐昏迷，诊断为蛛网膜下腔出血，经抢救苏醒后尚见颈项僵硬，头痛，舌蹇，颌骨张合不利，时欲流涎等症，屡治乏效。中医辨证为气火燔甚，阳络受伤，痰瘀互结，阻遏清窍，予补阳还五汤加减连服 15 剂症状消失。

（二）脑动脉硬化性麻木症

邢氏认为本症病机不外气虚、痰阻、血瘀，或兼有风邪，本着治病求本的原则，采取补气祛痰、活血化瘀，兼息风通络。方用补阳还五汤化裁（黄芪、当归、川芎、赤芍、丹参、陈皮、半夏、胆南星、鸡血藤、桃仁、红花），随证加减治疗35例，总有效率达94.2%。

（三）急性心肌梗死

阜外医院介绍取法补阳还五汤（黄芪、当归、赤芍、丹参、川芎）和其他中药方剂治疗急性心肌梗死共187例，结果死亡24例，病死率为12.8%，较北京地区单纯用西药治疗的151例的病死率（29.1%）明显为低。在中西医结合组中补阳还五汤组的病死率又较其他方剂组低，前者为8.2%，后者为18.0%，并结合实验研究，分析了上述组方的作用机理。

（四）无脉症

本病是属于慢性非特异性大动脉炎的一种，主要侵犯主动脉弓部位及分枝左锁骨下动脉或无名动脉，引起狭窄或闭塞，从而出现上肢缺血症状和动脉搏动减弱或消失，上肢血压明显降低或测不出等现象的一种综合征，病因不明。殷氏认为本病多因气虚血瘀所致，气虚则血行无力鼓动，血滞则经络瘀阻，血少则肌萎，气虚而昏厥。以辨病与辨证相结合，应用大剂补气，佐以活血化瘀。方用补阳还五汤加味，共治疗6例，结果3例达到临床痊愈；2例明显改善；1例有改善。

（五）截瘫

邹氏报道急性脊髓炎引起的截瘫3例，属中医“痿证”的范畴，由气血亏虚复感外邪，以致气血凝滞而成。采取补阳还五汤以益气活血通络，疗效颇佳。病在初期，夹有外邪，可加羌活、防风、细辛；病至后期，气血亏虚，加党参、杜仲、牛膝、骨碎补，则疗效更显。邓氏亦用本方治疗截瘫1例，治后能不用扶杖跛行，恢复工作。

（六）坐骨神经痛

高氏等报道应用补阳还五汤加味为基本方（黄芪、当归、赤芍、地龙、川芎、桂枝、甘草、红花、党参、鸡血藤）随证加减治疗坐骨神经痛100例，经服8～25剂后，临床治愈89例，显效7例，无效2例，总有效率为98%，与单用祛风寒除湿的中药治疗另外50例（诊断标准相同）比较，后者临床治愈19例，显效4例，好转5例，无效22例，疗效有非常显著的差异。

（七）脑震荡后遗症

沈氏经验，脑震荡后正气虚衰，瘀血留滞，症见头晕，偏瘫，或四肢麻木，宜补气祛瘀，可用补阳还五汤加减。俞氏介绍治验1例，患者系头部撞击致伤后，出现眩晕、耳鸣、健忘、步履失调、神情呆滞等症，中医辨证属气滞瘀阻，用补阳还五汤加减治疗而获愈。

（八）脑缺氧

肖氏认为脑缺氧时常伴有脑血液循环障碍。活血化瘀药能改善脑血液循环和血氧供应，增强机体对缺氧的耐受性，而且有促进苏醒的作用。曾用补阳还五汤治愈5例急性一氧化碳中毒、缺氧性脑病患者。

（九）糖尿病

刘氏观察7例糖尿病患者，均不同程度地存在着舌质紫暗及有瘀点或瘀斑，或面部瘀斑等血瘀见证，应用补阳还五汤加减治疗，取得满意的疗效。

此外，尚有文献报道，本方治疗血栓闭塞性脉管炎、颜面神经麻痹、神经根炎后遗症、格林－巴利综合征、进行性肌营养不良、烧伤后瘢痕形成等病证而获效者。

综观上述，补阳还五汤是一首益气化瘀的代表方剂，临床应用较为广泛，特别对心脑血管病变有显著疗效，值得重视和研究。

五、桂枝茯苓丸的临床研究[1]

桂枝茯苓丸出自汉·张仲景《金匮要略》。方由桂枝、茯苓、桃仁、牡丹皮、芍药五味组成，主治“妇人宿有癥病，经断未及三月，而得漏下不止”，取其有祛瘀化癥之功，达到瘀去而漏止胎安的目的。后世医家在《金匮要略》的基础上，扩大了对本方的适用范围，如《医学纲目》以丸作汤，名之曰“催生汤”，用之下胎。近年来随着活血化瘀研究的深入开展，有关本方的临床应用报道较多，尤其在妇科临床上，应用更为广泛。兹据有关文献概述如下：

[1] 盛增秀，王琦，蒋厚文，等. 桂枝茯苓丸的临床应用. 河北中医，1984（4）：43.

（一）子宫肌瘤

许氏认为本病以出血，下腹疼痛，有压迫感为主症，相当于中医的脑癥病，多为瘀血凝滞所致，治宜活血消瘀的桂枝茯苓丸为主。张氏经验以本方治疗子宫肌瘤，宜丸汤并进，久服才能见效。汕头地区医院妇产科用加味桂枝茯苓汤（桂枝 9g，茯苓 12g，牡丹皮 9g，赤芍 9g，桃仁 9g，三棱 12g，莪术 12g；贫血加丹参 9g，黄精 12g，熟地黄 12g，鸡血藤 15g；腰痛加川断 9g，桑寄生 9g，菟丝子 9g；经痛加蒲黄 9g，五灵脂 9g）治疗子宫肌痛 3 例，获得较好的效果。李氏等用桂枝茯苓丸加三棱、莪术、牛膝之类，并随证出入，治疗一例子宫肌瘤而引起之经漏，服药 70 余剂，肿块消失，月经恢复正常。谭氏用加味桂枝茯苓丸（桂枝 48g，茯苓 60g，牡丹皮 32g，桃仁 18g，白芍 48g，丹参 36g，鸡内金 36g，川大黄 36g，当归 36g，上药焙干研末，炼蜜为小丸，早晚开水吞服 9g）治愈一例子宫肌瘤患者，又邓氏等亦有治验报道。

（二）宫外孕

张氏经验用本方治疗宫外孕，其未见出血者，可加三棱、莪术、乳香、没药，改丸剂为汤剂内服，重在破瘀消癥，如已见出血可投丸剂，如出血过多，先宜固脱扶正。贾氏等治疗一例因宫外孕引起阴道流血不止，患者拒绝手术而改用桂枝茯苓丸，药后阴道流出一扁圆形血块，似烂肉状，遂下血渐止，腹痛消失。

（三）盆腔炎

许氏认为本病以下腹持续性疼痛、白带增多为主症，相当于中医的“痃癖”“带下”等病，其病机为湿热久稽，瘀血停滞所引起。治法以清利湿热、活血化瘀合用，一般用桂枝茯苓丸加红藤、蒲公英为基本方。若白带增多，腰痛等湿热症状偏重者，合用二妙丸、茯苓改土茯苓；若小腹肿块疼痛拒按，经行不畅，色紫有块等瘀血停滞症状偏重的，合用失笑散，牡丹皮改用丹参。广东省惠阳县淡水公社卫生院妇产科治疗盆腔炎 200 例，用桂枝茯苓丸（或汤）为主方，经追踪观察者 50 例，结果 35 例慢性盆腔炎治愈 27 例，无效 8 例；5 例急性盆腔炎治愈 4 例，无效 1 例（急性期合用各种抗菌素）；10 例亚急性盆腔炎治愈 8 例，无效 2 例。刘氏等临床观察到慢性盆腔炎用桂枝茯苓丸佐活血祛瘀药，较单纯用抗菌素疗效肯定而巩固。如兼带下属湿热证者，首先淡渗利湿，若盆腔包块坚大，加鳖甲、三棱、莪术软坚散结；囊性包块，加夏枯草、昆布、牡蛎、橘核、苡仁、冬瓜子以化痰消癥；痛剧加姜黄、五灵脂；腰痛加川断、桑寄生等。

（四）慢性附件炎

王氏辨证分型治疗慢性附件炎（包括输卵管炎及卵巢炎）190例，取得了较好的疗效。其中对气滞血瘀兼寒湿型（主症：少腹隐隐作痛，腰酸，行经时少腹胀痛，经期延长，白带多，精神萎顿，纳呆，舌质淡，脉沉细）用桂枝茯苓丸化裁（桂枝9g，茯苓15g，牡丹皮9g，白芍12g，桃仁6g）；活血化瘀、理气止痛，可加川楝炭；清热凉血，选加红藤15g，半枝莲15g，白花蛇舌草15g，蒲公英30g；利湿可选加木通8g，泽泻9g，茯苓12g；有肿块可选加三棱8g，莪术6g；痛甚者可选加制乳香6g，制没药8g，橘核9g；白带多可选加白芷9g，乌贼骨21g；排脓可加桔梗6g，川贝6g；寒甚者可加小茴香9g，吴茱萸3g；有热者可加黄芩12g；腹痛者可加桑寄生18g，续断24g；病久体虚可加黄芪15g，党参15g。

（五）流产

贾氏等遵《金匮要略》之旨，十余年来用桂枝茯苓丸治疗癥瘕害胎11例，皆收效良好，并对因瘀血内结胞宫而致屡屡流产者（习惯性流产）每用本方而获效。其辨证要点是，凡见到少腹胀痛、下坠、拒按，尺脉滑实等实证者；阴道下血，则应辨别血色血块情况，一般血色黑紫晦暗或成块者，属实，均宜用本方治之。陈氏针对一般医者治疗流产、小产惯用补养固胎法的流弊，指出："妊娠下血，多系小产先兆，固胎安胎之剂，医多不敢用桂枝茯苓丸（汤），而以补益气血、止血安胎为套方，如审其癥痼害胎，岂能有效？"意指必须根据辨证施治的原则，对"癥痼害胎"而引起流产者，应取祛瘀化癥的桂枝茯苓丸。

（六）痛经

贾氏等经验：妇人行经或赶前或错后，少腹胀满或不胀痛，疼痛下坠，按则痛剧，经水有紫黑晦暗血块者，宜用桂枝茯苓丸。陈氏认为本方治疗血凝气滞的痛经，颇有卓效。凡经行少腹痛胀，经水量少色紫或带黑，夹有小瘀血块，脉迟，苔白的，无论先期而至，或愆期而来的，都适用之，为了加强治疗痛经的作用，一面改丸为汤，一面可加香附、当归、川芎。若血凝气滞而偏寒，身寒腹痛较剧者，可加附子、干姜、艾叶；若夹热夹虚，少腹隐痛，经行色红，淋沥不断者，加生地、阿胶、贯仲炭；若血凝气滞较重，少腹胀痛较甚，经行色紫有块，量少或闭经，或愆期而来，可加三棱、莪术、制乳没、失笑散。杨氏以桂枝茯苓丸为基本方（本方加当归、泽兰）治疗血瘀痛经，亦获良效。

（七）不孕症

陈氏经验：癥痼害引起月经不调而致不孕的，常以桂枝茯苓丸（汤）去其癥，调其经而怀孕，其理论依据，与本方去癥安胎，原是一致的，何氏介绍一婚后九年未孕者，伴经前乳胀，少腹有条索状物，西医检查诊断为输卵管阻塞，中药以疏肝理气之汤剂与桂枝茯苓丸并进，调治数月而孕。

（八）崩漏

黎氏治疗一例因人工流产后冲任虚损，血室瘀结而致崩漏不止，色黯红，有血块，伴少腹隐痛，以桂枝茯苓丸加味治之，遂获捷效。杨氏亦以桂枝茯苓丸为基本方（本方加当归、泽兰叶、益母草之类）治愈一例流产后漏下不止（胎盘残留）。

（九）卵巢囊肿

本病类似中医文献中所记载的“肠覃”“石瘕”等病证。沈氏用桂枝茯苓丸合《沈氏尊生》血耀丸为主，参酌病情加减用药，治愈一例卵巢囊肿。

（十）产后尿潴留

许氏报道产后尿潴留，西医认为乃产后膀胱收缩无力所致，治疗一般多用导尿管导尿，中医则认为新产后恶露不畅，瘀血停留，胞系受阻而成癃闭，主用桂枝茯苓丸合五苓散化瘀利尿，每获良效，并介绍治验一例。

（十一）前列腺肥大

张氏治疗一例因前列腺肥大引起之尿闭，中医诊为内有瘀血之证，用桂枝茯苓丸加大黄、川牛膝、红花、益母草、泽兰，药后能自行排尿。

（十二）冠心病心绞痛

张氏对本病属于瘀血内阻者，用桂枝茯苓丸加丹参、当归补血活血；如夹痰内痹，加瓜蒌、薤白、半夏豁痰去饮；如气滞闭阻，加郁金、香附、川芎理气解痛；如兼阴寒，加细辛、附子温阳散寒。

此外，还有介绍本方治疗闭经、瘀血头痛等病证，国外有报道用以治疗甲状腺肿大。

有关本方的药理作用，日本有人曾做了探讨，认为方中桂枝能抑制动物的自发运动，增强睡眠，对中枢神经系统抑制作用尤为明显，能扩张血管，动物实验证明不影响胃酸的分泌，能使肠道的紧张度降低，对胆汁的分泌具有轻度促进作用，芍药对大脑抑制作用较明显，并能抗痉挛，对胆囊、胃、肠道、子宫肌等均有镇痉和镇痛作用，牡丹皮有镇静、镇痛和解热作用（这里所指的热，即中医所谓的“血热”）；实验证明，桃仁对子宫有特异作用，是止月经痛的一种不可少的药物，但对子宫以外的一般性疼痛的镇痛作用不明显，此外亦有微弱的镇咳作用，有阻止血液凝固的作用；动物实验证明，茯苓能降血糖，能使胃中游离酸量减少，使酸度减低，可抑制胃溃疡的发生，和桂枝、芍药同用，能保护胃肠。并认为桂枝茯苓丸的五种药物，大体上寒温相适，稍偏于寒性。当然这种将方剂中的各个组成药物分割开来进行分析，不能代表全方的综合作用。

六、桃核承气汤的临床应用[1]

桃核承气汤出自东汉张仲景《伤寒论》，方由桃仁、大黄、桂枝、甘草、芒硝五味药组成，有逐瘀泻热之效，是治疗“膀胱蓄血”的主要方剂之一。后世病家在《伤寒论》的基础上，扩大了应用范围。近年有关本方的临床应用报道较多，兹综述如下：

（一）癫狂

《伤寒论》云：“太阳病不解，热结膀胱，其人如狂，血自下，下者愈。”又云：“其人发狂者，以热在下焦，少腹当硬满，小便自利者，下血乃愈。所以然者，以太阳随经，瘀热在里故也。”可见膀胱蓄血证可出现精神失常的症状，所以后世医家治疗癫狂，若辨证属于血瘀引起者，每用桃核承气汤化裁而获效。李氏认为，现代医学所说的精神分裂症，类似中医躁狂证，多由七情致病。在发病机理上，气郁不仅化火，也能导致瘀血，瘀血又可使气郁加重，两者互为因果。所以用活血化瘀药，一方面减少因血瘀造成的气郁，另一方面瘀血被化，热无所附，血行热散。赵氏指出：癫狂在治法上，“一般多于治气，而少于治血；多于治痰火，而略于泻血热，故治之不能获速效”。并认为桃核承气汤对瘀热蓄结的癫狂有良好的效果。叶氏介绍 3 例精神分裂症的治验，其中 2 例属蓄血发狂，均用桃核承气汤加减治愈。又丘氏等亦有这方面的治验报道。当然，诚如赵氏所说：“桃核承气汤并不是对于一切癫狂都是行之有效的方剂，也不是说凡是癫狂都要活血行瘀，是要根据辨证施治的原则用药，才能恰中病情，不误病机。”

[1] 盛增秀，王琦，蒋厚文，等.桃核承气汤的临床应用.陕西中医，1982，3（3）：26-27.

（二）外伤病证

桃核承气汤伤科用得比较多，因其有活血祛瘀之功，能促使创伤的修复。如广东中医学院西医学习中医班曾用本方加归尾、赤芍、红花、苏木、牛膝、䗪虫之类药物，用于5例胸、腰椎骨折的初期，取得了满意的疗效。治疗中根据病人的体质和血瘀的轻重程度，适当调整药物，药后均可引起明显的腹泻，泻出暗棕色稀便，此时持续性剧烈疼痛、腹胀、尿闭、便秘等症状随之解除，从而为骨折的愈合创造有利条件。

（三）暴发型痢疾

桃核承气汤治疗痢疾，古今文献均有记述。裴氏用新订桃仁承气汤（大黄15g，芒硝15g，桃仁9g，桂枝9g，甘草6g，黄芩6g，黄连6g，木香9g，马齿苋30g，小儿酌减），配合西医补液和氯霉素注射，治疗暴发型痢疾26例，治愈22例，死亡2例，因疗效不显著而自动转院者2例，其治愈率比单纯抗菌素治疗的疗效为高，而接近于目前获得好评的阿托品疗法。

（四）重症肝炎、肝昏迷

近年临床上对重症肝炎昏迷属热毒扰营败血，血结瘀阻，有采用桃仁承气汤、抵当汤加减治之者。如姜氏指出重症肝炎若诊为“下焦蓄血，漱水迷忘，小腹急痛，内外有热者”，可与本方合犀角地黄汤治之，并认为陈自明《妇人良方》用桃仁承气汤“治瘀血，少腹急痛，大便不利或谵语口干，水不咽，遍身黄色，小便自利或血结胸中，手不敢近腹，或寒热昏迷，其人如狂”。此证描述近似重症肝炎或肝昏迷，提示血结瘀阻，扰乱心神，以本方活血化瘀为对证之治。

（五）宫外孕

有人用本方与牡丹皮汤（当归尾、赤芍、牡丹皮、延胡索、肉桂、川牛膝、三棱、莪术、香附、甘草）交替或合并使用治疗宫外孕10例，获得良好效果。李氏亦用本方加减治愈1例宫外孕患者。

（六）流行性出血热

流行性出血热少尿期，处理不当或延误，往往危及生命。此期的症状和病理特点，符合蓄血证，有用桃仁承气汤加减，获得显著疗效，使病人安全渡过此期。如吉林省桦甸县人民医院中西医结合治疗流行性出血热58例，对少尿期病人，西医用利尿、纠正酸中毒等方法，有一定疗效。但对重症的尿闭或尿毒症效果不显著，或根本无效。中医主要以清瘟解毒、滋阴凉血，兼用通结的方法以解除瘟毒，基本方用加味桃仁承气汤（桃仁 6g，甘草 6g，芒硝 6g，川大黄 4.5g，桂枝 4.5g，白芍 9g，牡丹皮 9g，金银花 15g，山栀 6g，泽泻 9g，竹叶 6g）取得了较好的疗效。如治 1 例重型患者，入院前持续少尿 8 天，尿闭 2 天，伴有躁动不安，精神恍惚，出现严重尿毒症，用上方一剂，病情开始缓解，四剂后尿量逐渐增多转入多尿期。

（七）紫癜病

邓氏临床观察到紫癜病若属胃火炽盛的紫癜出血，其紫癜大多分布于下肢，有时上肢及胸腹亦有，两手亦有波及，其人往往大便秘结，口气臭，脉弦滑数，苔黄，根据明代陈实功《外科正宗》有关“邪毒传胃”而发生紫癜的记载，用桃仁承气汤加减泻其胃热，同时加入清热凉血之品，能获显效。并介绍 1 例过敏性紫癜患者，经用清热解毒法无大效，改用桃仁承气汤加减，连服八、九天，而紫癜渐至消失而愈。

（八）蛲虫病

张氏认为，蛲虫主要寄生于下焦部位，湿热是本病的主要原因，从清利湿热来考虑，应选用清除下焦湿热的方剂，桃仁承气汤正当首选。分析其方意，桃仁治瘀血之闭，癥瘕邪气，杀小虫有效，合桂枝入血分，配小承气汤缓下，以助驱虫。据初步观察，一般 2 ～ 3 剂后（每日一剂），肛门痒感即可清除。

（九）其他疾患

曾氏报道本方治愈阴道大面积血肿 1 例，患者产后 10 天，小便闭结不通，小腹急结胀满，应用抗菌素及导尿无效。后经检查发现大血肿压迫膀胱及尿道而致尿闭，证属瘀血蓄于下焦，用桃仁承气汤加当归、红花、三七、党参，连煎两剂，服后下瘀血块约 1kg，小便随之而通，诸症消失。边氏介绍 1 例膀胱瘀热循经上行发为“脑疽”（疮疡生于天柱穴），用桃核承气汤加公英、地丁，服 3 剂红肿热痛全消，诸证向愈。此外，还有文献报道本方治疗血瘀而引起的痛经、经闭、血尿、产后胎衣不下、牙痛、夜间发热等病证；日本有介绍治愈痔核者。

综观上述，桃核承气汤，《伤寒论》原是为太阳表邪入腑，血热互结下焦蓄血而设。后世医家继承和发挥了仲景的经验，用来治疗瘀血内蓄所致的多种病证。近年来随着活血化瘀的研究不断深入，本方的应用范围更为广泛，如治疗精神分裂症、重症肝炎、流行性出血热、宫外孕、暴发型痢疾等，为古方新用开辟了新的途径，同时也从一个侧面展示了活血化瘀疗法的广阔前景。我们体会，应用本方须掌握以下几个辨证要点：①疼痛固定不移，多呈刺痛，拒按（以小腹部胀痛为主）；②排出的血液呈紫黑色，夹血块；③舌质紫暗或有瘀斑；④脉沉涩或沉实有力。

七、通窍活血汤的临床应用[1]

通窍活血汤出自清代医家王清任的《医林改错》，方由赤芍、川芎、桃仁、红花、老葱、鲜姜、红枣、麝香、黄酒组成，有活血祛瘀、通络止痛、芳香开窍之效，主治头发脱落、眼疼白珠红、糟鼻子、耳聋年久、白癜风、紫癜风、紫印脸、青记脸如墨、牙疳、出气臭、妇女干劳、男子劳病、交节病作、小儿疳证等病证。晚清唐容川氏对本方的方义和作用阐发颇为精当，他说："方中赤芍、川芎、桃仁、红花、黄酒等均为活血消瘀之品，大枣、姜、葱散达升腾，使行血之品达于巅顶，撤于皮肤；而麝香一味，尤无所不到，以治巅顶脑背、皮肤孔窍中瘀血，诚有可取。"近人继承和发展了王氏的经验，运用本方治疗颅脑外伤、酒糟鼻、脱发、头痛、白癜风等病证，取得了较好的疗效。

兹据有关文献扼要综述如下：

（一）颅脑外伤

徐氏报道治疗"脑外伤综合征"（脑外伤 3 个月后，患者仍有头痛、头昏、失眠等症状，但无神经系统器质性损伤体征，可诊断为本病）84 例，其中对窍络瘀阻型（主症：头痛有定处，无休止，头昏头胀，时重时轻，舌质紫暗或舌边有瘀斑，舌苔薄腻，脉弦涩）52 例，采用通络开窍、补气活血为原则，方用通窍活血汤加减（基本方：当归、红花、远志、白芷、藁本、川芎、赤芍、桃仁、陈皮、大枣。头晕加蔓荆子，失眠加酸枣仁、夜交藤），取得显著疗效。王氏介绍中医治疗脑震荡 23 例，以活血化瘀、消肿止痛、息风通络为主要法则，方用通窍活血汤化裁（赤芍、桃仁、红花、川芎、三七粉、土鳖虫、泽兰、当归、甘草。若发热加葛根、黄芩、地龙；头痛剧烈加白芷、延胡索；大便秘结加大黄、芒硝；呕吐频作加代赭石、法半夏；躁动不安、失眠易惊加钩藤、刺蒺藜、丹参、琥珀；舌质红苔黄或少苔，系内火炽盛，瘀热在里加玄参、黄芩、石膏；头痛迟迟消失加黄芪、桂枝、丹参、羌活、防风等），结果痊愈 21 例，显效 2 例。又肖氏亦有脑震荡后遗症的治验报道。

---

[1] 盛增秀，王琦，蒋厚文，等．通窍活血汤的临床应用．江苏中医杂志，1985，6（8）：45.

（二）脱发

《医林改错·通窍活血汤所治之症目》载："伤寒、瘟病后头发脱落，各医书皆言伤血，不知皮里肉外血瘀，阻塞血路，新血不能养发，故发脱落，无病脱发，亦是血瘀。用药三付，发不脱，十付，又长新发。"据此，宋氏等曾用通窍活血汤治愈 1 例服他巴唑而致的脱发。张氏治 1 例头皮奇痒而脱发，迭经中西药治疗罔效，辨证属气郁血瘀，后用通窍活血汤，麝香易白芷，服 10 剂，脱发停止，新发重生，追踪观察半年，疗效巩固。于此体会到本方治疗脱发，不一定局限在"伤寒、瘟病后头发脱落"，凡因血液瘀滞，发根失养而脱落者，均可用之。林氏也根据瘀血不去则新血不生，瘀血久留而致血虚，发无所养而致脱发的原理，运用本方（以白芷、吴茱萸、藁本代替麝香）治疗 13 例，11 例获得临床痊愈（脱落头发全部生长）。

（三）血瘀头痛

通窍活血汤治血瘀头痛，近年有零星治验介绍。如张氏治疗 1 例"血管痉挛性头痛"，病史已 5 年，服西药镇痛剂，初能缓解，以后效果不显。中医据其舌边有紫斑等证候，辨证属"血瘀头痛"，方用通窍活血汤化裁，10 剂后症状基本消失。周氏治疗 1 例头痛，伴视力减弱、脱发等症，曾服滋阴潜阳之剂未效，后根据"痛如锥刺，痛时必重击而后快，且痛已两年之久"，诊为血瘀头痛，改用通窍活血汤，服 9 剂即愈。肖氏治 1 例"血管神经性头痛"，主要症状为左侧头痛如针刺，有胀感，伴心烦，目不欲睁，病史已十余年，根据"不通则痛""久病在血"的理论，处以通窍活血汤，服 20 剂而愈。李氏治疗 1 例顽固性偏头痛，亦用通窍活血汤而获愈。

（四）酒糟鼻

《医林改错·通窍活血汤所治之症目》载："糟鼻子，色红是瘀血，无论三二十年，此方服三付可见效，二三十付可痊愈。"乔氏宗王清任之意，应用通窍活血汤加减治愈酒糟鼻 4 例，认为很轻的酒糟鼻用本方去麝香和黄酒也可以治愈。严重的照原方用之，一般可以减去麝香。如酒糟鼻夹杂有炎性小结节，原方可加双花、生甘草，以泄热解毒。如用原方效果不大或症状反复者，可加全当归、怀生地、陈皮，以助活血凉血通窍之功。如患者有饮酒习惯，酒糟又很严重者，原方黄酒可加至 500g。对于治疗严重的酒糟鼻，黄酒宁多勿少。治疗期间最好忌食一切刺激品。张氏治疗酒糟鼻 50 例，内服、外敷并施，内服选用通窍活血汤和凉血四物汤（四物汤加红花、干姜、黄芩、茯苓、陈皮、甘草）为基本方，随症加减；外敷用杏黄膏（取苦杏仁，去皮研细末，硫黄研极细末，轻粉研极细末，各 25g 及凡士林 100g，捣匀成膏，患部涂擦，每日 1 ～ 3 次），结果治愈 8 例，近愈 17 例，好转 19 例，无效 2 例，效果不明显者 4 例，平均疗程为 39.1 天。

（五）白癜风

田氏认为此病系风湿郁于皮毛腠理间，流注于血脉经络之中，阻塞肌表气机，气血运行不畅，气滞则血瘀而形成，并根据《医林改错·通窍活血汤所治之症目》“白癜风，血瘀于里，服三五付可不散漫，再服三十付可痊”的记述，以通窍活血汤治疗 8 例，除 1 例继续治疗外，其余 7 例痊愈或接近痊愈。一般服药 10 剂左右。并体会到方中麝香不可缺，缺则无效（女性患者应用白芷代替）。

（六）“乙脑”或脑膜炎后遗症

李氏介绍一例“乙脑”后遗症，症见精神失常，恐惧，烦躁，不语，寐差，面颊及后颈、四肢之汗毛变黑变粗，肢体消瘦，左侧肢体痉挛，右侧软瘫，用通窍活血汤原方，麝香 0.15g 改冲服，用黄酒 120g 加水适量煎服，服 30 余剂，恢复正常。邓氏治 1 例脑膜炎后遗症，癫痫经常发作，9 岁即开始有发育征，智力不良，服用通窍活血汤，前后治疗约 1 年，诸恙渐愈。

（七）血栓性闭塞性脉管炎

赵氏介绍治验 1 例，患者系左腿血栓性闭塞性脉管炎，时呈条状红肿，腿痛脚凉，麻木跛行，中医辨证属经络阻塞，寒凝气滞血瘀，用通窍活血汤化裁，治疗 2 个月，各症均消。此外，还有文献报道本方治疗神经官能症、痴笑症等获效的病例。

第五节　验方

一、青蒿治疗疟疾 125 例疗效观察[1]

疟疾是夏秋季较常见的一种传染病。自 1969 年以来，我县许多社队普遍采用青蒿防治疟疾，取得了较好成效。现将我县焦山、和合、二沟等地采用青蒿防治疟疾的研究情

[1] 王琦，钱道宏，夏治平整理．青蒿治疗疟疾 125 例疗效观察．陕西新医药，1975（3）：19-20.

况，综合报告如下：

（一）一般资料

1. 病例选择

本文报告125例均具有寒战高热，定时发作，头痛，汗出热退的典型临床症状，血涂片经瑞氏染色见间日疟原虫者列入观察对象。所有病例均为单一药物治疗，治疗前亦未服其他药物。

2. 性别、年龄

男性75例、女性50例；年龄在16岁以下者42例，16岁以上者83例。

3. 疗效标准

治愈：①发作期当日、服药当日控制，或隔日服药隔日控制者。②血涂片转阴者。无效：发作期两次服药临床症状未能控制者。

（二）服法及疗效观察

分焦山组、和合组、二沟组。

1. 药物及用法

焦山组用鲜青蒿250g，洗净切碎，加水400mL，煎至300mL。成人一次服150mL；6～8岁服40mL；9～12岁服80mL；13～16岁服120mL。分别在疟发前6小时、3小时连服两次。和合组用鲜青蒿四两（干品二两），洗净切碎，用开水250mL煎5分钟（如干品以冷水煎15分钟）。在疟发前2～3小时一次服用，每日一次（上为成人量，小儿按年龄递减）。

二沟组用鲜青蒿茎四两，洗净切碎，分别采用煎、冲、榨、泡四种剂型，在疟发前3小时一次服，每日一次（上为成人量，小儿按年龄递减）。

煎：将青蒿切碎，放罐内，加水煮沸后服。

冲：将青蒿切细，用沸水冲服。

榨：将青蒿绞榨取汁，加水和服。

泡：将青蒿切碎，用沸水冷却至60℃左右，浸泡24小时取浸出液服。

2. 疗效观察（表 3–2 ~ 表 3–5）

表 3–2　临床症状控制情况

组别	总例数	服药一次控制		服药两次控制		服药三次控制		无效		有效率%	平均控制症状天数
		例数	%	例数	%	例数	%	例数	%		
焦山	25	17	68	2	8			6	24	76	1.1
和合	38	1	2.6	25	66	6	15.7	6	15.7	84.3	2.1
二沟	62	41	66.1	7	11.3	5	8.1	9	14.5	85.5	1.3
合计	125	59	47.2	34	27.2	11	8.8	21	16.8	83.2	1.5

表 3–3　治疗后疟原虫消失情况

组别	总病例数	治疗前血检阳性数	治疗后		
			临床症状消失24小时血检		未检数
			阳性数	阴性数	
焦山	25	25	4	21	
和合	38	38		9	29
二沟	62	62			62
总计	125	125	4	30	91

表 3–4　治疗无效原因分析

组别	无效例数	无效原因分析			
		同种原虫两或三重感染	服药时间较迟	煎药时间过久	剂量不足
焦山	6	3	2	1	
和合	6			4	2
二沟	9				9
合计	21	3	2	5	11

表 3–5　二沟组四种剂型的疗效观察

剂型	治疗例数	有效		无效	
		例数	%	例数	%
煎	42	34	81	8	19
冲	4	4	100		
榨	12	11	91.6	1	8.4
泡	4	4	100		
合计	62	53	85.5	9	14.5

（三）病例介绍

例 1：谢某，女，30 岁。1974 年 7 月 3 日就诊。定时寒热，隔日一作，今日下午寒战、发热、头痛持续6小时，汗出热退，血涂片见间日疟原虫。治以鲜青蒿250g，洗净切碎，加水400mL，煎至300mL，分别于疟发前3小时、6小时各服150mL，症状即得控制，未再复作，次日血涂片转阴。

例2：孙某，女，25岁，1974年7月20日就诊。上午突然寒战，高热，体温40℃（既往有疟疾史），头痛、血涂片间日疟原虫（+），治以鲜青蒿四两，加水煎服，于疟发前3小时一次服，连服两日，第三日愈。

（四）讨论与体会

1. 青蒿为菊科艾属植物一年生草本，性味苦寒，功能清热解暑截疟。《本草纲目》早有用本品"治疟疾寒热"的论述。《经验方》亦有"用端午日采青蒿叶阴干、桂心等分为末，每服一钱，先寒用热酒，先热用冷酒，发日五更服之，切忌发物"的经验记载，近据成都中医学院实验，本品对鼠疟原虫抑制率在70%以上。湖南省道县防疫站用青蒿叶晒干研粉做成丸药，每日服一二钱，于疟发前3～4小时一次服，连服五天，治疗疟疾43例均愈。三个月后对31例随访，有4例复发。我们通过临床观察，亦证实本品对疟疾病人控制临床症状具有显著效果，但对持续性红血球外期疟原虫有无杀灭作用，尚待进一步探讨。

2. 从表中可以看出，焦山、和合、二沟三组疗效对比，有效率分别为76%、81.5%、85.5%，以二沟组疗效为高。在用法方面，煎、冲、榨、泡四种剂型的疗效无显著区别，一般多在服药1～2次时，即可控制临床症状的发作。

3. 临床观察，本品煎药及服药时间、剂量的轻重等与疗效有一定的关系。青蒿鲜草含挥发油，气味芳香，煎的时间一般不超过15分钟，否则会影响疗效；服药应在疟发前3小时，过迟则效果不好。剂量鲜品一日不低于四两，如用干品，最好在端午节前采收，俗说"三月茵陈四月蒿"，过期采集会影响疗效。

4. 本品除用于治疗外，亦可作预防用。用量为治疗量的1/2。一般预防服药，从7月初开始，至9月底结束，每十天服一次。对于降低发病率具有较好作用。如和合大队1973年发疟人数为141人，今年狠抓病人根治，积极灭蚊，并采用青蒿预防服药，发疟人数为64人。发病率比去年同期下降54.6%。

5. 关于本品剂型，我们目前正在研究改进。

二、大蒜芒硝外敷深部脓肿[1]

方药：大蒜头四两，芒硝二两，大黄末一两，醋二两。

[1] 夏治平，王琦．大蒜芒硝外敷深部脓肿．新中医，1975（1）：9.

制法及用法：先将大蒜去皮与芒硝同捣成糊状，然后在患处用凡士林涂擦，敷以蒜糊，敷药范围要稍大于患处（高于皮肤约三分厚），周围用纱布围成一圈，略加固定，一小时后去掉敷药，用温水洗净；再用醋和大黄末调成糊状外敷原患处，6～8小时后去敷药，一般一次即可。如一次不愈，可再敷一次。

病例介绍：刘某，男，14岁，1972年10月5日就诊。右侧臀部生脓肿一处，范围约10cm×6cm。肿胀、疼痛彻骨，行走跛足，伴有发热（体温38.7℃），已三天。经用上法外敷一次而愈。

按：此方为我县城镇酱醋厂老工人厉生才、杨先年介绍，几十年来治疗深部脓肿约几千例，效果确实。据临床观察本方对孕妇无碍。如外敷于“阑尾”点，亦可治疗急性单纯性阑尾炎，方法同前。

三、大蒜头、芒硝配合大黄调醋治疗急性阑尾炎[1]

大蒜头、芒硝配合大黄调醋，是民间用以治疗深部脓肿的验方，我们从中得到启发，试用以治疗阑尾炎得到成功。现报告如下。

（一）处方与用法

新鲜大蒜头12个（剥去外皮洗净），芒硝六两。将二药同放钵中捣成糊状，先在右下腹压痛处用醋涂擦一遍，然后将药敷于压痛处，高约三分，范围要大于病灶，敷药周围以纱布围成一圈，略加固定，40分钟至1小时左右除去敷药，用温开水洗净局部，再将生大黄末用醋调成糊状，敷于原压痛处，6～8小时后用水洗去。一次不愈，可如法再敷一次。

说明：敷大蒜芒硝后约15分钟患处疼痛加剧，有火灼感，周身出汗，20分钟后肠鸣，不断排气，30分钟后火灼感逐渐消失。

（二）适应证

急性单纯性阑尾炎、急性化脓性阑尾炎、阑尾脓肿、局限性腹膜炎、对坏疽性阑尾炎、穿孔形成弥漫性腹膜炎患者不宜使用。

---

[1] 王琦．大蒜头、芒硝配合大黄调醋治疗急性阑尾炎．新医学，1973（8）：398.

（三）疗效分析

表 3-6　大蒜头、芒硝配合大黄调醋治疗急性阑尾炎疗效观察

疗效	痊愈	显效	无效	合计
例数	340	20	14	374
百分比（%）	90.9	5.3	3.8	100.0

痊愈：单用外敷法治愈；

显效：采用外敷法同时，曾配合中草药治疗痊愈者；

无效：经用此法 2 次以上无效，转为手术治疗者。

（四）典型病例

王某，女，56 岁，已婚，农民。1971 年 7 月 26 日就诊。右下腹痛两天余，伴有恶心，大便未解，体温 38.1℃，脉搏 88 次 / 分，右下腹肌紧张，麦氏点压痛及反跳痛明显，触及包块 8cm×12cm，境界清楚，白细胞总数 12.1×10^9/L，中性粒细胞百分比 81%，淋巴细胞百分比 19%。诊断：阑尾脓肿。如前述方法处理，经外敷法 2 次，症状消失，未触及包块。

（五）讨论与体会

1. 复习有关文献

《本草纲目》中即有“腹中痞块用朴硝一两独蒜一只、大黄末八分捣作饼贴痞块处以消为度”的记载。《得配本草》也有用朴硝、独蒜、大黄捣饼贴痞块的论说，可见外敷法的运用有一定的历史经验。

2. 远期疗效与复发问题

一般按上述操作规程 6 ～ 12 个月后随访复发病例不多（共随访 64 例，复发 6 例）。分析复发原因，有些是因敷药时间不足，有些则因患者在自觉症状显著好转后中止治疗，此时右下腹遗留轻度压痛，这些患者应考虑再予敷药。

3. 副作用及其处理

使用本疗法每见起泡，可用消毒针头刺破，流出黄水涂上龙胆紫或消炎软膏，覆盖消毒纱布，每日或隔日换药，注意防止感染，一般 2 ～ 3 次即愈。我们在揭去敷药后涂上烫伤油，对防止起泡有一定作用。

4. 失败原因分析

（1）药品不符合要求：大蒜必须采用新鲜完好者，如发芽或腐烂者用之无效。

（2）配制不符合要求：大蒜芒硝需要随用随捣，隔日或放置时间较长者，大蒜中有效成分每多挥发，对疗效有较大影响。

（3）敷药时间不足：敷药时间须达一小时左右，不要中途揭去，否则会影响药物的渗透和吸收。

（4）敷药移位：由于病人不合作，使敷药离开病灶部位，也是失败的原因之一。

（5）2 例坏疽性阑尾炎急性穿孔，敷药后症状未能控制，以后形成肠粘连。

四、凤尾草煎剂治疗急性尿路感染[1]

方药：凤尾草（凤尾蕨）全草 1 ～ 2 两，冰糖五钱。

用法：浓煎内服，一日 2 次，连服 3 ～ 5 日。

病例介绍：王某，女，31 岁，已婚。1973 年 8 月 16 日就诊。发热畏寒两天，腰部有酸胀感，继见小便淋痛，尿频尿急。小便检查：脓球（++），蛋白（+），经服上方两剂，症情显著减轻，小便疼痛基本消失，三天后小便送检转阴。

按：我们临床治疗急性尿路感染多例，均获痊愈。凤尾草功能清热解毒，利湿通淋。善治小便淋痛。据药理研究报道：本品对痢疾杆菌、金黄色葡萄球菌、绿脓杆菌等均有抑制作用。

五、乌蔹莓外敷急性乳腺炎[1]

方药：鲜乌蔹莓全草二至四两，红糖适量。

用法：上药洗净与红糖捣烂，外敷患处。每日一次，连敷 2 ～ 3 日。

病例介绍：魏某，女，24 岁，已婚，1974 年 8 月 10 日就诊。昨晚骤然恶寒发热（体温 38.9℃）。左侧乳房红肿硬结压痛，局部皮肤灼热，经外敷上药两天而愈。

按：我县城镇染坊老工人蒋万顺几十年来用本方治疗急性乳腺炎数百例，效果显著。本方亦可外敷良性乳核及疖、痈、蜂窝织炎、化脓性淋巴结炎等症，如同时配合鲜草二两，煎汤内服可加强疗效。据江苏新医学院抑菌试验：本品对金黄色葡萄球菌、绿脓杆

[1] 夏治平，王琦. 验方四则. 江苏医药，1975（1）：79.

菌、大肠杆菌、溶血性链球菌等均有抑制作用。

六、蛋黄油外搽头癣（白癣）

方药：鸡蛋 3 ～ 5 个。

制法及用法：鸡蛋煮熟，取蛋黄（去蛋白不用），捣碎，放在铁勺内，用文火煎熬即得蛋黄油。用时将患处头发剃光、洗净，用毛笔或棉签蘸油（连渣）外搽，一天 3 ～ 4 次，连搽几天即愈。

病例介绍：朱某，男，5 岁。1973 年 8 月 18 日就诊。头部白癣 3 处，大如蚕豆，疮痂瘙痒，脱屑，渗黏水；已三月余。经用蛋黄油外搽，5 天后疮痂渐脱而愈，至今未见复发。

按：头癣一般分白癣与黄癣两种，是由真菌引起的一种传染性皮肤病。好发于儿童，常经久难愈。李时珍《本草纲目》早有蛋黄油外搽“治小儿头疮”的记载，现代药理研究证实：蛋黄油含多量卵磷脂，能抑制与杀灭多种真菌引起的皮肤病，故对白癣有效。

七、白喉验方[1]

主治：白喉。痰多，声如拽锯，喘息急迫，烦躁不宁。

药物：喉闭草（土牛膝）一棵，洗净，捣烂，拌入适量乳汁，用青布包裹，挤汁、滤清。

用法：将此汁滴入患者鼻孔（其白腐生在喉左者，滴于右侧；生在喉右者，滴于左侧。左、右喉全白者，则两鼻齐滴），滴后须臾，即可呕出痰涎，化险为夷。

八、流行性感冒验方[2]

处方：鹅不食草（即石胡荽）一至二两。

用法：煎汤内服，一天两次。

注：据药理报道，本品对流感杆菌有抑制作用。因含挥发油，故煎煮时间不宜太长。

---

［1］ 王琦．白喉验方．江苏中医，1958（5）：37.

［2］ 王琦，夏治平．验方草药选．赤脚医生杂志，1975（5）：28.

九、流行性腮腺炎验方[1]

处方：蝌蚪八两，冰片五分。

用法：上药同放瓶内，待蝌蚪化成水后，以纱布过滤去渣，以棉签或毛笔蘸液涂搽患处，一天 3 ～ 4 次，连涂 2 ～ 3 天。

十、痢疾验方[1]

处方：鲜扁豆花一两。

用法：上药洗净、捣烂，开水冲至大半碗，隔水蒸 30 分钟，去渣服。每天 1～2 次。一般服 2 ～ 3 天即愈。

十一、阿米巴痢疾验方[1]

处方：鸦蛋子（连壳）一两。

用法：上药捣碎，加水 350mL，煎 30 分钟，浓缩至 200mL，冷却至 37℃左右，保留灌肠 30 分钟，每天一次，连用 3 天。

注：采用本品保留灌肠，可以减轻因口服而致的胃肠道刺激反应，有利于药液直接抑制或杀灭阿米巴原虫。

十二、疟疾验方

处方：大蒜瓣 1 ～ 2 个。

用法：将蒜瓣捣烂，于疟疾发作前 3 ～ 4 小时敷“内关”穴，2 小时后去掉，如局部起水泡，可用消毒针挑破放水，敷盖消毒纱布。

[1] 王琦，夏治平．验方草药选．赤脚医生杂志，1975（5）：28.

十三、颈淋巴结核（瘰疬）验方

处方 1：守宫（俗名壁虎）若干条。

制法及用法：将守宫置瓦上烧焦研末，用“0”号空心胶囊分装，一天 3 次，每次 4 粒，20 天为一疗程，如局部溃破者，亦可用此末外撒，可促使早日收口。

处方 2：蜈蚣五条，生桐油四两。

制法及用法：蜈蚣焙干，去头足，研末，放在桐油内浸泡 5 ～ 7 天，用棉签或毛笔蘸液，外涂患处，一天两次，连用 7 ～ 10 天为一疗程。如局部已溃破者亦可用。

十四、支气管哮喘验方[1]

处方：蜒蚰（俗名鼻涕虫）20 ～ 30 条，茯苓一两五钱，生麻黄五钱（小儿剂量酌减）。

用法：先将蜒蚰（水漂）与茯苓同捣烂，焙干研末，再以麻黄煎水泛丸，一天三次，每服 5 分，连服 7 ～ 10 天。

十五、面神经麻痹验方[1]

处方：蓖麻仁 7 份，麦冬 3 份。

用法：上药按比例配好，同捣烂，外敷“劳宫”穴，左歪敷右侧，右歪敷左侧，每天一次，运用七天为一疗程。

十六、治痈验方[1]

处方 1：桑螵蛸（俗名刀螂窝）适量。

用法：上药放瓦上焙焦、研末，瓶贮备用，用时以菜油调敷患处，每日或隔日外敷一次（如脓肿已出头，中间留一小孔，以便排脓）。

处方 2：蓖麻仁、松香各等量。

[1] 王琦，夏治平. 验方草药选. 赤脚医生杂志，1975（5）：28.

用法：先将松香研细末，再与蓖麻仁同捣烂，调敷患处，每日或隔日外敷一次，连敷 3 ～ 5 天即愈。

十七、治疖验方[1]

处方 1：芙蓉叶、生大黄各等量。

用法：上药同研细末，以醋调敷患处，每日或隔日外敷一次，连敷 3 ～ 5 天即愈。

处方 2：小麦面粉一两，樟脑粉 5 分。

制法及用法：上药加水调成糊状（宜随用随调）外敷患处，每日或隔日一次，连用 3 ～ 5 天。如已化脓者无效。

十八、急性乳腺炎验方[1]

处方：鲜毛茛叶 1 ～ 2 片。

用法：上药洗净搓烂，以纱布包一层，患左乳塞右鼻孔，患右乳塞左鼻孔，待鼻腔产生灼热感取出（约 15 分钟），每天 1 ～ 2 次。

十九、麻疹验方

处方：鲜芫荽二至四两。

用法：将上药切碎，白酒两盅。同放入水壶中，加水煎滚。以蒸气熏患儿肌肤。待药液温热时蘸水擦浴。

注：此方有托疹透表作用，适用于麻疹初期或感受风寒、麻疹隐没之证。

二十、疔疮验方[2]

处方：苍耳草蠹虫（俗名疔虫）若干条，雄黄、冰片少许。

制法及用法：将疔虫及上药同放入菜油或麻油内浸泡（时间越长越好）。用时取出疔虫，以虫嘴对准疔头，外用小膏药贴好，每日或隔日一次。

---

[1] 王琦，夏治平．验方草药选．赤脚医生杂志，1975（5）：28.

[2] 王琦，夏治平．验方草药选．陕西新医药，1976（1）：45.

注：疔虫生于苍耳草茎节内，一般在秋分到寒露之间采集备用。

二十一、烫伤验方[1]

处方 1：蛋黄油适量。

制法及用法：将鸡蛋煮熟，取蛋黄（去蛋白不用），捣碎，放入铁勺内，以文火熬枯，即得蛋黄油，用棉签或毛笔蘸油外擦局部。一天 3 ～ 4 次。

注：上方一般用于小面积Ⅰ～Ⅱ度烫伤。伤口宜暴露，不宜包扎。

处方 2：珍珠母四两，冰片四分。

用法：上药共研极细末，加麻油适量，调擦患处，一天 3 ～ 4 次。

二十二、扭伤、挫伤验方[1]

处方 1：鲜菊叶三七（俗名土三七）适量。

用法：上药捣烂加干面适量调成糊状，外敷痛处，每天一次，连用 3 ～ 5 天。

处方 2：生山楂适量。

用法：将上药研细末，以鸡蛋清调敷痛处，每天一次，连用 3 ～ 5 天。

二十三、蛇咬伤验方

处方：鲜天南星叶（俗名蛇草）适量。

用法：先将咬伤处洗净，如有毒牙即挑出，同时用消毒针在咬伤肿处下方刺破（上肢刺“八邪穴”，下肢刺“八风穴”），放出毒液，再用南星叶捣烂取汁，加酒少许，在咬伤肿处上方 3 ～ 5 寸部位自上而下地涂擦，一天涂擦十余次。

注：“八邪”穴在两手指缝间。一手四穴，两手共八穴。“八风”穴在足五趾缝间。一足四穴，两足共八穴。

[1] 王琦，夏治平 . 验方草药选 . 陕西新医药，1976（1）：45.

二十四、湿疹验方[1]

处方：地榆炭、炉甘石各五钱，炒黄柏、枯矾各四钱，冰片五分。

制法及用法：上药共研细末，以麻油或菜油调擦患处，一天 3 ～ 4 次。如已溃破者，亦可用此末外敷。

二十五、鹅掌风验方[1]

处方：大枫子肉五钱，蛇床子一两，土槿皮五钱，枯矾三钱，鲜凤仙花秆二两。

用法：上药同放在瓦罐内，加蜡一斤半，隔水蒸煮，去渣取浓汁，放在猪尿胞内，将患手（足）放入，把口扎好，每日浸泡 8 ～ 12 小时，连用 3 ～ 5 天，一周内避免接触碱水。

注：此方宜在伏天用。

二十六、口腔炎验方

处方：淡竹叶三至五钱，生石膏一至二两。（小儿剂量酌减）

用法：煎汤内服，一天 2 次，连服 3 ～ 5 天。

[1] 王琦，夏治平. 验方草药选. 陕西新医药，1976（1）：45.

第四章 中药类

第一节 用药新悟[1]

用药如用兵，知己知彼方能百战不殆。所以医生熟悉常用药物的主治和功效，是临证灵活运用的关键。中草药一专多能，具有双向调节作用。王琦教授结合古今文献和临证经验，触类旁通，举一反三，挖掘中药的多重效用，临床常能收到理想的治疗效果。本讲介绍王琦教授对于中药新用的发明。

一、用药发明

（一）新用释义

所谓新用，是指通过临床实践发现某种药物新的功效，使应用范围有新的拓展。事实上，每味中药的功效与主治范围都是经历代医家不断赋予新的认识得以拓展的。王琦教授指出：一方面由于历史的沿革，中药的多种功能受到局限，甚至于无形中泯灭，需要加以挖掘提高；另一方面，中药研究取得了很多新的进展和成果，扩大了传统药物的应用范围，阐明了不少方药的现代功用，使中药的潜在功效得到了进一步发挥，需要加以学习利用。

（二）发明依据

随着疾病谱的变化和社会医疗保健需求的提高，固有理论已难一一策应，大量新事实、新经验的积累需要进行理论上的总结与升华。王琦教授指出，对于中药的运用，不能停留在前人发现的水平上，而是要依据临床需求继承发展，拓展新用。

[1] 盖海山整理．王琦临床方药应用十讲．北京：中国中医药出版社，2006：137-152.

1. 提出新说，发明新用

临床上王琦教授十分注意结合临床实际进行理论拓展，提出新学说，用以有效指导临床用药及治疗。如对静脉性阳痿的认识，结合西医病理，王琦教授认为阴茎静脉关闭不全是气的功能失调，气失固摄，气血失调，不能维系静脉血流，致使宗筋不充，提出了“调和气血，充润宗筋”的新治法。采用黄芪、当归组成的当归补血汤治疗器质性阳痿，拓展了相关药物的应用范围。

2. 辨病论治，发明新用

利用现代医学检测手段，既辨中医之病，又辨西医之病，根据疾病的具体情况，选择相应的专病专药诊疗模式。如治疗高泌乳素血症重用麦芽；治疗精液不液化选用鸡内金、山楂；治疗各种结石选用鸡内金、威灵仙等，只要辨病准确，即可选用专药。

3. 各科互参，发明新用

中医临床内、外、妇、儿各科，虽各有特点及用药范围，然医理相同，可以互相参考，推此及彼，拓展药物及方剂新用。如当归贝母苦参丸源于《金匮要略·妇人妊娠病脉证并治》“妊娠，小便难，饮食如故，当归贝母苦参丸主之”。因方后注曰“男子加滑石半两”，说明该方男子小便病变亦可用之。王琦教授常用之治疗慢性前列腺炎尿路刺激症状。由此拓展了排浊药物，如浙贝母、天花粉、石菖蒲、薏苡仁、冬瓜仁等的作用。

4. 吸收成果，发明新用

吸收现代药理研究成果，有助于验证和扩大中药功效。如葛根发表解肌、升阳透疹、解热生津，传统作为解表药使用，现代药理研究则扩大了其用药范围，发现葛根酮能增加脑及冠状动脉血流量，王琦教授临床常用其治疗高血压颈项强痛、冠心病心绞痛，均取得一定疗效。现代药理研究表明，枳壳对子宫有显著的兴奋作用，动物实验发现枳壳煎液能使家兔子宫收缩有力，紧张度增强甚至出现强直性收缩，王琦教授常用之治疗阴挺。因此，要善于利用中医药现代研究成果，拓展药物功用。

（三）发现规则

任何学科，只有不断创新，才能不断完善，不断发展，中医药学也不例外。王琦教授指出中药新用的发明，不是药理学在中药上的简单套用，而是遵循中医药的基本原理，做到发明有据，衷中参西。

中医药工作者在发掘、继承中医药工作及临床实践中，发现不少中药具有疗效肯定的新的功用，从而扩大了中药应用范围，提高了临床疗效。我们要善于将这些成果运用于临床，赋予“辨证论治”新的内涵，提高中西医结合医疗水平。例如：金银花、连翘、鱼腥草、蒲公英等，均有明显的抗菌作用；黄芪可扩张动脉血管以降血压，增加组织器官灌流量；钩藤制剂及其提取物有镇静作用，能使大脑皮层兴奋性降低；天花粉所含有效成分具有广谱抗病毒作用，并能调节自身免疫力，达到抗炎及抗病原微生物作用等。在组织药方时，可根据病情结合这些科研成果选择用药。同时还要注意应尽量结合中医辨证论治的原则去选择应用，不可生搬硬套。例如虚寒型胃脘痛，单用黄连、蒲公英等去抑制病菌，往往效果不理想，如同时结合中医对“虚寒”证的治疗原则，加用干姜、吴萸、白术、党参等温补脾肾的药则容易取得效果。所以我们既要积极运用现代科研成果，又要注意掌握中医辨证论治的方法，才能使中药新用更好地服务于临床。

二、临证新用

（一）常用药物及新用途

1. 黄芪治血管性阳痿、前列腺增生症

黄芪补气，补肺脾之气，张锡纯又言能补肝气，治肝气虚弱不能条达皆重用之。王琦教授在总结前人认识的基础上，认为黄芪不仅补气，同活血药同用，有良好的活血通脉之功，如黄芪桂枝五物汤治血痹虚劳，补阳还五汤重用黄芪治中风偏瘫之气虚血瘀。现代药理研究证明黄芪有扩血管降压之作用。

（1）治阳痿：黄芪治阳痿，中医少有阐述。王琦教授把西医血管性阳痿分动脉性阳痿和静脉性阳痿，并纳入中医的气血理论之中。认为静脉性阳痿阴茎静脉关闭不全，是气的功能失调，不能维系静脉血液，致血的功能失调，表现为阴茎静脉血流失于常态。治疗当注重“气”，常重用黄芪，因气有防止血液在人体内无故流失的作用，包括控制血液在脉道中的正常循行，合辛香温润活血养血之当归，能补肝气、调肝血，使阴茎动脉气壮血旺，阴茎静脉气固血摄。黄芪配当归见于李东垣《内外伤辨惑论》当归补血汤。现代药理研究表明，当归补血汤能扩张动脉血管以降血压，增加组织器官灌流量。

（2）治前列腺增生症：王琦教授治前列腺增生症见气虚证者，常用黄芪配甘草。黄芪配甘草，见于《医林改错》黄芪甘草汤（黄芪四两、甘草八钱），治老年人溺尿玉茎痛如刀割，不论年月深久，立效。认为前列腺增生症常因小便费劲而耗气，气虚则小便更难。用黄芪可补五脏气，如补肺气固表、补脾以生血、补心气降压、补肝气助升发、补肾气定喘，故《别录》言“补虚”。黄芪补气利尿，《金匮要略》防己黄芪汤治风水，《小儿卫生总微论》服黄芪末治小儿小便不通。现代药理亦证明黄芪有利尿作用。甘草助黄芪补气，同时有缓急解痉挛的作用，能缓解前列腺肌肉收缩而利尿。同活血药同用，则有活血通脉之功，能改善前列腺血液循环。

2. 钩藤治遗精、早泄

钩藤，甘苦，凉，归肝、心经。功能清热平肝，息风定惊。本品为平息内风之要药，临床常用治中风、痫证等。然王琦教授谓其实又为安神之良药，移治遗精、早泄，获明显疗效。

王琦教授谓，遗精、早泄之证，无论古今实多倡从心论治。如《傅青主男科·虚痨门·心肾不交》曰："如人惊惕不安，梦遗精泄，皆心肾不交之故。人以惊惕为心之病，我以为肾之病；人以梦泄为肾之病，我以为心之病，非颠倒也，实有至理焉。人果细心思之，自然明白。"又《养生四要》云："又有交接之时，其精易泄，流而不射，散而不聚，冷而不热者，此神内乱，心气不足也。"现代流行病学统计则更是认为其发病原因多为精神心理性的。可见，从心论治，实有广泛的理论和实践基础。王琦教授谓，木为火之母，心神不安则肝魂不定，魂动则夹肝风上扰，风火相搏，君、相火动，则精随之泄。钩藤，径走心、肝两经，苦能泄火，凉能息风，风静火息则肝心自宁，君、相火亦各司其位，故遗精、早泄之证愈矣！况现代药理研究表明，钩藤制剂及其提取物有镇静作用，能使大脑皮层兴奋性降低，可治疗某些由于5-HT代谢紊乱所引起的疾病如抑郁症、更年期综合征等。现代医学运用抗抑郁剂赛乐特治疗早泄获得一定疗效，则更是佐证。临证常合三才封髓丹或安神定志之品联用，治疗遗精、早泄之证。临床使用该药须后下。

3. 天花粉消痈排脓

天花粉，甘、微苦，微寒，归脾胃经，素为清热生津止渴之品，常用治热病口渴，消渴多饮，肺热躁烦，疮疡肿毒等证。方如瓜蒌牡蛎汤、瓜蒌桂枝汤、玉液汤等。而王琦教授用天花粉于男科则认为其有"清热燥湿，消痈排脓"之功。

王琦教授常说，古人从唐代以前已用天花粉以清热燥湿，如《名医别录》载："可除肠胃中痼热，八疸，身面黄。"王剑宾《国药诠证》有云："瓜蒌根性苦寒，苦能燥湿，寒能清热，《本经》主治消渴，以湿阻而渴，故燥湿可以通阻而止渴，湿化为热则身热，未尽之湿留滞胸中则烦满。故清其已化之热，燥其未化之湿，可以除湿热而祛烦满。"充分说明天花粉可治疗湿郁化热之证。李东垣对此更有进一步的认识，谓："瓜蒌根燥湿可以除烦，通阻可以止咳，惟须用之于湿已化热之候，如未化热而用之，则必寒滞而气闷也。"王琦教授认为，在男科病中，诸多疾患乃湿浊瘀阻化热为病，必须施以清热燥湿，化浊祛瘀，才为治本之法，而天花粉则为常用药之一。

天花粉具有消痈排脓之效，历代医家视其为疡科常用药物，如《妇人大全良方》仙方活命饮，《证治准绳》天花刮毒散，以及《外科正宗》如意金黄散等，均以天花粉消痈排脓。据现代药理研究证实，天花粉所含有效成分具有广谱抗病毒作用，并能调节自身免疫力，而达到消炎及抗病原微生物作用。王琦教授认为，慢性前列腺炎的病机为湿热瘀浊阻滞，酿而成痈，用天花粉治疗，甚为合拍。天花粉清而寓燥，燥而寓清，可燥湿化热。毋须虑其伤津。临床多与姜黄、公英、茯苓、泽泻等药配伍。

4. 酸枣仁涩精治早泄

酸枣仁，甘平，归心、肝经，具宁心安神之效。众所皆知，其多用于治疗心烦不眠、惊悸怔忡等证，如酸枣仁汤、归脾汤、天王补心丹等。王琦教授用之于男科，取其“安五脏以启阳，宁心神以涩精”之功。

王琦教授说：早在《本经》中就有酸枣仁“久服安五脏，轻身延年”之记载。《本草从新》谓其“平肝理气，润肺养阴，温中利湿，敛气止汗，益气定神，聪耳明目”。而缪希雍更具体地说明“其专补肝胆，又复醒脾……胆为诸脏之首，十一脏皆取决于胆，五脏之精气皆禀于脾，故久服之，功能安五脏”。五脏安则气机调畅、气血和调，方可充分发挥正常的生理功能，若反之则百病由生。而男女交合之事，必须神畅、志定、神安而行之，如若气机不畅，则阳道立痿，故用酸枣仁能治疗肝郁胆虚、惊恐伤肾之阳痿，或性欲亢进之阴茎异常勃起等。

酸枣仁具镇静安神之效。如《圣惠方》用“酸枣仁粥治骨蒸心烦不得眠”。《济生方》用酸枣仁“治气血两亏，心脾不足，惊悸失眠，体倦汗出”。《太平惠民和剂局方》宁志膏用酸枣仁治“心脏亏虚，睡眠不宁，神志不收”。《药征》用酸枣仁治“胸膈烦躁，不得眠者”等。而现代药理研究证实，酸枣仁具有明显的镇静、调节中枢神经、抗士的宁作用。王琦教授认为男科病，如早泄、遗精，与副交感神经机能减退，射精所需刺激阈值降低有关。而用酸枣仁安神，调节神经中枢，可达到涩精之效，实乃异曲同工之法。

临床常以酸枣仁配茯苓、远志、菖蒲等药，安神定志以治阳痿。配柴胡龙骨牡蛎汤加减以和解少阳胆气，益气安神，收敛涩精，治疗早泄、遗精等病证。

5. 仙鹤草治阳痿

仙鹤草，苦涩寒，入心肝经，素为凉血收敛止血之品，多用于各种出血性疾病，古有“止血之圣药”之美称。王琦教授将其用于男科，认为其有“益气摄血，解毒杀虫”之功。

王琦教授常说，前人用仙鹤草以收敛止血，皆因其益气而能摄血也。《滇南本草》述其可治“日久赤白血痢”，《百草镜》谓“治妇女血崩”，杨时泰《本草述钩元》载其为“小便溺血之要药”。而民间以其功著而称为“脱力草”。据云，服之令人体力大增，神气顿复。更有清末民初名医丁福保用其治疗自汗、盗汗，无不神效。然细细究之，其“止血”之效，寓有“益气”之功，故须识此。据现代药理研究证实，仙鹤草有促进血液凝固，并有收缩血管（特别是周围血管），提高机体免疫力的作用，故王琦教授临床多用于治疗静脉漏性及静脉引流障碍性阳痿。

《金匮要略·妇人杂病脉证并治》云：“少阴脉滑而数，阴中生疮，阴中蚀疮烂者，狼牙汤洗之。”“狼牙草”，即仙鹤草也。显然仲景所列的脉证与现代湿热下注之阴道滴虫症相符。《药物考》亦云“狼牙治浮风瘙痒，煎汁洗恶疮”，《日华子本草》更有“杀腹脏一切虫”之记载。王琦教授认为男科病多与“湿热虫毒”有关，如泌尿系感染、前列腺炎以及由此而致的阳痿、早泄等病。而仙鹤草具有抗感染、杀菌作用，对支原体、衣原体感染性疾病其效更佳，已被多年临床实践所证实。

王琦教授常以仙鹤草配黄芪、当归等，益气摄血，治疗血管性阳痿；与白花蛇舌草、益母草、茜草、车前草等配伍，清热利湿，活血通络，治疗血精、前列腺炎、泌尿系感染；与苦参、百部等配伍外洗，治疗外阴瘙痒、湿疹等。

6. 蒲公英散结消肿

蒲公英入肝胃经，具有清热解毒、散结消肿之功。临床使用蒲公英的临床指征是热盛血滞。蒲公英性味苦寒，其功在于散热结、泻火安土。现代药理研究也证实其具有抗菌、健胃、轻泻作用。对辨证属热盛、血滞、热结者必用公英。该药主要治疗睾丸肿痛、慢性前列腺炎、流感、乳腺炎、胃脘痛等。

临床上常以该药 10g 为主，配伍黄芩 10g，黄连 10g，炙甘草 10g，党参 10g，干姜 6g，治疗慢性胃炎、心下痞满；重用蒲公英 30g，治疗下颌淋巴结肿大；蒲公英 20g 配刘寄奴 15g，夏枯草 15g，治疗睾丸肿硬、结节；蒲公英 15g，配羌活 10g，板蓝根 10g，贯众 10g，治疗流感。

肿痛结积之成，有因寒凝，用阳和汤温经解凝；有因痰聚，用浙贝母、白芥子消痰散结；而因热毒壅滞者则应重用蒲公英，清热解毒，疏散消结。临床中凡下颌淋巴结肿大，睾丸炎后肿硬及结节、乳腺炎、乳腺增生、结节均以蒲公英 30g 为主药，与其他药配伍每获良效。

王琦教授用之于男科，既取其清热解毒祛湿、消痈散结之意，又取其利尿通淋、清肝达郁之长，常用治前列腺炎。蒲公英，通淋、达郁、散结之用，古籍皆有记载。如《本草求真》谓：“蒲公英，味甘性平。能入阳明胃、厥阴肝凉血解热，故乳痈、乳岩为首重焉，且能通淋。”又《罗氏会约医镜》曰：“蒲公英，化热毒、散滞气、消肿核，专治乳痈，亦为通淋妙品。”王琦教授指出：前列腺炎病机为湿热瘀浊阻滞，病位虽属精室，但亦为肝经所络，且临床多伴抑郁症。公英善入肝经，一药三用，最合病理。

7. 鸡内金化石、涩精

鸡内金入脾、胃、小肠、膀胱经，不仅是消食助运之品，且具有涩精止遗、固摄缩尿、化坚消石之功。临床中凡诊断为精液不液化、结石、遗精、遗尿者必用鸡内金。王琦教授在临床上常以鸡内金 10g 为主，配伍谷麦芽各 30g，泽兰 10g，治疗精液不液化；

鸡内金 10g，配伍刺猬皮 10g，黄柏 10g，砂仁 6g，治疗遗精；鸡内金 10g，配伍桑螵蛸 10g，治疗遗尿；鸡内金 10g，配海金沙 10g，威灵仙 15g，治疗各种结石。

鸡内金临床用于健胃、消肉食，治痞积。王琦教授运用鸡内金则多用于精液不液化，现代研究提示鸡内金所含蛋白质、氨基酸对黏稠液具有"稀释"与"激活"作用。而鸡内金之止遗、消石作用，《医学衷中参西录》有云："鸡内金，鸡脾胃也，其中原含有稀盐酸，故其味酸而微温，中有瓷、石、铜、铁皆能消化，其善化瘀积可知。"临床常用治疗结石之方剂三金汤（海金沙、鸡内金、郁金）中即重用鸡内金。

8. 贯众止血、杀虫

贯众具有清热解毒、凉血止血、杀虫的功效。现代研究证实其有驱虫、抗病毒、抗菌、收缩子宫作用。临床经检验确诊乙肝者加用之，流感所致高热亦必加用之。而男科疾病中的支原体、衣原体感染常加用之。妇女崩漏如属血量多、黄带、味重者必用之。贯众多被用于清热解毒杀虫，而临床疏于止血治崩。贯众主治血热所致崩漏，或西医所诊子宫收缩无力之崩漏。《本草正义》有云："贯众，苦寒沉降之质，故主邪而能止血，并治血痢下血，甚有捷效。皆苦以燥湿、寒以泄热之功也。"《本草汇言》则云："贯众，杀虫化积之药也。"又治下血崩淋，衄血不止，亦取其气味苦寒散结热耳。但性寒气燥有毒，如病人营虚血槁，肝肾有火，并阴虚咳嗽，不可加用。

王琦教授在临床上常以贯众 10g 为主，配伍板蓝根 10g，羌活 10g，治疗流感、高热；贯众 10g，配青黛 10g，蚤休 10g，治疗乙肝；贯众 10g，配乌贼骨 10g，茜草 10g，治疗崩漏。

9. 水蛭溶纤化精液

水蛭，咸苦，主入肝、膀胱二经，具有破血逐瘀、通经的作用。近人用以通小便、治肿瘤，殊不知王琦教授用治男性之精液不液化，取其破血散结，溶纤化液亦有奇功。《本草求真》"通利水道，积聚无子"。积聚有血瘀、痰凝之分，而男性的精瘀应是机体血瘀、痰凝共同作用的结果，不通则瘀，炼液为痰。所以精液不液化究其根源，乃为血瘀，其表现则为痰凝，聚积成块，水蛭恰有破血逐瘀、溶纤化痰之功。《本草经》"主逐恶血、瘀血、月闭、破血瘕积聚，无子，利水道"。《医学衷中参西录》"破瘀血而不伤新血，专入血分而不损气分"。电镜下发现，不液化的精液有许多纤维形成致密的网状结构。王琦教授认为，这种纤维化的表现，即是中医的血凝不化，血不化水。现代药理研究表明：水蛭含有水蛭素、肝素、抗血栓素，具有抑制血小板凝集，溶解纤维蛋白原的作用；可以扩张毛细血管，减低血液黏着力；清除血管阻塞，使血细胞解聚，血栓消散；能显著降低和缩短红细胞压积、全血比黏度和红细胞电泳时间，进一步改善血液的浓、黏、聚等情况。水蛭有明显的降脂作用，能使血管壁的脂质沉积减少，增加血流量，降低血液黏稠度，可以使动脉粥样硬化斑块明显消退。现代药理研究印证了王琦教授临床用药的正确性。

10. 马鞭草疗慢性前列腺炎、子痈、梅疮

马鞭草，味苦、辛，性微寒，入肝、脾、膀胱经。具活血散瘀、利水渗湿、清热解毒、截疟、杀虫等多种功效。临床多用于治疗肝炎、肝硬化，亦用于伤科，而王琦教授的经验更为独特。

（1）治疗慢性前列腺炎、子痈：王琦教授谓，此效实得于先人之验，如《仙拈集》之马鞭酒，仅马鞭草一味浸酒，治血淋不止。《证类本草》载：马鞭草，去小便血淋肿痛。《集验方》：治男子阴肿大如升，核痛，人所不能治者，马鞭草捣涂之。可见其清热解毒，利水渗湿，活血止痛之功甚宏。用于慢性前列腺炎、子痈，岂有不效！

（2）治疗梅疮：王琦教授谓，马鞭草治梅疮之功不逊于土茯苓。《本草蒙筌》有载："治杨梅恶疮，马鞭草煎汤，先熏后洗，气到便爽，痛肿随减。"《罗氏会约医镜》亦谓："治一切杨梅痈疽恶毒、杀诸虫。"其理《神农本草经疏》道之甚明："本是凉血破血之药。血热之极，兼之湿热，故污浊成疮，且有虫也。血凉热解，污浊者破而行之，靡不差矣。"现代药理更是证实，其水煎剂体外可杀死钩端螺旋体，故其用治梅毒螺旋体感染之梅疮，绝非虚言。

11. 丁香醒神兴奋，助阳起痿

自古以来，阳痿的治疗多从暖肾入手，补命门助阳气，气行则血行，阴茎血液充盈，则阳事可行也。然用丁香者少，殊不知其治阳痿效用奇佳。《本草求真》谓："丁香辛温纯阳，力直下达暖肾。"《医林改错》云其"补肝，润命门"。

王琦教授认为丁香香窜，具有调节性神经的作用，在治疗阳痿时常与磁石配伍应用，而且重用丁香，兴奋副交感神经，从而达到使阴茎海绵体勃起的目的。现代研究表明，丁香中含有丁香油酚，其药理作用具有降压、抗惊厥等抑制交感神经作用，同时具有增加胃肠蠕动和子宫收缩等兴奋副交感神经的作用。同理，丁香油酚有促使阴茎海绵体勃起的作用。

（二）病案举例

王琦教授不拘前人之说，善纳现代研究成果，临证灵活用药，多能取得较好疗效，以下为其治验举例。

1. 酸枣仁、钩藤治遗精、早泄

阎某，男，39岁，干部。初诊日期：2003年1月15日。主诉：遗精、射精过快近10年。患者结婚10余年，婚后即有遗精，近2～3年遗精次数增多，每周1～2次。伴失眠、射精过快，每次插入不到1分钟即泄。现每周1次性生活。耳鸣，小便正常，大便溏，阴囊潮湿，舌淡白，苔薄白，脉弦细。平素服六味地黄丸、五子衍宗丸。中医诊断：遗精；早泄（心神受扰，肾精不固）。西医诊断：射精过早症。治法：安神定志，涩精止遗。处方：茯苓20g，远志10g，酸枣仁20g，百合30g，生地黄10g，钩藤10g（后下），五味子10g，防风10g，石斛15g。14剂。

2003年3月5日二诊：梦遗、耳鸣好转，能入睡但梦多，出汗，射精过快，苔薄黄，舌淡红。上方加龙骨30g（先煎），地龙10g。14剂。

2003年3月19日三诊：梦遗、早泄明显好转，目前汗多淋漓，耳鸣，舌质淡红。桑叶20g，石斛15g，酸枣仁15g，山茱萸15g。14剂。巩固。

按：早泄为中、西医通用病名。既往多认为早泄的发生是因肾虚失其封藏，精关不固所致。王琦教授认为，射精是一种受心理、神经控制的活动，临床上，早泄大部分是精神心理性的，器质性原因相对较少。王琦教授常常选用酸枣仁、钩藤等药宁神定志治疗早泄。

2. 天花粉、蒲公英治慢性前列腺炎

李某，男，34岁，已婚，干部。初诊日期：1998年6月10日。主诉：阴囊潮湿汗出1年。患者阴囊潮湿汗出，小便有时疼痛，在北京某医院诊断为“慢性前列腺炎”，用抗生素无效。现阴囊潮湿汗出，时有瘙痒，小便有时灼热疼痛，尿道口滴白，无尿频、尿急，寐安，大便常。既往身体健康，不吸烟饮酒。舌体活动不利，舌质淡，苔薄黄根腻，舌底脉络淡紫无弯曲，脉滑。前列腺液常规：白细胞10～15/HP，卵磷脂小体（++）。中医诊断：囊汗（湿热内蕴）。西医诊断：慢性前列腺炎。治法：清热利湿，凉血祛风。方药：当归贝母苦参丸加味。当归10g，浙贝10g，苦参10g，金银花15g，蒲公英15g，天花粉15g，赤芍10g，虎杖15g，鱼腥草15g，冬瓜仁15g，生甘草6g，防风10g。7剂。

二诊：服上方7剂，病情明显好转，小便不痛，尿道不滴白，阴囊汗出改善，不瘙痒，但仍潮湿。舌质淡，苔薄黄，脉滑。王琦教授认为，湿热为病，热易清而湿难去，临床用药治疗需细心体察。患者经治疗后，热渐清，但湿未去，故治疗以三妙散加味，加重祛湿之力。苍术10g，黄柏10g，生苡仁15g，当归10g，浙贝10g，苦参10g，蒲公英15g，天花粉15g，虎杖15g，赤小豆15g，乌药10g，防风10g。7剂。

3. 炙水蛭、鸡内金治精液不液化、不育

张某，男，32岁，已婚，工人。初诊日期：2001年5月10日。婚后4年，夫妇同居，未避孕而至今未育。在医院检查，发现精液不液化。服用各种中西药未效。妻子检查无异常，具生育能力。本患现感口干、口苦、易汗出、盗汗、小便黄赤、尿道灼热、大便正常。既往身体健康。吸烟，每日15支。饮白酒，每日七两左右。舌质红，苔黄，脉弦滑。精液分析：颜色乳白，量2.5mL，黏稠度高，拉丝度2小时10cm，pH 7.5，计数 80×10^6/mL，活率 80%，慢速直线运动 40%，无活力 60%。中医诊断：不育（湿热蕴结）。西医诊断：不育（精液不液化）。治法：清热利湿，溶纤化液。方药：薏苡仁 15g，蒲公英 15g，车前子 10g（包煎），连翘 10g，金银花 10g，夏枯草 15g，泽兰 10g，丹参 10g，乌梅 10g，山楂 10g，麦芽 15g，鸡内金 10g，牡蛎 10g，炙水蛭 10g，甘草 6g，豆豉 10g。14 剂。

服上方 14 剂后，口苦、口干明显减轻，小便转清，尿道不热，舌质淡，苔薄黄，脉弦，精液常规：精液 30 分钟已液化，守上方 14 剂后复查。

2001 年 6 月 15 日，精液分析：颜色乳白，量 2.5mL 黏稠度高，pH 8.0，20 分钟液化数量 180×10^9/mL，活率 85%。精子形态正常 97%，快速直线运行 60%，慢速直线运行 24%，原地不动 14%，无活力 1%，已具生殖能力。受孕需待时机。

按：王琦教授临证治疗精液不液化症，在辨证用药同时，常针对不液化症，加入溶酶化纤之物，可调节全身酶的活性，有利于精液液化物质的补充及功能的恢复。故本方以薏苡仁、车前、公英、金银花、连翘、夏枯草，清热利湿，解毒散结；以乌梅、甘草酸甘化阴，以防阴伤；以炙水蛭、泽兰、丹参，活血通络；以牡蛎散结；以山楂、麦芽、豆豉、鸡内金、乌梅，助脾胃化生。

4. 鸡内金治尿路结石

常某，男，63 岁，初诊日期：1997 年 10 月 20 日。突发性右腰部剧痛，放射至腹部 3 天，伴排尿困难，便秘，脐周痛，呕吐，呕吐物为胃内容物，无血液，北京某院 B 超示少量积液，未见结石。尿 Rt 检查示 RBC 2 ～ 5/HP。B 超示右肾小结石。中医诊断：石淋。西医诊断：尿路结石。治法：软坚散结，清热利湿，活血止痛。处方：川牛膝 10g，威灵仙 15g，丹参 10g，鳖甲 20g（先煎），鸡内金 10g，蒲公英 15g，地龙 10g，乌药 10g，甘草 6g，金钱草 30g。6 剂，水煎服。

二诊：服上药后腹痛未作，排尿，大便已通，惟时有腹胀，舌质淡，苔薄。宗上方加猪苓、茯苓各 15g，滑石 15g（包）。7 剂，水煎服。

三诊：已无腰痛，二便正常，复查 B 超右肾未见结石。上方加枳壳 10g。6 剂，水煎服。

按：结石临床多从湿热论治，王琦教授则多从软坚散结、活血定痛立法，辅以清热利湿。鸡内金为常用之品，取其消石、软坚之功。

第二节　常用中药临床应用

一、虎杖的临床应用[1]

虎杖（*Polygonum cuspidatum* Sieb.et Zncc.）为蓼科植物，以根茎入药。又名斑根、蛇总管、大活血、阴阳莲、大叶蛇总管。其性味苦、酸，凉。具有祛风利湿、清热解毒、利尿通淋、祛痰止咳、破瘀通经等作用。临床上常用于治风湿痹痛、湿热黄疸、湿浊带下、妇女经闭、产后恶露不下、癥瘕积聚、痔漏下血、跌仆损伤、烫伤、无名肿毒、蛇咬伤等疾。现将虎杖在临床上的应用简述如下：

（一）治疗烧伤

虎杖外用能促进创面迅速愈合，且具有抗绿脓杆菌的作用。遵义某医院用虎杖制剂治疗Ⅰ～Ⅲ度烧伤病 21 例，无感染者 7 天左右脱痂痊愈，已感染者 10 ～ 14 天痊愈。制剂配法：①虎杖液：取虎杖根 500g，洗净切片加水 2000mL，煎至 500mL 备用；②虎杖一号：取虎杖粉（根洗净晒干，研细过筛）40g，加浓茶水（茶叶 25g，加水 500mL 煎成）300 ～ 400mL，调匀灭菌备用。用法：以灭菌毛笔（或棉签）蘸虎杖一号均匀地涂在创面上，一日数次，以创面不干裂为度。如药痂下有感染，应早期开窗引流或剪去部分药痂，改用虎杖液湿敷。虎杖液也可内服，每次 100mL，一日两次，小儿酌减。福建罗源县医院等以虎杖粉（根洗净晒干后研末）800g，茶液（陈茶叶 100g，加水 3000mL，炖后取液 2800mL，调成糊剂，隔水炖半小时备用，也可用茶油调敷）。创面洁洗后涂糊剂，每日数次，保持药痂不干裂，待药痂自行脱落即愈（如有感染可改用虎杖粉五两，白及、地榆、十大功劳叶各一两，鸡内金 2 个，冰片适量，磨成细粉，以穿心莲煮液调糊外涂）。该院用上法治疗烧伤面积 18%～40% 的患者 34 例，一直用药 4 ～ 5 天后药痂开裂，6 ～ 7 天自脱。深Ⅱ、Ⅲ度烧伤，治疗时间略长。解放军某医院用虎杖制剂给有绿脓杆菌感染的烧伤者换药，收到显著效果。应用方法：取虎杖根洗净，加工成粉末用陈茶液浸出液调成糊剂，根据情况进行间隔创面换药。一般换药 3 ～ 4 次，即见创面绿色分泌物消失，伤口愈合快。部分患者创面肉芽出现水肿，经交替使用 40% 盐水湿敷后水肿即

[1] 王琦，夏治平 . 虎杖的临床运用 . 赤脚医生杂志，1977（3）：29–31.

可消退。解放军某医院门诊应用地榆虎杖油膏治疗中小面积烧伤（包括火焰烧伤、开水、热油、热蒸汽烫伤及石灰烧伤）共 30 例，取得了较好的效果。配制方是将地榆、虎杖根块洗净，晒干磨成细粉，过 80 ～ 120 目筛。取地榆、虎杖粉各等份加芝麻油（或茶油、花生油）适量，调匀呈糊状备用。在治疗 30 例烧伤中，烧伤面积最小的 0.5%，最大的为 20%，平均烧伤面积 6.6.%，烧伤深度为浅Ⅱ度和深Ⅱ度。对 3 例有全身症状如发热及局部创面感染严重者，以创面敷药和全身应用抗菌素相结合，其他 27 例无全身症状，局部无明显感染者，只用创面敷药。疗程最短者 5 天，最长者 15 天，平均治愈天数 6.2 天。认为地榆虎杖油膏具有消炎、收敛、止痛、防止感染、保护创面、促进创面愈合等作用。对局部无刺激，未发现副作用。本方配制简单、经济、使用方便，适合于门诊治疗中小面积烧伤。

（二）治疗急性黄疸型传染性肝炎

虎杖具有清热利湿的作用，主要用于肝胆温热证。据报道用本品治疗急性黄疸型肝炎，经 300 余例的观察，有效率在 90% 以上，治愈率在 80% 左右，平均治愈天数，据 251 例的统计为 34.7 天。症状体征改善及肝功能的恢复时间，通过 53 例观察，食欲一般 7 天即恢复正常，肝功平均约 23 天复原，黄疸在 15 ～ 20 天基本消退，谷丙转氨酶 15 天降至正常，硫酸锌浊度试验、麝香草酚浊度试验一般在 30 ～ 40 天转阴，部分病例经 3 ～ 12 月随访，未见复发。制剂及用法：煎剂：虎杖一两（鲜品加倍，儿童酌减）水煎，每日分 2 ～ 3 次服。浸膏片，每次 3 片及维生素 C 静滴，但疗效与单用虎杖者并无明显差异。服药后部分病人觉上腹闷胀不适，个别有轻度恶心等副作用，但不影响服药。单健民报道应用“复方虎杖煎剂”治疗 115 例黄疸型肝炎病人，均在服药后 7 ～ 10 天内退黄，临床症状消失。药物制备及用法：鲜虎杖一两，鲜柳叶五两，鲜地锦草二两。上药按规定煎煮取汁 2 次。共约 200mL，日服三次。儿童减半。预防用：一日一剂，连服 5 ～ 7 日。治疗用：一日一剂，连服 10 ～ 15 日。段成福报道用中药茵虎大枣汤治疗急性黄疸型肝炎，效果良好。处方：茵陈二两，野菊花五钱，虎杖五钱，大枣五钱，加水 500mL，煎至 250mL，取汁加红糖 1 勺，放入瓶内，日服 3 次。有人用本品治疗新生儿黄疸：用 50% 大叶蛇总管糖浆，每次 5mL，每日两次喂服，共观察 175 例，经 7 天皮肤及巩膜黄染完全消失者 151 例，占 86.8%。

（三）治疗肝胆管结石症

遵义医学院采用排石汤 6 号：虎杖一两，金钱草一两，大黄五钱，栀子四钱，延胡索五钱，木香五钱。枳壳三钱，煎服，每日一剂，治疗肝胆管结石 70 例，排石 63 例，平均服药 6 天左右。

（四）治疗慢性气管炎

虎杖祛痰止咳消炎作用近年来为临床所重视。治疗慢性支气管炎的复方阴阳莲即以本品为主药。取阴阳莲、十大功劳叶、枇杷叶各一两，为一日量，制成糖浆，煎剂或片剂，分 3 次服。10 天为一疗程，间隔 3 ～ 5 天可给第二、第三及第四疗程，据 1201 例的观察，一个疗程的总有效率为 82.9.%，19 例接受四个疗程治疗，总有效率为 96.4%，服药后数天咳嗽咯痰即减轻或得到控制，继而干湿啰音开始消失，肺活量上升，X 线显肺部炎性改变明显。又有用虎杖三钱，胡颓子叶五钱，鱼腥草（鲜）一两（一日量），制成煎剂，加糖精矫味，分 2 ～ 3 次服，10 日为一疗程。服后显示止咳祛痰效果，也有一定平喘消炎作用。解放军某医院与有关单位协作分别在广西南宁、辽宁赤峰、山东莱阳、河南洛阳等地用复方阴阳莲治疗慢性支气管炎 1590 例，均取得较好效果。①近期疗效，其中在南宁地区用复方阴阳莲提取片治疗 92 例（每次 3 ～ 6 片，一天 3 次），10 天一个疗程，间隔 3 天，共服 5 个疗程，近控率为 71.1%，咳、痰、喘、炎四症，服药 5 天内见效者为 79.33%，祛痰为 72.5%，平喘为 94.1%，哮鸣音消失为 50.0%；145 医院广西驻军协作验证组在山东莱阳地区用复方阴阳莲提取片治疗 99 例，5 个疗程近控率为 72.7%，认为复方阴阳莲粗提片具有止咳、祛痰、平喘、消炎及改善机体状况等作用，大多数服药 13 天见效。其中止咳祛痰较好，平喘较差，3 天见效率分别 91.9%、83.3% 和 55%。②远期疗效：复发率较低。南宁 271 例病人，12 个疗程前后近控 240 例，其中稳定 205 例，占 85.4%，复发 35 例，占 14.4%。③有一定增强体质作用，多批验证及长期追随病人中，食欲增加，睡眠好转，体力增强者占 90% 以上。肾阳虚夜尿多的病人 60% 以上有所改善，尿 17- 酮类固醇有 71.9% 的病人有提高，大部分病人，感冒较前减少。④ X 线胸片疗后对照组改善率 76%，但肺部改变不大。

（五）治疗关节炎

因虎杖具有祛风利湿作用，常用于治疗风湿痹痛。黎国祥报告南京某医学院附属医院用虎杖酒治疗各种关节病共 500 多例。单用虎杖酒治疗其中 88 例，包括风湿性关节炎 60 例，类风湿性关节炎 9 例，腰椎肥大 9 例，骨关节炎 10 例。自治疗日起，停服其他药物。疗效观察以病人症状和关节功能改变为主，风湿性关节炎 60 例，显效 18 例，好转 37 例，无效 5 例；腰椎肥大 9 例，显效 2 例，好转 6 例，无效 1 例，骨关节炎 10 例，显效 3 例，好转 7 例。全部病例服虎杖酒最多 15kg，最少 500g，平均 3.3kg。据临床观察，急性风湿性关节炎患者服虎杖酒剂量宜小；患慢性关节疾病，特别是类风湿性关节炎

（包括类风湿性脊柱炎）患者，服虎杖酒剂量宜大。虎杖酒的制用：将虎杖根切片，按250g生药配750g白酒的比例泡制，封缸，半个月后启用，并可加少量赤砂糖着色。成人每服五钱，日服2次。儿童减量。一般早晚饮服。妇女月经过多者，行经期停服。对酒有过敏反应者（如皮疹者）停服。或由小剂量开始，渐增至原定量。对慢性肝病或其他不宜饮酒者，禁用本法治疗。亦有用虎杖根250g，洗净切碎投入白酒750g内浸泡半个月，成人日服2次，每次一小杯（25g）。妇女行经期停服，观察208例，90%以上的患者获得不同程度疗效。

（六）治疗高脂血症

虎杖片（用虎杖的干燥根茎提取制成，每片重0.15g），具有降低胆固醇和甘油三酯的作用。经上海三家医院临床试用，证明对高脂血症有较好疗效。口服每日3次，每次3片，一日剂量，相当于生药5钱。中山医院试治26例分为两组，第一组高甘油三酯、高胆固醇。其中甘油三酯治疗前平均值380.2mg%，治疗后降至161.7mg%，显效33.3%，有效50%，无效16.7%；胆固醇治疗前平均值292.5mg%，治疗后186.6mg%，平均下降绝对值106.5mg%，显效66.7%，所有病人服药期间未发现副作用，服药开始数天内尿量增多，大便次数增多，以后逐渐恢复正常。

（七）治疗放射性白细胞减少

江西多家单位用虎杖治疗67例经放射治疗致白细胞减少（4000/mm^3）的肿瘤病人，结果服虎杖后，不仅暂停放疗的第二组8例病人中，7例白细胞回升较快，而且未停放疗的第一、三组59例病人中，有40例白细胞在4周内较服药前升高1000/mm^3以上（其中于两周内较服药前升高1000/mm^3以上者36例），占两组的67.7%；在服药前水平波动者19例，占该两组的32.2%，同时白细胞回升后持续时间较长，对放射敏感的病人，亦能如期完成放射计划，副作用也较小，仅2例出现轻度腹泻、腹痛。其药物包括：①虎杖片剂：系卫生部五七干校制药厂用碱提取虎杖根的有效成分制成，每片相当于生药约4g，每次2～4片，日3次。②虎杖冲剂：系江西医学院第一附属医院按传统方法将虎杖根制成冲剂，每包相当于生药33g，每日一包。还有用虎杖五钱，煎服每天1剂，治疗粒性白细胞减少症，观察19例，2例明显好转，17例有不同程度改善。但也有报道用虎杖治疗肺炎时曾有部分患者服药后，一度出现粒细胞减少的现象，在服药中或停药后自行恢复。

（八）治疗阑尾炎

河北省广济县第一人民医院外科用阑尾糖浆治疗阑尾炎151例，痊愈120例，占79.4%；显效23例，占15.2%；无效8例，占5.4%。原料是虎杖、蒲公英、白花蛇舌草各12.8kg，生大黄1.95kg，糖3kg。将上药煎2次，第一次煎沸后3小时，第二次煎沸后两小时，合并两煎汤剂，静置10小时，并浓缩成稀膏状（浓缩时应防止炭化），然后加入相当于浓缩液4倍的95%酒精并沉淀24小时，取上清液用脱脂棉过滤及回收酒精。在所取得的药液内再加入单糖浆（蔗糖3kg，开水溶化后用脱脂棉过滤即成），经充分混合后，并过滤配成6000mL，煮沸15分钟，加入尼泊金3g，最后灌装在消毒瓶内，每瓶100mL，加盖封口备用。每30mL阑尾糖浆含虎杖、蒲公英、白花舌蛇草各2两，大黄3钱，成人日服3次，每次10～30mL，儿童酌减。江苏新医学院第二附属医院报道玉虎汤（虎杖、玉兰叶制成浓煎液），取等份干燥虎杖根皮及新鲜玉兰切碎后置入砂锅或紫铜锅内，加冷水超过药面，浸泡2～3小时后，文火煎煮浓缩，首剂100mL，以后每次30mL，一日服3次，儿童酌减，治疗急性阑尾炎103例，治愈92例，失败11例，近期治愈率89.3%，其中35例随访，复发10例，复发率为28.5%。治疗有效病例首先表现为脉率及血象较快恢复正常，继之自觉腹痛消失，最后腹部体征逐步消失，体温亦随之恢复正常。据江苏新医学院抑菌试验结果证明，玉虎汤对多种细菌有抑制作用。遵义医学院报道用消炎散外敷治疗脓肿型阑尾炎及成脓型阑尾炎，处方是虎杖8钱，煅石膏1两，冰片5分，共研成细末，用醋或水调成芝麻酱样稠度，按照炎症范围和脓肿之大小，摊于右下腹部0.2～0.4cm厚，外加油纸及纱布覆盖，每日调换两次，保持敷药湿润为宜。

（九）治疗肺部炎症

遵义医学院用虎杖治疗肺炎观察19例，治愈12例，好转4例，无效3例，服药后最早于6小时左右体温下降，大多数在24小时后降至正常，疗程4～14天不等，平均9天，在症状改善同时，胸透肺内炎症亦吸收。制剂制备也是虎杖根洗净切片，鲜品1kg或干品500g，加水500mL，煎至1000mL，日服2～3次。每次50～100mL，见体温降至正常，症状好转即酌情减量，至肺部炎症完全吸收时停药，副作用有恶心、呕吐、腹泻等肠道反应，可采用新针或耳针处理。上海华山医院用虎杖5钱，鱼腥草、鸭跖草、半枝莲、金荞麦各1两，水煎服，每日1剂，治肺炎26例，治愈率92%，平均退热1.5天。

（十）治疗念珠菌性阴道炎

广东省韶关市妇幼保健院用虎杖2两，加水500mL，煎成300mL，待温，冲洗阴道，然后用鹅不食草干粉胶囊每粒含生药0.3g，塞入阴道，每天一次，7天为一疗程，试治76例，治愈（自觉症状消失，镜检尚有少许念珠菌）8例，无效2例，其余情况不明。

此外，亦有报道，用本品煎液内服治疗1例金黄色葡萄球菌败血症；用药液浸渍，纱布局部湿敷，治疗1例大面积褥疮；用虎杖、乌梅煎剂治疗急性扁桃体炎；用鲜虎杖煎成膏内服，治疗咳血、便血等均取得较好效果。本品又为民间治疗毒蛇咬伤常用药，故有“蛇总管”之称，常配大蓟、鬼针草、三角草等同用。综上所述，可以看出虎杖在临床运用是比较广泛的。

二、赤小豆的临床应用[1]

赤小豆即饭赤豆，为一年生草本植物，药用其成熟种子，以紧小而赤褐色为良。本品最早收载于《本草经》，谓其功用“下水肿，排痈肿脓血”。张仲景在《伤寒论》《金匮要略》中运用本品与其他药物配伍创制了“瓜蒂散”“麻黄连轺赤小豆汤”“赤小豆当归散”等方剂，从而扩大了它的应用范围。赤小豆味甘酸，性平无毒，入心、小肠二经。功能利水消肿，解毒排脓，主治脚气病、水肿、湿热泻痢、痈肿等证。现将本品治疗几种常见疾病的体会介绍于后：

（一）缺乳

赤小豆四两，煮粥食或以赤豆半斤，煮汤，去豆饮浓汤，连服3～5天。

病例：张某，女，31岁。产后月余，体质虚弱，头昏，面色无华，乳汁量少，脉细小，舌质淡、苔白，嘱每天以本品半斤煮食，连服四天乳汁通行。

（二）产后浮肿

赤小豆2～4两，煮食，一天两次，连服数天。

按：产后浮肿，一般多属脾虚。赤豆功能健脾，通利水道，使小便利而肿消。

---

[1] 夏治平，王琦．赤小豆临床应用．陕西新医药，1975（4）：41.

（三）便血（肛门裂）

赤小豆二两，当归五钱（炒），煎汤内服，一天两次。

病例：杨某，男，34 岁。大便时肛门疼痛，便后有少量鲜血流出，已四五天。肛检在肛管后中线见裂口。舌边尖红、苔黄、脉细数，经服上方三天血止。按：本方即《金匮》“赤小豆当归散”，有清热凉血解毒、润肠通便作用，故对湿热下注、伤及阴络之便血有效。

（四）丹毒（赤游风）

赤小豆适量研末，以鸡蛋清调敷患处。每日或隔日一次。

按：丹毒一证，多为热毒郁于血分所致。因发生的部位不同而名称不一，小儿则名“赤游风”，以游走不定为特征。赤豆功能清热解毒，泄血分之湿热，《医宗金鉴·儿科心法要诀》亦有“赤小豆不拘多少，研为细末，用鸡子清调涂患处，干则再涂”的经验记载。

（五）痄腮（流行性腮腺炎）

赤小豆适量研末，以鸡蛋清调敷患处。每日或隔日一次。

病例：王某，男，5 岁。两侧腮部肿大疼痛，张口不便，伴畏寒发热（38.2℃），已三天。经用上方外敷两天而愈。

按：痄腮常发于儿童，系感染病毒所致，赤小豆功能清热解毒，故亦适用于痈肿等证，方法同前。

据有关记载，本品对脚气病有较好的效果。药理研究亦证实，对脚气病、心脏性水肿、肾性水肿及肝硬化腹水有一定疗效。其成分含蛋白质、脂肪、碳水化合物、钙、磷、铁、核黄素。此外，尚含三种结晶性皂苷。

赤小豆与相思子二药均有“红豆”之别名，但植物分类、形态学特征和药物性味、疗效上都有区别，不应混淆应用。

三、凤尾草的临床应用[1]

凤尾草俗称“井口边草”，系凤尾蕨科凤尾蕨的全草，属多年生草本，分小叶凤尾

[1] 夏治平，王琦．凤尾草的临床应用．广西卫生，1976（3）：42.

草、剑叶凤尾草两种，功用基本相同。全草入药。我国大部分地区均有分布。本品多生于阴湿的石隙或墙缝中及水井边。性味淡、微苦，凉，能清热解毒，利湿通淋，凉血止血。据资料记载，本品含黄酮类、酚类、氨基酸、鞣质、有机酸等成分；对金黄色葡萄球菌、大肠杆菌、痢疾杆菌、人型结核杆菌等均有抑制作用。凤尾草在临床上常用于治疗以下几种疾病。

（一）急性尿路感染

凤尾草 1 ～ 2 两，冰糖 5 钱。水煎服，1 日 2 次，连服 3 ～ 5 天。

病例：王某，女，31 岁，已婚，职工。发热畏寒 3 天，腰部有酸胀感，继见小便淋痛，尿频，尿急。尿常规：脓细胞（++），蛋白（+）。经服上方 2 剂，症情显著减轻，小便疼痛基本消失，第 3 天小便复检转阴。

按：笔者用上方治疗急性尿路感染多例，效果均著。症状较重者，亦可配蒲公英、萹蓄、车前草等，以加强清热利湿通淋的作用。

（二）细菌性痢疾、肠炎

凤尾草 1 ～ 2 两，铁苋菜 1 ～ 2 两，地锦草 1 ～ 2 两。水煎服，可加糖适量，1 日 2 次，连服 3 ～ 5 天。

按：治痢疾以小叶凤尾草疗效为好。据江苏新医学院临床验证，以本品为主治疗菌痢，肠炎，效果确实。福建某传染病院单用凤尾草全草 25 ～ 30g（成人量）加水 200 ～ 250mL，煎至 100mL，过滤，加白糖 5g，分 3 次内服。治疗菌痢 80 例，均获痊愈，未见明显副作用。江西省乐平县妇幼保健院报道用凤尾草、山楂为主制成“凤楂糖浆”，治疗小儿腹泻 45 例，其中痊愈 38 例，好转 4 例，无效 3 例。

（三）急性传染性肝炎

凤尾草 1 ～ 2 两，水煎服，加糖适量，1 日 2 次。连服 5 ～ 7 天为一疗程。

按：福建省龙岩县用本品治疗肝炎 143 例，痊愈 122 例，显效 20 例，无效 1 例。临床用本品配合秦皮、夏枯草、蒲公英等清热利湿药，治疗急性传染性肝炎，退黄迅速，有助谷丙转氨酶下降。

（四）湿热带下

凤尾草 1 ～ 2 两，猪肉半片，加水 2 大碗同煲，服时去草，吃肉喝汤，连服 3 ～ 5 天。

病例：黄某，女，35 岁，已婚，农民。带下色黄，稠黏，量多，有腥臭味，外阴瘙痒，已近 2 月。白带涂片未找见滴虫、霉菌。连服上方 5 天诸症渐减，带下亦止。

按：我县城镇染坊老工人蒋万顺，几十年来用上方治疗带下病数百例，效果较好，对湿热带下尤宜。

据宁波市第三医院外科报道，用凤尾草 3 两，糖 4 两，水煎服，治疗胆道出血 5 例，其中 3 例控制出血，1 例显效，1 例无效。初步认为，凤尾草对炎症性胆道出血似有一定疗效。

另以本品为主，配合小蓟、地榆叶等清热凉血药，治疗尿血、便血、痔疮出血等，也有一定效果。

四、硫黄的临床应用[1]

王琦老师是全国五百名著名老中医之一。笔者作为全国第四批名老中医学术经验继承人，有幸跟师临证侍诊，收获颇多。王老胆大心细、善用虎狼之药——硫黄而令人称叹叫绝。

2009 年 7 月 20 日，先生接诊一畏寒女性，81 岁。该患畏寒 30 余年，时值盛夏，却感同“三九”，终日着衬衣、毛衣、羽绒服等薄厚衣七层，虽时感上身汗出，需摇扇解汗，仍畏寒肢凉，如置冰中。平素不耐凉风及空调，不能食水果等生冷，夜间须着棉衣棉袜入睡。尝服金匮肾气丸、右归胶囊等补肾阳之药未效。查其舌暗红，苔白灰腻，脉沉。先生予桂枝 10g，白芍 10g，炙甘草 6g，制附片 15g（先煎 1 小时），生姜 10g，红枣 10g，黄芪 20g，白术 15g，防风 10g，麦芽 15g，神曲 10g，生硫黄 2g（用豆腐煮后吞服），水煎服，每日 2 次，嘱忌油腻食物。如此叠予桂枝加附子汤合玉屏风散加硫黄，温阳固表。患者持续服药 2 个月后，阳气渐复，畏寒大减，着衣减至只穿薄厚毛衣两层，能耐受凉风及空调，可食西瓜、苹果、桃等水果，汗出亦大减。此方效若桴鼓，很大程度上取决于先生所投之硫黄。

硫黄为有毒之药，服之不当可中毒。当今临床医生因惧怕硫黄之毒，鲜有用于口服者。先生审证准确，谨守病机，因证议药，对症制方，予硫黄口服尤重煎服方法：嘱患者将硫黄夹在两片豆腐中，用线裹紧，放入水中煮 1 小时后，待豆腐变绿，再服其中的硫黄，食后再进食半个馒头。如此口服硫黄近 2 个月，共约 120g，未见患者有头晕、无力、恶心腹痛、浮肿等中毒反应。故硫黄虽有毒性，但只要正确炮制，配伍得当，可获

[1] 姜敏．王琦老师用硫黄温阳一则．世界中西医结合杂志，2010，9（5）：800.

倍效。由此可见，用药如用兵，语谓“兵者凶也”，强寇入境，大敌当前，岂可因其凶而废之，医者用药亦因此理。品先生遣方，钦佩先生用药之果敢。

硫黄味酸温，有毒，归肾、大肠、心包经。内服补火助阳通便，用于阳痿足冷，虚喘冷哮，虚寒便秘。徐灵胎谓：“硫黄乃石中得火之精者也，石属阴而火属阳，寓至阳于至阴，故能治阴分中寒湿之邪。”张锡纯善用生硫黄治阳虚，认为其效捷而无附子之升发之弊，谓“且自论硫黄者，莫不谓功胜桂附”。硫黄善补命门之火，《本草图新》曰硫黄：“秉纯阳之精，益命门之火，热而不燥……亦救危补剂。”硫黄是壮阳之精品，若配合附子、肉桂治疗肾阳极度虚衰更是为上乘之剂，疗效颇佳。

硫黄主要含硫（S），另可杂有砷、硒、铁、碲等成分。硫黄内服中毒量为 10 ～ 20g。引起硫黄中毒原因有二：一是硫黄中含有砷、硒、碲等有毒重金属；二是硫在肠道中生成的硫化氢是一种剧烈的神经毒物，并可抑制某些酶的活性。传统以硫黄与豆腐共煮，试验表明，硫黄生品比经豆腐炮制后的砷含量大 8 ～ 15 倍。在肠容物中，脂肪性物质较多时，易产生大量硫化氢，故硫黄内服时应忌油腻食物。

由此得知，临证中如遇有肾阳衰微，投桂附类不效者，要敢于给服硫黄，可望获满意疗效。

五、蒲公英的临床应用

蒲公英为菊科植物蒲公英 *Taraxacum mongolicum* Hand Mazz 的全草或根。性味苦、甘，寒，入肝、胃经。具有清热解毒和消痈散结之效。现代药理证实，蒲公英确有广谱抗菌作用，对金黄色葡萄球菌、伤寒杆菌、绿脓杆菌均有抑制作用。目前临床上运用蒲公英多局限于“抗感染”。如同金银花、山豆根、马勃等配伍治疗喉炎、扁桃体炎；与紫花地丁、金银花配伍治疗各种疔疮热毒等，取得了较好的疗效。但是，将蒲公英作为某种抗生素的代用品，不仅没有很好地继承古人经验，更谈不上新的发展。王琦先生在临床论治上强调灵活变通地运用常用药，不拘一格对“老药”不断进行挖掘与提高，余随其学习，受益匪浅，现摘录两则病案，以飨同道。

1. 慢性胃炎

患者肖某，男，49 岁。患者 7 年前开始出现胃脘部胀痛，无明显规律性，与季节、进食均无关，时而伴有反酸及上腹部灼热感，情绪不佳时上述症状加重。于外院做胃镜检查示慢性浅表性胃窦炎。曾服胃乃安、猴头菌片、丽珠得乐等药物无明显好转。查舌淡苔薄黄，脉弦细稍数。辨证为肝胃阳虚，予蒲公英 15g，山豆根 6g，防风 10g，猪苓 10g，仙鹤草 20g，薏苡仁 15g，百合 30g，乌药 10g，佛手 6g，丹参 10g，鸡内金 6g，麦芽 15g，蚕休 6g。服药 6 剂后胃脘部胀痛消失，其他症状明显减轻，后服用牛奶、白酒及酸性食物、甜物、过饱时有胃部不适感，继用上方加吴茱萸 6g，白蔹 10g，法半夏 10g，服用 12 剂后，未再复发。

本例治疗中重用蒲公英是王琦老师中西兼容，敏于、勤于思考的结果。他指出，据美国国立卫生院报道，幽门螺杆菌与慢性浅表性胃炎的因果关系已牢固确立，故选用蒲公英，就是依其广谱抗菌作用进行治疗，获效当是意料中的。

2. 阴茎海绵体硬结症

患者王某，男，58 岁。患者于 3 个月前偶然发现阴茎勃起时疼痛，疲软后消失，性欲尚可。因勃起、插入、抽动时痛甚，性生活次数减少。外院曾予强的松 100mg Bid（日 2 次）治疗月余无显效。近日又出现右下腹腹痛，故来我院诊治。专科检查：阴茎外观正常，于龟头上近阴茎背处可触及一米粒大小结节，质地较硬，压痛不明显。给予：蒲公英 10g，昆布 10g，海藻 10g，牡蛎 10g，夏枯草 10g，薏苡仁 10g，莪术 10g，鸡内金 10g。

六、石菖蒲的临床应用

石菖蒲为天南星科植物石菖蒲（*Acorus tatarinowii* Schott）的根茎，别名山菖蒲、香菖蒲，生长于山涧泉流附近或泉流的水石间，分布于长江流域及以南各地。

《神农本草经》将菖蒲列为草中上品，言其“补五脏，通九窍，久服轻身”，现代《中药学》把其列入芳香开窍药。

石菖蒲辛苦性温，芳香疏达，然其温而不燥，气香清爽，故既可芳香开窍，宣气除痰，醒脾开胃，亦能镇静安神，益智健脑，聪耳明目，还有良好的清音化痰的作用。

本品用于痰浊蒙蔽清窍，神志昏乱，癫、狂、痫证，多与郁金、半夏、陈皮、白矾、茯神、胆南星等配伍，若用于精神抑郁，如悲伤厌世，痛苦悲啼，严重自责自伤的患者，可与甘麦大枣汤、百合地黄汤、柴胡加龙骨牡蛎汤等配合应用，每可获效。

菖蒲不仅可用以治疗健忘失眠，耳鸣耳聋，亦可用于治疗小儿智力低下。前者常与远志、菟丝子、龙骨、牡蛎等配伍，后者可配以人参、刺五加、远志、补骨脂等。

前人称菖蒲能补五脏，是因其具有荡涤痰浊之力，如《本草正义》曰：“开心孔，补五脏者，亦以痰浊壅塞而言，荡涤邪秽，则九窍通灵，而脏气自得其补益……且清芬之气，能助人振奋精神，故使耳目聪明，九窍通利。”笔者以为，本品益智健脑的功能，是因其具有较强的镇静安神作用。大凡健忘者，多伴有失眠及注意力难以集中等症状。长期的营营扰扰，寐艰多梦，每每导致头晕目眩、心烦意乱、心力交瘁、记忆力减退。小儿智力低下者，亦常伴有多动症，躁扰不宁，以致出现严重的行为或语言异常。菖蒲良好的镇静作用，可使心神得宁，从而复其心主神明正常。现代药理研究表明，本品挥发油可以减少小鼠的自发活动，减弱麻黄碱的中枢兴奋作用，并可解除独居小鼠的攻击作用。这些作用显示石菖蒲挥发油具有镇静效果，此外还能显著延长戊巴比妥钠的麻醉时间。石菖蒲煎剂还可促进消化液分泌，制止胃肠的异常发酵，因其既可镇静安神，又能化湿开胃，助人眠食俱佳，神清气爽，自可益寿延年。

菖蒲具有祛痰开窍利咽的功能。凡寒饮闭塞、肺气不宣则令人音瘖。菖蒲逐饮宣窍，而声自开。如虚劳金破之不鸣，则非本品所宜。

菖蒲还善治耳鸣。如湿痰蒙其清气，郁而不伸者，可用之以宣其窍闭。若肝阳上扰之耳鸣，则非辛温开窍之所宜。

菖蒲秉芳烈之正气，故可驱邪而行气止痛，如风寒外束之头痛、心腹痛，风寒湿邪之痹痛等。然本品虽为温性，但温中尚嫌不足，若寒邪直中之大痛吐泻，转筋冷汗，脉伏等证，石菖蒲则无能独当大任。

七、地龙的临床应用

地龙为环节动物毛足纲寡毛目蚯蚓科动物参环毛蚯蚓 *Pheretima aspergillum* (E. Perrier)、通俗环毛蚓 *Pheretima vulgaris Chen*、威廉环毛蚓 *Phere tima gullelmi* (Michaclsen) 成栉育环毛蚓 *Phere tima pectinifera* Michaelsen 的干燥体，别名蚯蚓、曲蟮、广地龙，生活于潮湿疏松之泥土中，行动迟缓，以富含有机物的腐殖土为食，主要产于广东、广西、福建等地。

地龙咸寒，入肝、胃、肺、脾、肾经。功能清热解毒，镇静祛风，降压利尿，平喘祛痰，活络止痛，抗过敏，抗癌，广泛用于高热惊风抽搐，中风偏瘫，风湿痹痛，过敏性哮喘，高血压，小便不利，精神病，血瘀作痛，经闭腹痛等。

笔者常以补阳还五汤重用地龙治疗高血压中风后遗症，症见半身不遂，口眼㖞斜，语言蹇涩，口角流涎，大便干燥，小便频数，甚则遗尿、失禁。无论是脑溢血或脑血栓后遗症，或小儿麻痹后遗症有上述见症者，皆可运用。地龙具有良好的降压、镇静作用。如患者张某，男，56 岁。脑溢血后半身不遂，左侧偏废，手不能握物，用黄芪 15g，赤芍 10g，桃仁 10g，地龙 10g，红花 6g，豨莶草 15g，丹参 10g，川芎 6g。15 剂后可执杖行走百余步，继予此方出入。3 个月后，生活已基本可以自理。

地龙可用于治疗各种过敏性哮喘，喘息性支气管炎以及不适于服用麻黄碱、氨茶碱的患者。地龙配以白果、半夏、苏子、厚朴、前胡等治疗哮喘，病人服用后感到胸部舒坦，痰涎稀释而易咳出。从地龙的水溶性成分中提取的多种氨基酸，经豚鼠组织胺喷雾法实验证明有一定的平喘作用。

地龙还可解痉利尿。用于前列腺肥大，排尿困难者，可与海金沙、琥珀、仙灵脾、海藻、昆布、威灵仙等配伍。《斗门方》曾载，治小便不通，蚯蚓杵，以冷水滤过，浓服半碗。可知地龙利尿之功效，已早为前人认识。

此外，地龙外用还可治疗化脓性中耳炎、流行性腮腺炎、湿疹、烧烫伤及下肢慢性溃疡。其方法是：用蚯蚓活者若干条，浸于清水中吐尽泥土，取出置于纱布上吸净体外水分投入清洁容器内，加入适量白糖（蚯蚓 2 份，糖 1 份），静置，蚯蚓即逐渐析出体液而萎缩。1 ～ 2 小时后，将所得体液过滤，保存于冰箱及阴凉处，但时久则变质不可用。用此液滴耳或外敷患处，消炎止痛止痒效果显著，治疗烧烫伤，一般 4 天左右可以治愈，且不留瘢痕。

八、中药毒副作用发生的原因及其对策[1]

据世界卫生组织调查，各国住院病人经常发生药物（西药）不良反应，最低为 1%，最高达到 30%，一般为 10% ～ 20%。西药不良反应如此高的发生频率，引起了世界各国的广泛关注，不少国家制定了西药不良反应的监察制度。1968 年，世界卫生组织制定了有 46 个国家参加的国际药品监察合作计划，我国也于 1989 年 11 月成立了卫生部药品不良反应（ADR）监察中心。1993 年，又在 26 个省、市、自治区和部队中确立了 85 个重点监察医院，并建立了药品不良反应监察报告制度，这表明我国对 ADR 的监察正逐步与国际接轨。

作为一个中、西医学并重的国家，中药的使用相当广泛。长期以来，人们认为“中药是天然药物，没有毒副反应”，但事实上，近年来中药毒副作用出现的频率正日渐增高。据报道，1992 年国内主要医药期刊中有关中药毒副作用的文献有 211 篇，1008 例；1993 ～ 1994 年国内 111 种医药期刊中则有 380 篇，1133 例。因此，中药的毒副作用问题亟待引起人们的重视。需要指出的是，中药毒副作用与西药 ADR 并不完全是一个概念。西药 ADR 是指药品在正常用量情况下所出现的与治疗目的无关的副作用、有害反应及药源性疾病，而中药毒副作用除指在正常用量情况下出现的毒副作用外，还包括超剂量使用、配伍不当、炮制不当等导致的毒副作用，表明中药的毒副作用较西药 ADR 有其

[1] 王琦，王前奔 . 中药毒副作用发生的原因及其对策 . 中国中医药信息杂志，1998，5（9）：5-7.

特殊性。

（一）中药毒副作用产生的原因

1. 品种混乱：中药的品种繁多，存在很多同名异药、同药异名现象及因形似而不易区分的药物。一些药物又含几种甚则数十种基源，药物的基源不同，其所含的化学成分、生物活性及毒性也不同。如独活与毒芹，俗名均称为“走马芹”，但独活是常用的祛风除湿药，是无毒的，而毒芹则是一种剧毒植物，在临床上有很多误将毒芹用作独活致死的例子。

2. 炮制不当：绝大多数中药要经过炮制后方可入药，中药炮制的主要目的是降低药物的毒性和副作用，并减缓其药性。炮制不当很容易导致毒副反应。如服用没药后有严重的胃肠道刺激反应，改用炮制后的没药则无此反应。甘遂生品具有激活 EB 病毒早期抗原活性、皮肤刺激作用及促进肿瘤发生作用和峻泻作用，经醋制、甘草制后可减弱上述作用。

3. 剂量过大、服用时间过长，易发生毒副作用。在《中国药典》中收集的许多毒药和剧毒药，其极量和致死量接近，当服用量过大，可在短期内中毒死亡，即使药性平缓的药，如果服用时间过长，同样可以引起毒副作用。如 20 世纪 40 ～ 70 年代，欧洲先后报道了多起服用甘草引起高血压、低血压、水钠潴留的病例，导致其后加拿大卫生部、美国食品药品监督管理局以及日本厚生省先后对甘草的使用提出警告，并限制其使用，一时在世界上有关甘草有毒的问题引起了不小的轰动。高晓山分析后认为，所谓甘草有毒，一个重要的原因是因剂量过大和服用的时间过长所致。《中国药典》规定甘草的剂量为 1.5g，而欧洲报告的剂量为 25 ～ 200g。

4. 中药的配伍原则，早在《神农本草经》中就已明确指出“当用相须相使者良，勿用相恶相反者，若有毒宜制，可用相畏相杀者，不尔，勿合用也”。也就是说应利用相须、相使的配伍方法，发挥药物的协调作用，对有毒药物要用相制的配伍方法，以制其毒副作用。对某些相恶、相反的药物要避免同用，以免产生不良反应。临床运用中药时，若配伍不当，则会发生毒副作用。如有人报道在 34 例乌头、附子中毒案中，因用附子、麻黄配伍者占 6 例，选择其中 4 例，将所配麻黄去掉后继续服用原量附子，服后不发生中毒，由此可见附子配麻黄是产生中毒的原因。又如甘草与甘遂同用时要谨慎，中医认为此属“十八反”之列。现代实验证明甘草的用量小于或等于甘遂时无相反作用，而当甘草用量大于甘遂用量时起相反作用，且甘草越多毒性越大。另外，中药与西药共同使用时配伍的不当也会导致毒副反应。如复方丹参注射液不宜与抗癌药如环磷酰胺、环己亚硝胺、阿糖胞苷等配伍，因这种配伍能促进癌细胞的转移。

5. 中药引起过敏反应增多的一个重要原因是中药针剂的使用。许多药物在传统用法中无过敏现象，改用针剂后出现了过敏反应。古云霞认为，这是因为中药针剂缺乏科学和有效的内在质量控制手段，中药中的植物蛋白质与鞣质类不易去除，成了致敏原。双黄连注射液是中药针剂引起过敏反应的一个典型代表。商敏凤统计 1991 ～ 1995 年有关双黄连注射液引起过敏反应文献达 31 篇 77 例，用双黄连注射液后产生过敏性休克、皮肤过敏反应、血管神经性水肿等多种过敏反应。

6. 辨证论治是中医学的精华，医生只有依据中医理论，对于不同的“证”灵活地组方遣药，才能收到较好的治疗效果。相反，忽视辨证论治，有时不但收不到治疗效果，而且有可能产生毒副作用。如 1996 年 3 月，日本 40 多家新闻单位纷纷以大篇幅刊登了日本厚生省的调查报告“汉方药‘小柴胡汤’的副作用导致 10 人死亡”，在日本国内引起了强烈反响。事实上，这一事件是由于忽视辨证论治导致的严重后果。正如日本学者中野胜辉指出：“（在日本）汉方药处于近乎盲目使用的状态中，许多医师未接受过汉方教育，只是通过广告对汉方药的宣传及耳闻，就将汉方药大量长期使用，既未辨证论治，也不问病人体质，只要是 C 型肝炎就使用，其结果可想而知。”在我国，小柴胡汤并不是治疗肝炎的唯一专方。1990 年全国病毒性肝炎会议将该病分为肝胆湿热证、肝郁脾虚证、肝肾阴虚证、脾肾阳虚证及瘀血阻络证 5 个证型，根据不同的证型运用不同的方剂，而不是囿于“小柴胡汤”一方。我国在辨证论治的基础上运用小柴胡汤已有上千年，从未有过吃死人的报道。

7. 一些中药毒副作用的发生，与体质因素有着密切的关系。如有报道一高热患儿服用 1.6g 羚羊角粉后即出现严重反应而身亡；一阿司匹林过敏史患者服用银翘解毒片 5 片即引起了过敏性休克。此 2 例表明特异体质之人对某些药物的反应远较一般人强烈。又如妊娠体质有其特殊性，妊娠时对一些药物很敏感，如用巴豆、牵牛、大戟等药物可引起胎儿畸形或流产。此外，药物污染、轻信民间验方等因素也可引起中药毒副反应。

（二）减少中药毒副作用的对策

1. 加强中药的品种、炮制、配伍、剂量等的研究

（1）品种的研究：对中药品种理论的研究，有助于防治中药的毒副作用。如谢宗万根据植物化学分类学中“亲缘关系相近的植物类群，具有相似的化学成分”这一观点，提出了“毒药近缘品种毒性毒理近似论”，认为毒药近缘品种含有相同或相似的毒性成分和具有相同或相似的毒理作用，很多科学例证表明“毒药近缘品种，毒性毒理近似”以后，有助于防治中药毒药的毒副反应。

（2）炮制的研究：中药的合理炮制是减少毒副作用、增强治疗效果的重要一环。新中国成立以来，对中药炮制做了很多整理工作，取得了可喜的成绩。但这些工作多数从化学成分和药理实验方面进行，临床研究很少，这就使很多炮制研究的成果不被临床所采用。在炮制研究中加强医药的结合是今后研究的方向。

（3）配伍的研究：中药的配伍，首先要从中医理论出发，注意配伍的宜忌。如在佐药的配伍中，若组方中破气药较多，常佐以少量的益气药；滋腻药较多，常佐以少量的消导药。还要注意“十八反”配伍禁忌。其次，要与实验研究相结合，探讨中药配伍的科学性，总结新的理论。如在“十八反”研究中证实，甘草与芫花配伍时，如甘草剂量大于芫花成倍时，家兔可出现中毒现象，当等剂量或甘草剂量小于芫花时，则可显著降低动物的实验性胃溃疡发生率，临床研究亦证实了这一剂量配伍关系。该研究提示“十八反”的配伍禁忌并不是绝对的。

（4）剂量的研究：剂量的确定是确保药物安全的一个可靠标志。中药剂量的确定远没有西药剂量确定严格。袁惠南认为，化学药品的剂量系经科学研究而确定的，其有效量、最大耐受量、最小致死量、安全范围等一般较清楚，而中药则不同，即使是《中国药典》规定的剂量，也多来自传统经验，尚缺少严格的科学依据。由于医生的经验各不相同，故医生在处方用药时并不严格遵照《中国药典》规定的剂量。如药典规定附子的剂量为 3 ～ 15g，而黄全法介绍其临床大剂量应用附子的经验，根据阳虚的程度，掌握在 30 ～ 120g 之间，远远超过《中国药典》规定的剂量；吴佩衡首诊阳虚阴寒证时，附子则用到 40 ～ 16g，平均 107.9g。当然，这些医家用大剂量附子时有其独特的处理方法，如黄全法强调煎药需文火 90 ～ 120 分钟，吴佩衡则用大剂量附子时方中必配干姜、肉桂和甘草。这些处理方法将中药剂量的确定更加复杂化，因为即使通过科学实验，较严格地确定了某一中药的剂量，在临床上依然不能完全解决问题，因为由上可见中药的剂量还同时受煎服法、配伍等因素的影响。由此我们认为，中药剂量的确定应通过科学实验确定单味药剂量，并不断总结临床运用的经验，使中药剂量的确定既有其固定严格性，又不失灵活性。

2. 加强中医药理论教育

医生运用中药治疗疾病时，应以中医药理论为指导。如果按西药的使用方式用中药，会带来很多药物毒副作用。如前述欧洲甘草事件和日本小柴胡汤事件即如此。不以中医药理论为指导用中药这一点在国外尤其突出，其带来的中药毒副作用严重损害了我国中医药在国际上的声誉，因此应采取多种方式在国际上普及中医药理论知识。

3. 加强体质药物治疗学研究

在探讨中药毒副作用问题时，人们多从药物自身或“证与药”的角度考虑，对于“人与药”的关系考虑较少，仅限于一些过敏体质对药物的反应。医学研究的对象是“人”，药物以人为作用对象，证与病以人为载体，因此在研究药物毒副作用时不能不与人的体质相联系。我们曾提出“体质药物治疗学”的理论，认为在治疗疾病时根据体质的差异确定药物的剂量和选择药物的种类，将有助于减少药物不良反应和增强治疗效果。这是因为体质不同，药物的耐受性也不同（指不同体质之人对药物“量”的大小的耐受能力不同）；体质不同，药物的选择性亦不同（指不同体质之人对药物的“质”（种类）的选择性不同。由上可见，开展体质药物治疗学的研究将有助于我们从“人—药—病证”的三维角度去考虑合理用药。

九、中药毒副作用研究进展述评[1]

近年来中药毒副作用出现的频率日渐增高。据报道，1992 年国内主要医药期刊中有关中药毒副作用的文献有 211 篇，1008 例；1993 ～ 1994 年国内 111 种医药期刊中有 380 篇，1133 例。从涉及的中药品种来看，产生毒副反应的中药已涉及 460 多个品种，其中单味药 239 种，中成药和中药制剂 221 种。从产生的毒副反应来看，中药可产生呼吸系统、循环系统、泌尿系统等各系统的中毒反应和过敏反应。发生中药毒副作用的主要原因为：品种混乱，炮制不当，配伍不当，剂量过大及服用时间过长，剂型问题等。另一方面，中药“毒”的作用也用来治疗疾病，即所谓“以毒攻毒”。本文对近年来中药品种、炮制、配伍、剂型等与毒副作用相关的研究及以毒攻毒的研究作一综述：

（一）中药品种与毒副反应的研究

中药的品种繁多，存在很多同名异药、同药异名现象及因形似而不易区分的药物。一些药物又含几种甚至数十种基源，药物的基源不同，其所含的化学成分、生物活性也不同。在实验研究中，秦彩玲对天南星的不同品种——虎掌、一把伞南星、天南星、魔芋、西南犁头的安全性和急性毒性进行研究。结果表明，虎掌的急性毒性明显小于一把伞南星和天南星，三者具有相似的镇静作用和抗心律失常作用。对雷公藤与粉背雷公藤（山海棠）的研究表明，雷公藤毒性极强，一次大鼠经口染毒 LD_{50} 为 21.61g/kg，而以临床用药剂量给大鼠口腔灌注桂林粉背雷公藤连续 1 个月未发现对脏器有任何损害。在理论研究中，谢宗万提出了“毒药近缘品种毒性毒理近似论”，认为毒药近缘品种含有相同或相似的毒性成分和具有相同或相似的毒理作用，很多科学例证表明，人们有了“毒药近缘品种毒性毒理近似”这个理论概念以后，有助于防治中药的毒副反应。

---

[1] 王琦，王前奔．中药毒副作用研究进展述评［J］．中医文献杂志，1999（12）：69-72.

（二）中药炮制减毒的研究

中药炮制方法的研究是中药炮制研究的重点，每一种有毒中药存在数种不同的炮制方法。近来运用有毒成分含量测定、LD_{50}测定等实验指标对部分有毒中药的不同炮制方法进行了比较研究。如：①对虎掌南星的研究：吴连英等对虎掌南星的炮制进行了较系统的研究。他们比较了虎掌南星生品、矾姜制品（老法）、矾浸制（新法）、矾热压制（新法）四种制品对小鼠急性毒性的影响。结果表明，制品的毒性较生品明显降低。在对家兔眼结膜和小鼠腹膜刺激作用方面则新法制品的刺激性明显低于生品和老法制品。药效学研究则表明，新法制品和老法制品有相似的药效。该研究结果表明，虎掌南星的新法制品较老法制品毒性见小而疗效相当。②对斑蝥的研究：吴丹丹根据斑蝥中有毒成分斑蝥素可被氢氧化钠水解而成为疗效不减、毒性减弱的斑蝥酸钠的原理，运用正交试验设计及综合分析，探讨了在斑蝥虫体内使斑蝥素转化为斑蝥酸钠的最佳条件，提出碱处理法可更好地减毒和保持疗效。③对商陆的研究：原思通等对商陆的炮制做了较系统的研究，对商陆各种炮制工艺做了综合评价，表明清蒸法的综合优势高于传统工艺（生品和醋制品），除利尿和祛痰指数较低外，降低毒性（刺激性及LD_{50}）、减少毒性成分（商陆毒素及组织胺）的含量更为明显。④对藤黄的研究：沈海葆进行了藤黄不同炮制品小鼠半数致死量的测定，表明藤黄的不同炮制品毒性大小顺序为：山羊血制＜豆腐制＜清水制＜荷叶制＜生品，结合炮制后主要有效成分藤黄酸的含量，提出清水制藤黄这一方法值得肯定。⑤对草乌的研究：马骋通过动物实验观察草乌润后加压蒸新1法、新2法、药典炮制法、生品的急性毒性及对心率和呼吸的影响。结果表明，急性毒性大小顺序为新1法＜药典法＜新2法＜生品，心率失常发生率除新2法外，其余显著低于生品，各样品均可引起不同程度的呼吸抑制。

以上不同药物的炮制研究采用了不同的指标，如何综合评价各种制品的质量？孙红祥等根据模糊聚类和加权综合排序建立了有毒中药炮制品质量综合评价的数学模型，该模型在评价有毒中药炮制品时不只是评价炮制品的毒性成分含量和毒副作用，也不只限于有效成分含量和药效指标，而是对上述参数综合分析的结果，既保证炮制品的毒性最小，又保证了药效最高。

（三）“十八反”和“十九畏”的研究

中药的配伍原则，早在《神农本草经》中就已明确指出：“当用相须相使者良，勿用相恶相反者，若有毒宜制，可用相畏相杀者，不尔，勿合用也。”这也就是说应利用相须、相使的配伍方法，发挥药物的协调作用，对有毒药物要用相制的配伍方法，以制其毒副作用；对某些相恶、相反的药物要避免同用，以免产生不良反应。

近年来，对中药传统配伍禁忌“十八反”“十九畏”进行了一些研究。许多研究表明，“十八反”和“十九畏”不是绝对配伍禁忌。如刘源对明清以降129家医案做了统计，结果表明“十八反”各组对在486个临床应用案例中均有表现。说明“十八反”不是绝对配伍禁忌。其中附子配半夏、乌头配半夏、附子配瓜蒌、甘草配甘遂、甘草配海藻出现最多。实验研究亦证实，用芫花、大戟、甘遂、海藻配伍甘草，无论口服还是腹腔注射，小鼠LD_{50}随甘草剂量增高而下降，而上述四药（$1/5LD_{50}$量）与甘草（$1/6LD_{50}$量）配伍观察的亚急性毒性实验，小鼠未见异常，说明四药与甘草配伍后毒性增强与甘草的剂量有关。反药配伍后的毒性增强还可能与给药途径有关。如杨致礼对芫花反甘草的毒性试验结果表明，小鼠口服单味芫花或甘草及两药等量配伍煎剂，连续观察72小时无反应；家兔灌服三者对体温、精神、食欲、粪便等未见明显影响；小鼠腹腔注射两者的水浸煎剂则配伍组比单味组毒性增强。对“十九畏”的研究，目前主要是人参畏五灵脂。常敏毅用小鼠游泳法观察五灵脂与人参同用对人参抗疲劳作用的影响。结果表明，人参加五灵脂水煎液给小鼠腹腔注射可显著延长小鼠游泳时间，具明显抗疲劳作用。且人参剂量大，抗疲劳时间长，五灵脂并未抵消人参的“扶正”作用，二者同用也未见毒性反应。郭国华用人参合五灵脂煎液、注射剂对小鼠进行了急性毒性实验，对大鼠进行了亚急性毒性实验，结果各项指标均未发现异常。

（四）中药剂型与毒副作用的研究

中药注射剂引起的毒副作用已有较多报道。周燕文等收集了1987～1995年179篇中药注射剂引起毒副作用的报道，发现中药注射剂很常见的毒副作用为过敏反应，占50.6%。归纳其原因有如下两点：第一，中药注射剂成分复杂，其中某些含有生化活性基团的化学物质具有半抗原作用，从而诱发过敏反应；第二，由于中药注射剂的质量标准不完备，加之药材产地、采收季节不同，有效成分及杂质差异大，质量难以控制，或者在制剂中加入添加剂等，使得在使用中易出现过敏反应。古云霞认为，中药针剂缺乏科学和有效的内在质量控制手段，中药中的植物蛋白质与鞣质类不能分离出去，成了致敏源。另外，研究发现适宜的pH值是保持注射剂的澄明度、稳定性和保证疗效的重要因素之一。不同中药注射剂之间或中药注射剂和西药注射剂合用可能会因pH值的改变、增溶或助溶剂的稀释而使较大颗粒析出，产生不良反应。

（五）中药服用时间、给药途径及剂量与毒副作用的研究

中药毒副作用的产生还可能与服用时间有关。宋建国研究了桂枝汤对啮齿类动物的

毒性及药效作用的昼夜节律变化。结果表明，桂枝汤的毒性有明显的昼夜节律，白昼用药毒性大于夜间。同样，药效作用也因时间不同而不同，镇痛及解热作用夜间高于白昼。

给药途径的改变亦可导致毒副反应。毛淑杰等对关白附做了口服和腹腔注射的实验研究。结果表明，将关白附药材饮片制备成煎剂、混悬剂、70℃水浴热浸剂、提取物、冷浸剂等6种样品给小鼠口服，未见明显毒副作用；而腹腔给予小鼠冷浸剂7.5kg/kg，热浸剂1g/kg显示毒性，小鼠分别死亡93%～100%。

剂量过大也是发生毒副反应的重要原因。石笑春等通过大鼠骨髓微核试验对青蒿琥酯的遗传学毒性进行了研究。发现通过尾静脉给药的青蒿琥酯在48mg/kg（临床用量的20倍）以上，引起骨髓多染红细胞（PCE）频率增高、PCE/NCE（正红细胞）比率下降或诱发早期微核，而24mg/kg的剂量（相当于临床剂量的10倍）对微核率及PCE/NCE比率未见明显改变。

（六）毒性中药治疗疾病的研究——“以毒攻毒”的研究

毒性中药虽然较易产生毒副反应，但它药力峻猛，祛邪力强，在临床上可治疗多种疑难杂症。近年来研究较多的毒性中药有以下几种。

1. 蝎毒

在实验研究中，近来蝎毒的抗肿瘤作用较引人注目。有人研究发现，全蝎的醇制剂在体外能抑制人肝癌细胞呼吸。其水提物和醇提物分别对人肝癌和结肠癌细胞有抑制作用。小鼠预防性灌胃给蝎尾提取物500mg/(kg·d)，连续7天，可使接种S_{180}肉瘤小鼠的瘤重较对照组显著减轻，治疗性灌胃给予同剂量蝎尾提取物连续7天，亦可有明显抑制肉瘤的生长。董伟华等采用细胞毒试验、肿瘤细胞杀伤试验、集落形成试验等多种方法，检测东亚钳蝎蝎毒成分Ⅱ（SVC Ⅱ）对人喉癌HEp-2细胞的毒性，结果表明，以丝裂霉素作为阳性对照，所用剂量范围内SVC Ⅱ（4～20μg/mL）能抑制HEp-2细胞生长和有丝分裂，对人癌细胞的毒性和药物剂量、作用时间成正相关。该研究提示SVC Ⅱ可望成为来源于中药的新抗癌药。蝎毒在临床上也已用于治疗多种疾病的研究，吴炎良综述蝎毒在临床上可用来治疗外科疾病，如血栓闭塞性脉管炎Ⅱ期，糖尿病坏疽，动脉硬化闭塞症肢端坏死者，皮肤病如神经性皮炎、脂溢性皮炎、带状疱疹等，眼科疾病如视神经萎缩等以及脑囊虫病、百日咳等，均获较好疗效。

2. 紫杉醇

从中药紫杉中提取的紫杉醇具有一定的毒性，可引起白细胞总数下降、中性粒细胞数下降、过敏反应及脱发等多种毒副作用。但其仍不失为一种有效的抗肿瘤新药。蔡树模等用紫杉醇治疗了30例难治性卵巢上皮癌和输卵管癌，每例均为对含顺铂或卡铂在内的多种抗癌药耐药患者。结果完全缓解4例，占13%，平均缓解期5个月；部分缓解8例，占27%，平均缓解期3.9个月。作者认为紫杉醇对难治性卵巢上皮癌和输卵管癌疗效肯定，是目前治疗耐药性卵巢癌的良好药物。

3. 蜂毒

鲍祥凤综述了蜂毒的临床运用，它在治疗风湿性和类风湿关节炎、偏瘫、支气管哮喘、高血压等疾病中均具有较好的疗效。如有人将蜂毒与激素和水杨酸对比用于治疗风湿病，6～8周为1疗程，开始蜂毒比激素疗效慢。但其远期疗效比激素和水杨酸都强，有效率为88%，且副作用较小。

4. 巴豆

巴豆是一味剧毒药品，但它却是姜春华教授20世纪50年代治疗肝硬化腹水基本方——巴漆丸的主药。姜老在使用巴豆时均写明是巴豆霜，乃去油之巴豆仁，故无峻泻之弊。

总之，对“中药是天然药物，没有毒副反应”的传统认识要正确、客观地评价，辩证地看待。国家也应加强中药毒副作用的研究，尽快建立中药不良反应监察制度，以保证人民的安全用药。

十、曼陀罗中毒一例报告[1]

曼陀罗俗名闹羊花、风茄花，味甘辛温，有毒，历代医学，一向用于手术麻醉。李时珍云：“八月采此花，七月采火麻子花，阴干，等分，为末，热酒服三钱，少顷，昏昏如醉。割疮、炙火，则不知其苦也。”又云：“相传此花笑采酿酒饮，令人笑；舞采酿酒饮，令人舞。予尝试之，饮须半酣，更令一人或笑或舞引之乃验也。”《医学启源》云：“曼陀罗花八分，草乌头二分，白芷二分，当归二分，川芎二分，上五味，为粗末，一钥，空心服之。须臾，心气昏晕，手足麻痹，或沉眠不觉，或闷乱发狂……”

《和汉药考》云：“世人行外科手术时，每以曼陀罗花（日花）配和，为麻醉药。从前外科大家华岡清州秘制麻药方剂，曾配合曼陀罗花。于此，可知本品麻醉之峻历也。”

江苏一带民间，流传一则单方，用醉仙桃（考《和汉药考》云，醉仙桃即曼陀罗之古籍别名，又名颠茄）煎剂，治疗风湿痹痛。本病患者，即因服醉仙桃过量，而引起中毒症状者。患者朱淦泉，男性，年60岁。如皋人，已婚。1958年6月11日门诊。主诉

[1] 江韵樵（王琦整理）. 服曼陀罗过量引起中毒症的一例报告. 江苏中医，1958（10）：30.

（家属代叙）：患者素来身体不健，有风湿痹痛史。历经数载，屡治不愈。昔经邻人授此单方，临卧前，内服醉仙桃煎剂两盅，并服陈瓜酒两许。药后，约三小时，即呈迷醉状态。小便频频、量多，失神，呼妻名，欲奔走，如精神性发作。持续四小时许，神识稍清，于翌晨抬来我院求治。

病案记载：病历7小时许，患者烦懊不安，昏晕，头痛咽干，幻听、幻视，脚软无力，小便频数、量多，善忘前言，声音嘶哑，语音不扬，脉软而细，舌苔剥脱，腰痛，下肢痠麻，神识较昨清晰，目痛、羞明，视物不清，呈倦困欲眠状态。综上症情，颇似中颠茄毒象。处方：金银花三钱，粉甘草三钱，灵磁石五钱，绿豆衣五钱，朱衣茯神三钱，大黑豆三两（打），朱染灯心四分，共服两帖。二日后，病者家属来云，药后症状逐渐减轻，现继续静卧。过一个星期，随访患者，已经痊复。

第五章　实验研究

第一节　过敏康实验研究

一、过敏康治疗过敏性疾病研究

通过着眼于改善过敏体质，进而缓解过敏症状，王琦研制了纯中药制剂过敏康[1]。这一抗过敏药物在国内治愈了大量的过敏性疾病患者，病种包括异位性皮炎、过敏性紫癜、过敏性肾炎、过敏性皮炎、血管神经性水肿，在荷兰、比利时还治愈了众多的花粉症患者。

（一）过敏康抗过敏实验研究

1. 过敏康对大鼠被动皮肤过敏反应的保护作用

材料：药物与药品制剂：过敏康片由北京亚太男科所提供，用时以开水溶解为0.08g/mL的溶液；卵白蛋白（Ovalbumin，OVA）为Sigma公司产品；氢氧化铝凝胶（Amphojel，AH）由卫生部生物制品研究所提供；盐酸异丙嗪由北京市永康制药厂生产；伊文思蓝为上海化学试剂采购供应站分装厂进口分装。

动物：Wistar大鼠雌性，体重150～190g，Balb/c小鼠雌性，体重18～20g。

方法：免疫小鼠制备IgE抗血清：氢氧化铝凝胶与卵白蛋白（溶于PBS溶液）用磁力搅拌器以合适的转速轻轻搅拌15分钟。每只小鼠腹腔注射10μg OVA，4mg AH，30天后（IgE高峰时间），摘除眼球取血，分离血清。各鼠血清混合，冷藏备用。

大鼠被动皮肤过敏的选型：按体重随机分组。剪去背毛，在脊中线两侧分别以1：20、1：40血清皮内注射50μL，形成丘疹。致敏后过敏康组每日灌服过敏康1.6g/kg，连续2日，每日2次。于最后一次给药4小时后尾静脉注射2mg OVA（溶于0.5mL PBS

［1］王前飞，王葛英，陈仁涉，等. 过敏康抗过敏作用的实验研究. 中国免疫学杂志（增刊），1995，8（11）：153-154.

配制的 1% 伊文斯蓝溶液）。30 分钟后断头处死动物，剪取蓝色反应斑皮片，剪碎加入 7 : 3（V/V）丙酮－生理盐水 4mL 浸泡 12 小时，浸泡液过滤后用 UV-160A 分光光度计在波长 610nm 处测吸收度。阳性对照组给予伊文斯蓝前 30 分钟肌注 10mg/kg 盐酸异丙嗪。阴性对照组灌服相应体积的生理盐水，其余同给药组。

实验结果：如表 5-1 所示，过敏康组及异丙嗪组 1 ： 20、1 ： 40 血清注射点的吸收度，均较阴性对照组显著降低（*P*<0.01），表明过敏康对大鼠被动皮肤过敏引起的炎症渗出有显著的抑制作用。

表 5-1　过敏康对大鼠被动皮肤过敏反应的保护作用观察

组别	剂量	动物数（只）	1 : 20血清注射点吸收度（$\bar{x}\pm s$）	1 : 40血清注射点吸收度（$\bar{x}\pm s$）
对照组	生理盐水	10	0.229±0.056	0.104±0.033
过敏康组	1.6g/kg	10	0.101±0.032*	0.068±0.014**
异丙嗪组	10mg/kg	9	0.085±0.015*	0.058±0.010*

* 为 *P*<0.001；** 为 *P*<0.01

2. 过敏康对 Balb/c 小鼠 IgE 抗体生成水平的调节作用

材料：同上。

方法：小鼠用药组灌服过敏康 0.02 克 / 只，1 次 / 日，对照组小鼠灌服相应体积的生理盐水，用法同前。30 天后，两组小鼠每只均腹腔注射 10μg OVA，4mg AH。免疫 30 天后，断头处死采血，分离血清。

血清抗体（抗卵白蛋白 IgE）水平用被动皮肤过敏反应（PCA）检测。

实验结果见表 5-2。

表 5-2　过敏康对 Balb/c 小鼠 IgE 抗体水平的影响

组别	动物数（只）	1 : 5血清注射点吸收度（$\bar{x}\pm s$）
对照组	9	0.195±0.011
过敏康组	7	0.008±0.004*

* 为 *P*<0.001

（二）结果讨论

通过治疗 31 例过敏性疾病的临床观察可见，过敏康这一纯中药制剂，药效迅速，通常 2 ～ 5 小时，症状便呈缓解趋势，一般服用 1 ～ 2 个疗程，即可达临床治愈效果，并且无恶心、呕吐等胃肠道和嗜睡等中枢抑制的副作用。

在进行临床研究的同时，体质研究课题组以Ⅰ型变态反应的发生机制为依据研究过敏康的药效学作用。该型变态反应的发生具有明显的个性差异，只出现于少数过敏体质者。这种个体最重要的特征是：接受抗原性刺激后出现持久的 IgE 抗体反应。而正常人对相同的抗原不发生应答。对豚草过敏的枯草热病人在花粉季节接触过敏原后，血清中 IgE 抗体滴度能维持一年。

因为人体内有关的实验无法开展，因而具有人 IgE 抗体反应特点的动物品系，成为探讨这一反应的重要工具之一，应用于 IgE 合成的研究中。本实验显示：IgE 抗体反应强的 Balb/c 小鼠灌服过敏康 3 个月后再用抗原免疫，7 只中有 5 只 1∶5 血清在 PCA 反应中无蓝色斑出现（对照组蓝斑均在 1.2cm 左右），其产生的 IgE 抗体水平显著低于对照组，说明过敏康降低了这一动物模型 IgE 高反应状态，从一个侧面揭示了过敏康具有改善过敏体质的功效。也就是说，过敏康能够预防过敏性疾病的发生。经北京图书馆光盘检索表明，目前，国内外尚无类似实验报道。

二、过敏康Ⅱ号胶囊对 NIH 雄性小鼠血清抗精子抗体的影响

王琦总结多年的临床治疗经验，开发出以益气固表、凉血消风、改善过敏体质为主要功能的过敏康Ⅱ号胶囊，治疗多例抗精子抗体（AsAb）阳性患者，取得了显著的疗效。

本实验选用 NIH 雄鼠建立 AsAb 阳性动物模型，给予过敏康Ⅱ号灌胃治疗，观察过敏康Ⅱ号对 NIH 雄鼠血清 AsAb 的影响[1]。

（一）材料

1. 动物

NIH 鼠，雄性，8 周龄，合格证号：京动许可证 SCXK11-00-0010。购自中国药品生物制品鉴定所实验动物中心。

2. 药物与试剂

过敏康Ⅱ号胶囊：由黄芪、牡丹皮、乌梅、黄芩、百合等中药组成，每粒胶囊含生

[1] Xiu-Min Li，Qian-Fei Wang，Brian Schofield，Jie Lin，Shau-Ku Huang and Qi Wang.Modulation of Antigen-Induced Anaphylaxis in Mice by a Traditional Chinese Medicine Formula Guo Min Kang.The American Journal of Chinese Medicine，2009，37（1）：113-125.

药 0.35g，北京中西医男科学有限公司研制，第 20020225 号；醋酸泼尼松片：天津飞鹰制药有限公司制造，津卫药准字（1995）第 002671 号；NP-40：Sigma 公司产品；鼠抗人精子 IgG 抗体酶联检测试剂盒，华美生物工程公司产品；Freund 完全佐剂和 Freund 不完全佐剂，由北京中医药大学免疫教研室配制。

3. 主要仪器

酶标仪，日本产;Bio-rad 2550；程控自主活动箱，ZIL-2，中国医学科学院药物研究所制。

（二）方法

1.AsAb 阳性动物模型的建立

免疫动物的方法参照文献并加以改动。取常规检查正常的人精液 40 份，离心 30 分钟，弃精浆，精子用生理盐水洗涤 5 次，然后加入 0.5% NP-40，震摇 2 小时，离心 20 分钟，取上清液加生理盐水，4℃透析，适当浓缩后，行考马斯亮蓝法测定蛋白浓度。取 NIH 雄鼠，按体重随机分为 7 组，其中正常组、佐剂组各 15 只，模型组、对照组、高剂量组、中剂量组、低剂量组各 20 只。正常组：不作任何处理；模型组：用上述提取的精子膜抗原伴 Freund 完全佐剂，对小鼠进行腹腔免疫，每只小鼠注射抗原量为 100μg，2 周后用不完全 Freund 佐剂抗原加强免疫 1 次，每只小鼠注射抗原量为 150μg，隔 1 周后以精子生理盐水抗原再加强免疫 1 次，每只小鼠注射抗原量为 150μg；高剂量组、中剂量组、低剂量组造模方法同模型组；佐剂组：除去每次腹腔注射物质中的精子抗原，其余造模方法同模型组。

2. 给药方法

自造模第 1 天开始灌胃给药，每天 1 次，直至第 30 天。正常组、佐剂组、模型组，每日 0.4mL 去离子水灌胃；对照组：给予醋酸泼尼松片，取正常人最大用量 10 倍药物溶于去离子水中，每日 0.4mL 灌胃；高剂量组、中剂量组、低剂量组：给予为过敏康Ⅱ号胶囊，分别取正常人最大用量 5 倍、10 倍、20 倍药物溶于去离子水中，每日 0.4mL 灌胃。

3. 血清 AsAb 测定

酶联免疫吸附法（ELISA）检测主要过程：①加样：每孔先加 100μL 的样品稀释液，将血清样本 10μL 加入已有样品稀释液的各孔中。②温育：充分混匀，37℃温箱孵育 30 分钟。③洗板：甩去板中样品，拍干并加满清洗液，放置 15 ～ 20 秒后拍干，如此共洗 5 次。④加酶标：每孔加酶标二抗 50μL。⑤温育：37℃温箱孵育 30 分钟。⑥洗板：甩去板中样品，拍干并加满清洗液，放置 15 ～ 20 秒后拍干，如此共洗 5 次。⑦显色：每孔分别加显色剂 A、显色剂 B 各 50μL，振荡混匀，置 37℃孵育 10 分钟。⑧终止及比色：

每孔加终止液 50μL，450nm 比色。免疫前、停药后，分别取血，分离血清，采用 ELISA 法测定 AsAb。

4. 行为学及体重观察

于停药前，每组任取 10 只小鼠放入自主活动观察箱内，记录 1 分钟的自主活动量，于停药前测量各组小鼠体重。

5. 统计学处理

采用 SPSS10.0 软件包进行单因素方差分析检验。

（三）结果

1. 各组血清 AsAb 测定结果

小鼠免疫前 ELISA 法测定血清 AsAb，所有吸光值均接近 0，证明小鼠体内无 AsAb 存在。由于取血及灌药等原因，每组均有数只实验动物死亡，停药后，各组血清吸光值（OD 值）结果见表 5–3。

表 5–3　过敏康Ⅱ号对血清 AsAb 的影响（OD 值；$\bar{x} \pm s$）

组　别	动物数	血清AsAb吸光值
正常组	10	$0.01405 \pm 0.0297^{\triangle\triangle}$
模型组	12	$0.62704 \pm 0.0675^{**}$
对照组	13	$0.44254 \pm 0.0642^{\triangle\triangle}$
佐剂组	13	$0.00677 \pm 0.0227^{\triangle\triangle}$
高剂量组	12	$0.32950 \pm 0.0769^{\triangle\triangle}$
中剂量组	16	$0.38763 \pm 0.0683^{\triangle\triangle}$
低剂量组	12	$0.45392 \pm 0.0871^{\triangle\triangle}$

与正常组比较，＊＊为 $P<0.01$；与模型组比较，△△为 $P<0.01$

从表 5–3 可知，过敏康Ⅱ号 3 个剂量对小鼠 AsAb 的产生均有抑制作用，证实过敏康Ⅱ号确有免疫抑制作用，且高剂量使用时抑制作用明显。

2. 各组小鼠行为学观察结果

对照组动物在单位时间内的自主活动量明显高于其他组，药理学研究指出，类固醇类激素有致精神失常的副作用，醋酸泼尼松对动物的神经系统有刺激作用，导致动物活动量明显增加。结果见表 5–4。

表 5-4 各组小鼠行为学活动比较（次 / 分；$\bar{x} \pm s$）

组 别	动物数	自主行为活动数
正常组	10	63±8.93
模型组	10	63±20.11
对照组	10	81±18.40**
佐剂组	10	62±10.45
高剂量组	10	58±9.26
中剂量组	10	52±10.03
低剂量组	10	59±18.40

与正常组比较 ** 为 $P<0.01$

3. 各组小鼠称量体重结果

所有小鼠于停药前，称量体重，并进行比较，结果见表 5-5。

表 5-5 各组小鼠体重的比较（g；$\bar{x} \pm s$）

组 别	动物数	体 重
正常组	12	36.425±2.413
模型组	13	36.623±2.457
对照组	14	31.579±2.556**
佐剂组	13	34.808±3.802
高剂量组	14	34.793±2.584
中剂量组	17	36.088±3.049
低剂量组	16	36.425±1.751

与正常组比较，** 为 $P<0.01$

（四）讨论

方中黄芪益气扶正、调节机体免疫功能为君药。乌梅收敛精气，百合滋阴清热生津，二者配合为临床常用的“抗过敏汤”，主要成分具有清热退敏功效。牡丹皮可抑制免疫功能亢进，抑制抗体的产生，对抗变态反应性病变，减轻或消除免疫抑制所引起的副作用。同时，丹皮酚能明显对抗戊四氮、士的宁和电休克等所致的惊厥。黄芩能抑制组胺和SRSA（过敏性慢反应物质）的游离量，黄芩中的黄酮苷有抗过敏作用，是肥大细胞巯基酶的抑制剂，可对抗组胺和血管紧张素的作用。同时黄芩能抑制抗原与 IgE 结合，减少抗原抗体反应。乌梅可减少实验动物蛋白性休克的死亡数，对豚鼠的蛋白质过敏休克及组胺性休克有对抗作用。百合水提取液有抗过敏作用，可对抗组胺引起的蟾蜍哮喘。同时黄芪、黄芩、牡丹皮、乌梅等尚具有抗菌作用。过敏康Ⅱ号胶囊降低机体对精子抗原的免疫反应，抑制新的抗体产生，减少原来已经生成的抗体，使血清 AsAb 的水平下降，临床上可使 AsAb 阳性病人抗体转阴。

三、过敏康Ⅱ号胶囊对 AsAb 阳性大鼠睾丸 Bcl-2、Bax 表达影响的实验研究[1]

过敏康Ⅱ号胶囊是王琦教授研制的具有益气固表、凉血消风、改善过敏体质功效的方剂，临床上可使 AsAb 阳性患者抗体转阴，精子数量、质量得到提高。初步实验证明，过敏康Ⅱ号胶囊确有抑制小鼠 AsAb 产生的作用。为进一步探讨该方治疗免疫性不育的机制，我们观察了该方对 AsAb 阳性大鼠睾丸 Bcl-2、Bax 表达的影响，现报告如下。

（一）材料和方法

1. 材料

（1）动物：实验用二级 SD 雄性成年大鼠 60 只，体重 230 ～ 250g，北京维通利华实验动物技术有限公司提供，合格证号：SCXK-（京）2002-0003。

（2）药物与试剂：①药物：过敏康Ⅱ号胶囊由黄芪、牡丹皮、乌梅、黄芩、百合等中药组成，每粒胶囊含生药 0.35g，北京中西医男科学有限公司研制，第 20020225 号；醋酸泼尼松片由天津飞鹰制药有限公司制造，津卫药准字（1995）第 002671 号。②主要试剂：Freund 完全佐剂及 Freund 不完全佐剂，美国 Sigma 公司产品；PBS 液（pH7.2 ～ 7.4）。抗精子抗体酶联免疫测定试剂盒，美国 RB 公司产品；免疫组化检测试剂盒，美国 PowerVision 公司产品。

（3）主要仪器：5415R 高速离心机（德国 Eppendorf 公司）；酶标仪 Thermo multisckan MK3；LambdalP40 紫外可见分光光度仪，美国 PE 公司；HPIAS-1000 病理图文分析系统，武汉同济千屏影像工程公司。

2. 方法

（1）AsAb 阳性动物模型的建立：参照文献方法改进造模。正常成年大鼠 25 只，处死后取双侧附睾游离精子，洗涤后加 Freund 佐剂制备同种鼠精子抗原。选取健康成年雄性 SD 大鼠 60 只，按体重随机分为正常组、模型组、对照组、高剂量组、中剂量组、低剂量组，每组 10 只。造模组于大鼠双侧腹股沟及颈背部脊柱两侧皮下多点注射抗原

[1] 吴宏东，王琦，任小娟，等 . 过敏康Ⅱ号胶囊对 AsAb 阳性大鼠睾丸 Bcl-2、Bax 表达影响的实验研究 . 中国男科学杂志，2007，21（4）：39-41.

0.5mL 作为首次免疫，10 天后于上述相同部位进行加强免疫；正常组给予 0.5mL 生理盐水作为对照。模型建立周期为 1.5 个月。分别于首次免疫前及加强免疫后采血，分离血清，−20℃保存，酶联免疫吸附法（ELISA）检测血清 AsAb。

（2）给药方法：造模成功后开始灌胃给药，每天 1 次，直至第 30 天。正常组和模型组每日 2mL 去离子水灌胃；对照组给予醋酸泼尼松片，取正常人最大用量 10 倍药物溶于去离子水中，每日 2mL 灌胃；高、中、低剂量组给予过敏康Ⅱ号胶囊，分别取正常人最大用量 20 倍、10 倍、5 倍药物溶于去离子水中，每日 2mL 灌胃。每周称体重，调整给药量。

（3）取材：于给药结束后急性断颈处死动物，采血，分离血清，ELISA 法检测血清 AsAb；取大鼠睾丸，4% 多聚甲醛磷酸缓冲液 4℃固定，免疫组织化学染色。

（4）血清 AsAb 测定：ELISA 检测严格按照抗精子抗体酶联免疫测定试剂盒操作，完成后即刻在 450nm 处读取 OD 值。

（5）免疫组织化学染色：严格按照免疫组化检测试剂盒操作，封片后光镜下观察睾丸 Bax 和 Bcl-2 表达染色情况。细胞核呈蓝色，阳性为黄色或黄棕色。对每张切片中阳性细胞的着色强度采用 HPIAS-1000 病理图文分析系统进行平均吸光测量。每张切片随机采集 5 个视野（×400 倍），经过该系统分析获得 5 个视野的平均吸光值，平均后代表该标本的染色强度。

（6）统计方法：所有数据用均数 ± 标准差（$\bar{x} \pm s$）表示，组间比较采用 SPSS14.0 软件进行单因素方差分析（ANOVA），以 $P<0.05$ 为差异有显著性意义。

（二）结　果

1. 动物观察

模型组大鼠喜卧少动，萎靡不振，被毛干枯，进食差；对照组大鼠被毛欠光泽，不柔顺，饮食减少，脾性暴躁，活动量增加，身体消瘦，体重降低较明显；中药治疗各组大鼠精神正常，进食尚可，被毛转润，体重略有下降。

2. 过敏康Ⅱ号胶囊对 AsAb 的影响

造模后检测 AsAb，除正常组外 AsAb 均为阳性，表明造模成功。给药结束后取血，分离血清，采用 ELISA 法测定 AsAb，各组血清吸光值结果见表 5-6。

表 5-6　过敏康 II 号胶囊对 AsAb 的影响（OD 值，$\bar{x} \pm s$）

组别	N	血清AsAb吸光值
正常组	10	$0.5525 \pm 0.1479^{\#\#}$
模型组	10	$2.2246 \pm 0.2876^{**}$
对照组	10	$0.8416 \pm 0.1005^{\#\#}$
高剂量组	10	$0.6610 \pm 0.0530^{\#\#}$
中剂量组	10	$0.9093 \pm 0.1400^{\#}$
低剂量组	10	$1.0404 \pm 0.1567^{\#}$

注：与正常组比较 **$P<0.01$；与模型组比较 ##$P<0.01$，#$P<0.05$

从表 5-6 可知，过敏康Ⅱ号 3 个剂量组对小鼠 AsAb 均有治疗作用，证实过敏康Ⅱ号确有免疫抑制作用，且高剂量使用时治疗作用明显。

3. 过敏康Ⅱ号胶囊对大鼠睾丸 Bcl-2、Bax 表达的免疫组织化学影响

Bcl-2 在正常组睾丸的生精细胞和精子有一定的表达，Bax 基本无表达或很低；模型组 Bcl-2 基本无表达而 Bax 的表达较正常组增高；高剂量组睾丸生精细胞和精子 Bcl-2 表达的平均吸光值显著高于模型组（$P<0.01$），中、低剂量组与模型组比较无明显差异（$P > 0.05$）。高剂量组睾丸生精细胞和精子 Bax 表达的平均吸光值显著低于模型组（$P<0.01$），中、低剂量组与模型组比较无明显差异（$P > 0.05$）。结果见 5-7。

表 5-7　睾丸 Bcl-2、Bax 免疫组织化学染色平均吸光值（$\bar{x} \pm s$）

组别（n）	Bcl-2平均吸光值	Bax平均吸光值
正常组（10）	$0.0469 \pm 0.0063^{\#\#}$	$0.0386 \pm 0.0088^{\#\#}$
模型组（8）	$0.0367 \pm 0.0031^{*}$	$0.0510 \pm 0.0094^{*}$
对照组（10）	$0.0434 \pm 0.0052^{\#}$	$0.0408 \pm 0.0067^{\#\#}$
高剂量组（10）	$0.0443 \pm 0.0068^{\#\#}$	$0.0395 \pm 0.0075^{\#\#}$
中剂量组（6）	$0.0389 \pm 0.0061^{*}$	$0.0479 \pm 0.0040^{*}$
低剂量组（6）	$0.0373 \pm 0.0057^{*}$	$0.0490 \pm 0.0051^{*}$

注：与正常组比较 $^{*}P<0.01$；与模型组比较 $^{\#}P<0.05$，$^{\#\#}P<0.01$

提示高剂量组的治疗效果较明显，中、低剂量组的治疗效果不如高剂量的明显。

（三）讨论

1. 免疫性不育的中医论治

生殖道损伤及梗阻、输精管手术、睾丸损伤、隐睾、生殖道感染和精索静脉曲张等都可以造成血睾屏障及生殖道免疫屏障的损伤，导致免疫性不育的发生。过敏康Ⅱ号胶囊方中黄芪益气扶正、调节机体免疫功能。乌梅收敛精气，百合滋阴清热生津，二者配合具有清热退敏功效；黄芩清热燥湿，牡丹皮凉血消风；全方共奏益气固表、凉血消风、改善过敏体质的功效。可以降低机体对精子抗原的免疫反应，抑制新的抗体产生，减少原来已经生成的抗体。本研究证实，过敏康Ⅱ号胶囊高剂量组可使大鼠血清 AsAb 的水平下降（与模型组比较 $P<0.01$）。研究表明（另有文章发表）过敏康Ⅱ号胶囊可明显增加 AsAb 大鼠的精子密度、精子活率、精子活力，可显著改善精子运动参数（与模型组比较 $P<0.01$）。同时动物实验观察发现，过敏康Ⅱ号胶囊可以改善实验大鼠的伴随症状，避免大鼠精神、行为、毛发、饮食等方面的不良反应。

2. 免疫性不育与精子细胞凋亡相关基因 Bcl–2、Bax

睾丸精子的发生和成熟是一相当复杂的过程，受许多生理及内外致病因素的影响，AsAb 是导致男性不育的重要原因之一，但 AsAb 导致不育的原因非常复杂，可能与 AsAb 阳性鼠精子凋亡数量增加有关。Bcl–2、Bax 基因是细胞凋亡过程中功能相反的调节因子，Bcl–2 是抑制细胞凋亡的基因，Bax 是促进细胞凋亡的基因。Bcl–2 蛋白可形成具有膜运输功能的阳离子选择性通道，影响细胞器内跨膜的钙流和凋亡蛋白的转移（如阻止 Ca^{2+} 和细胞色素 C 从线粒体流出），从而阻止凋亡的发生。Bcl–2 水平的下调是凋亡信号传递过程中最先发生和最关键的步骤之一。Bax 是一个可溶性蛋白分子，主要位于细胞浆中，当凋亡发生时，它从胞浆中移到线粒体并与线粒体膜相结合，从而发挥其诱导凋亡的作用。在对大鼠隐睾生精细胞凋亡的研究中发现，在正常大鼠睾丸生精细胞尤其是精子的胞浆中有大量 Bcl–2 蛋白、少量 Bax 蛋白表达，隐睾术后凋亡细胞增加并伴有 Bcl–2 蛋白表达下调、Bax 蛋白表达上调，提示 Bcl–2 和 Bax 蛋白的表达在诱导睾丸生精细胞凋亡方面可能起重要作用。本研究结果显示：过敏康Ⅱ号高剂量组睾丸生精细胞和精子 Bcl–2 表达的平均吸光值显著高于模型组（$P<0.01$），而 Bax 表达的平均吸光值显著低于模型组（$P<0.01$），提示调节睾丸 Bcl–2、Bax 的表达是过敏康Ⅱ号清除或抑制 AsAb 的作用机制之一。

第二节　轻健胶囊的降脂减肥动物实验研究[1]

轻健胶囊系多种中草药复方制剂，专为痰湿体质及夹瘀而气虚的肥胖、高脂血症而设。经临床肥胖者服用。可以改善痰湿质、降低血胆固醇、甘油三酯、改善血中载脂蛋白 apoA、apoB 等指标。其减肥有效率达 73.7%（以 3 个月降低 3kg 计算）。同时对妇女

[1] 钱彦方，王琦．轻健胶囊的降脂减肥动物实验研究．实用中西医结合杂志，1994，7（10）：592–595.

经期紊乱、痛经、性欲淡漠、面生痤疮有治疗作用，且长期服用无毒副作用，为探明轻健胶囊降脂减肥的药效学机制，我们设计了对肥胖大鼠体重、脂肪组织、胆固醇、甘油三酯、血液流变学指标影响的研究。

（一）材料与方法

1. 药物及受试动物

（1）轻健胶囊的组成及加工：轻健胶囊由荷叶、白芥子、半夏、泽泻、苍术、生黄芪、黄精、冬瓜皮、生蒲黄、生大黄、茯苓、防己十二味组成。其工艺：将诸药依据功能、品质而提纯、浓缩、烘干、制粒，每粒重 0.5g，合生药 2.5g。经审定，产品工艺和质量均符合检验标准。

（2）阳性对照药及受试动物阳性对照药系月见草油胶丸，谷氨酸钠，受试动物为离乳后两月的 SD 种系大白鼠 120 只。雌雄各半，平均体重 110±10g。

2. 肥胖大鼠模型的制作

参照谷氨酸钠致肥胖大鼠的方法，肥胖大鼠制作成功后，随机分成 6 组：模型高剂量组（MQi_2）：g/kg Qi 粉（相当成人量 20 倍）；模型低剂量组（MQi_1）：1g/kg Qi 粉（成人量的 10 倍）；模型对照组（ME）：0.7g/kg，月见草油（成人量的 10 倍）；模型空白组（M）：给等量蒸馏水，分别灌胃，正常大鼠空白组（N）：Qi 粉均在温水（40℃～50℃）中定容，每只大鼠给 2mL。每日下午定时投药，连续 60 天，最后处死动物，观测指标。

3. 形态学观察

1. 体重和 Lee's 指数值测定：每 10 天测一次体重，60 天后测身长、尾长，计算

Lee' s 指数 = $\sqrt[3]{\dfrac{\text{体重（g）}\times 10^3}{\text{体长（cm）}}}$ 以明确原大鼠的影响。

2. 脂肪、肝湿重测定：连续投药 60 天，处死大鼠，摘除生殖器周围脂肪及肝脏、称量湿重。

4. 血脂测定

大鼠连续用药 60 天后，禁食 24 小时，左下腹股总动脉采血，离心（3000rpm），取血清，测定 TC、TG、β－脂蛋白。

5. 血液流变性测定

采用血液流变仪，于室温 22℃下分别测全血黏度，血浆黏度、红细胞压积、红细胞电泳时间。

（二）结果

1. 轻健胶囊对大鼠体重影响

Qi 的实验设计组：N、NQi、M、MQi_1，MQi_2、ME。经两月用药，体重增值结果见表 5-8、5-9、5-10。

表 5-8 明确雌性大鼠各组体重变化，以 MQi_1（$P<0.05$）MQi_2（$P<0.05$）显著比 M 组（$P<0.001$）为低。随着时间延长，60 天（$P<0.01$）比 35 天（$P<0.05$）抑制增值作用明显，ME 的降低增值效用与 M 组未见明显差异（$P>0.05$），而 MQi_1、MQi_2 作用优于 ME 组（分别为 $P<0.05$、$P<0.01$）。在正常大鼠间，NQi 组的体重增值显著为低（$P<0.05$）。各组的体重增值（M 组）如表 5-9；正常大鼠各组的体重增值（N 组）见表 5-10。

表 5-8　雌性大鼠各组体重变化表（$\bar{x} \pm s$）

组别	35天（g）	60天（g）
M组（n=9）	27±7.85	45±8.49$^{\triangle\triangle\triangle}$
MQi_1组（n=8）	14.29±15.59*	27.4±3.7$^{\triangle☆***}$
MQi_2组（n=8）	11.625±14.47*	12.4±21.33$^{☆☆**}$
ME组（n=8）	21.5±9.15	38.29±15.33$^{\triangle\triangle}$
N组（n=6）	25.17±10.13	37.8±14.27
NQi组（n=6）	16±6.89$^{\times}$	22.2±8.98$^{\times}$

注：* 与同时间 M 组比 $P<0.05$；**$P<0.01$ ***$P<0.001$；× 与同时间 N 组比 $P<0.05$；☆ 与同时间 ME 组比 $P<0.05$；☆☆ $P<0.01$；△组内不同时间比 $P<0.05$；△△ $P<0.01$；△△△ $P<0.001$

表 5-9　雄性各组体重随时间增值表（$\bar{x} \pm s$）

组别	15天（g）	25天（g）	35天（g）	47天（g）	60天（g）
M组	9±2.31	21.86±5.1	27±7.85	36.29±7.13	45±8.49
MQi_1组	6.57±9.41	15.17±6.21	14.29±15.59	16.29±13.86	27±3.7
MQi_2组	7.88±11.47	8.38±9.68	11.63±19.47	15.3±8.9	12.4±21.33
ME组	5±6.72	15.38±9.26	21.5±9.15	28.88±14.6	38.27±15.33

表 5-10　雄性各组体重随时间增值表（$\bar{x} \pm s$）

组别	15天（g）	25天（g）	35天（g）	47天（g）	60天（g）
N组	11±10.55	22±9.19	25.17±10.13	31.5±11.47	37.8±14.27
NQi组	4.4±6.43	12±7.18	16±6.89	20.2±10.06	22.2±8.98

2. 对大鼠脂肪湿重、肝湿重、Lee's 指数、尾长的影响

表 5-11 对雌性大鼠脂肪、肝湿重、Lee's 指数、尾长的影响（$\bar{x} \pm s$）

组别	脂肪湿重（g）	肝湿重（g）	Lee's指数	尾长（cm）
M组	10.9±2.64	10.58±1.01	309.37±14.6	18.16±0.68
MQi_1组	7.32±1.84*	9.5±1.09	300.63±3.62	17.84±1.11
MQi_2组	6.83±2.15**	9.37±0.21*	300.27±3.16*	18.22±0.72
ME组	10.6±3.9	9.9±1.49	302.31±9.79	18.66±1.10
N组	8.23±10.5	10.36±1.34	295.37±6.86*	18.9±1.73
NQi组	5.78±1.14	9.95±1.45	291.22±4.49	18.2±1.20

注：* 与 M 组比较 $P<0.05$；**$P<0.01$；***$P<0.001$

结果表明：60 天雄性大鼠 MQi_1、MQi_2 组显著、非常显著减少卵巢周围脂肪蓄积（$P<0.05$、$P<0.01$）。大剂量组可减轻肝湿重（$P<0.05$）。Lee's 指数亦明显降低（$P<0.05$），对照组未见减轻，脂肪和肝湿重的差异（$P>0.05$）。Qi 对正常大鼠亦能减少脂肪蓄积（$P<0.01$）。但 Lee's 指数、尾长各组无差异，说明本品减少脂肪而不影响发育。

Qi 胶囊对 M 雌鼠的脂肪、肝湿重影响，体重增值见表 5-12、表 5-13。

表 5-12 对雌性各组大鼠的脂肪湿重的影响

时间（天）	M组	MQi_1组	MQi_2组	ME组	N组	NQi组
0	7.08	7.08	7.08	7.08	3.65	3.65
35	8.5	7.25	7.00	8.1		
60	10.9	7.32	6.83	10.6	8.23	5.38

表 5-13 对雌性肝湿重变化值

组别	M组	MQi_1组	MQi_2组	NQi组
初始	16.4	10.1	10.4	10.4
60天	10.58	9.5	9.37	9.9

3. 轻健胶囊对血脂类和血液流变的影响

（1）对血脂的作用：经 Qi 药灌胃 60 天后大鼠的血脂数值见表 5-14，其降脂趋势见表 5-15。

表 5-14　对各组大鼠血脂的影响（$\bar{x}\pm s$）(mg%)

观察项目	M组（n=9）	MQi₁组（n=6）	MQi₂组（n=6）	ME组（n=8）	N组（n=6）	NQi组（n=8）
TC	91.89±8.52	80.46±11.99*	74.15±10.87**	83.49±8.92	75.7±11.14**	68.91±9.76
TG	126.08±25.33	80.28±40.4**	79.13±38.52**	93.78±24.88*	74.82±14.54***	74.4±16.19
β脂蛋白	252.56±66.88	190.3±49.1*	200.6±72.94	205.37±45.53	212.8±47.4	204.33±58.21

注：* 与 M 组比较 $P<0.05$；**$P<0.01$；***$P<0.001$

表 5-15　M 各组 TC、TG、β-脂蛋白的变化值

组别	TC		TG		β-脂蛋白	
	0（天）	60（天）	0（天）	60（天）	0（天）	60（天）
M组	62.27	91.89	130.77	126.08	241.25	252.26
MQi_1组	62.27	80.46	130.77	80.28	241.25	190.3
MQi_2组	62.27	74.15	130.77	79.13	241.25	200.3
ME组	62.27	83.49	130.77	93.73	241.25	205.37

（2）对血液流变性的影响：血液流变性是反应血液黏稠性、流动性及管壁异常的指标，观察血液流变以及 Qi 对血稠流动性的效应，其结果见表 5-16。

表 5-16　Qi 大鼠血流变的影响（$\bar{x}\pm s$）

组别	全血比黏度（高）	全血比黏度（低）	血浆比黏度	RBC电泳时间	压积
M组（n=4）	10.91±2.92	39.72±6.01	1.94±0.03	21.99±3.06	48.13±2.02
MQi_1组（n=4）	8.43±1.79	21.66±8.8**	1.82±0.15	26.34±1.03*	45.67±2.52
MQi_2组（n=3）	12.74±2.4	29.53±1.56*	2.01±0.12	22.02±1.61	46.3±0.58
ME组（n=3）	10.03±1.7	25.38±5.53*	1.94±0.12	25.15±3.38	44.3±1.7*
N组（n=4）	10.05±3	31.5±10.37	1.94±0.02	27.5±7.91	44.5±1.29*
NQi组（n=4）	10.03±0.56	25.76±8.83	1.85±0.12	32.07±7.25	47±4.3

注：* 与 M 组比较 $P<0.05$；**$P<0.01$

表 5-16 得知：Qi 的小剂量对全血高切比黏度有一定作用，但未见统计学差异（$P>0.05$），可能因高切比干扰因素太多，掩盖了 Qi 的作用；全血低切比黏度 MQi_1 组确实低于 M 组（$P<0.01$），MQi_2 亦见显著差异（$P<0.05$）。红细胞电泳仅 MQi_2 有显著意义的（$P<0.05$）。血浆比黏度、红细胞压积有所降低，但无统计学意义。

4. 肥胖大鼠行为的变化

M 组大鼠懒于活动，常挤卧在一起，少有殴斗和撕咬，行动显得笨拙，若捉拿时，少有挣扎或挣扎力弱，性情温顺；Qi 用药组，行动灵便，常在笼内窜动，互相殴斗和撕咬，若捉拿时，挣扎不稳，性情不温顺，时咬人，眼睛鲜红而有神。

（三）讨论

目前，临床上用来减肥的药物，用单纯节食或禁食为主要方法的肥胖者可致腹泻，大量水、蛋白丢失，电解质紊乱，血中酮体阳性，其结果不但体重减轻，正常水分、肌肉组织等同时减少。本药物避开这些缺点，选用多种纯中药制成。临床用于单纯性肥胖的痰湿体质者，并进行了轻健胶囊的降脂减肥的动物实验研究。

1. 轻健胶囊可降低体重、减少脂肪的蓄积

体重大小和脂肪含量是肥胖的两个重要标志。世界卫生组织将体重值超过标准体重的 20% 视为肥胖。轻健胶囊使肥胖大鼠的体重增值明显减缓，与肥胖大鼠空白组有非常显著的差别（$P<0.01$）。从实验结果看：模型大鼠体重的增减和生殖器周围脂肪重量的变化有着一致性，体重轻则脂肪含量少，反之体重加大而脂肪含量多（雌性 $r=0.65$，$P<0.001$；雄性 $r=0.525$，$P<0.05$），故知减肥的效应即是体重的减轻和体内脂肪蓄积量的减少。

2. 轻健胶囊可促进脂质代谢、降低血脂、血液黏稠度

谷氨酸钠性下丘脑型肥胖的腹股沟脂肪垫生殖器周围脂肪量增加，属于单纯性脂肪细胞体积增大而细胞数目不增加型。实验表明附睾脂肪组织、腹腔组织比皮下脂肪及糖代谢、酶活性代谢活跃，所以，选择此处脂肪进行生物检测更能较好反映肥胖的实质。轻健胶囊对脂肪重量的减轻是通过抑制和降低脂肪细胞的体积完成的。脂肪细胞体积减少揭示了轻健胶囊促进脂肪细胞的代谢、降低脂肪细胞本身合成甘油三酯和吸入脂肪酸，加强甘油三酯的酶性水解和游离脂肪酸向血中释放或可提高脂肪细胞对激素和递质的敏感性，可以说是轻健胶囊减肥的主要机理所在。脂肪细胞和血液间的脂类交换和转移是肥胖者多有血中脂类升高的主要原因，可知血脂亦是反映肥胖者脂质代谢的指标。轻健胶囊在减少脂肪蓄积的同时还可降低血中 TC、TG 的水平（$P<0.05$），临床用于痰湿体质单纯性肥胖的降脂和升高载脂蛋白 aPOA。血脂的高低直接影响着血液的黏稠，轻健胶囊降脂可减少血液黏稠度，血液流变性测定全血比黏度（低切）MQi 组低于 M 组（$P<0.05$），并提高红细胞电泳时间，改善红细胞表面电荷极性，从而使邻近细胞产生斥力，维持细胞间的正常分散状态。临床血脂的高低、血黏度的大小与血管壁硬化程度呈平行关系，肥胖者血黏度较大。因此，降低血黏度在防治肥胖以及并发冠心病、脑血管

病方面有很高的临床价值。

3. 轻健胶囊可改变肥胖大鼠的行为特征

轻健胶囊药后使肥胖大鼠的行为特征发生改变，从原来懒于活动、常挤卧在一起，行为转变得行动机灵、眼目有神、常互相殴斗或撕咬。这似乎是脂肪蓄积减少，代之能量转换的结果。正如《诸病源候论》记载“气短好眠，此痰之候”，可见肥胖大鼠懒惰倦怠、眼神呆滞的行为有类痰湿体质的征象。从大鼠的饮食量看，各组间并无明显差异，亦表明本组用药减肥降脂，并非是抑制食欲、减少饮食而是加强脂肪代谢，消除体内多余脂肪的结果。

第三节　疏肝益阳胶囊的实验研究

一、疏肝益阳胶囊对动脉性勃起功能障碍大鼠 ET 和 CX43 表达的影响 [1]

勃起功能障碍（erectile dysfunction，ED）是常见的影响男性生殖健康和生活质量的疾病。我国北京地区的调查研究显示，60 岁以上男性中 89.4% 患有不同程度的 ED。疏肝益阳胶囊（Shu gan yi yang Capsule，以下简称 SGYY）是根据“阳痿从肝论治”的理论研制的一种中药制剂，由蒺藜、柴胡、蜂房等 15 种中药组成，作用机制主要为补益肝肾、活血通络，前期临床试验证实，SGYY 对轻度动脉性勃起功能障碍具有良好的疗效。对其进一步的药效学和作用机制研究也表明，疏肝益阳胶囊可以显著改善勃起功能，并可同时改善性欲及射精功能，提高抗疲劳能力。其机制可能与提高雄激素、促肾上腺皮质激素水平和缩小阴茎静脉管腔直径及减慢阴茎静脉回流速度有关。本实验则旨在从 ED 相关因子表达的角度，进一步揭示疏肝益阳胶囊治疗 ED 的分子机制。

（一）材料与方法

1. 材料

（1）动物：3 月龄雄性 SD 大鼠 60 只，体质量 250 ～ 300g，购于中国人民解放军军事医学科学院实验动物中心，许可证号：SCXK-（军）0007-004。

[1] 王济，刘保兴，李东桓，等 . 疏肝益阳胶囊对动脉性勃起功能障碍大鼠 ET 和 CX43 表达的影响 . 中华中医药杂志，2011（12）：2948-2950.

（2）药物与试剂：疏肝益阳胶囊由柴胡、蒺藜、蜂房、蛇床子、地龙、水蛭、九香虫、紫梢花、远志、肉苁蓉、菟丝子、五味子、巴戟天、蜈蚣、石菖蒲 15 味药组成，每克含生药量 5.48g，每粒胶囊含 0.25g 疏肝益阳细粉，临用时按照所需剂量称取细粉，加 0.5% 羧甲基纤维素钠充分溶解，再用蒸馏水配制成适当浓度混悬液。对照药用西地那非粉末，临用时称适量加蒸馏水溶解。Real-time PCR 引物：ET（NM_053568）114bp，上游：5'-GCA GCA GGC TCT CAG TCC TTT-3'，下游：5-CAG CAA CAA TCC TCC AGT CAC A-3'，CX43（NM_012567）111bp，上游：5'-CTA CAG CGC AGA GCA AAA TCG-3'，下游：5'-GCA GCA ACT TTT TTG GCA TTC T-3'，ACTIN（NM_031144.2）150bp，上游：5'-CCC ATC TAT GAG GGT TAC GC-3'，下游：5'-TTT AAT GTC ACG CAC GAT TTC-3'。大鼠 ET-1ELISA 试剂盒（购自美国 RB 公司）。

（3）实验器材：手术放大镜，显微外科手术器材，单孔冷光照明灯，倒置荧光显微镜（Nikon Eclipse），低温离心机（SIGMA），全自动多功能酶标仪（MULTISKAN MK3，Thermo），双光束紫外分光光度计（Lnican），PCR 仪（MJ Research Inc，Programmable Thermal Controller PTC-100），荧光定量 PCR 仪（Roche Light Cycler2.0），水平电泳仪（J-MAX），凝胶成像仪（Alpha Innotech Flurochem）。

2. 方法

（1）建立大鼠血管性勃起障碍模型并分组：3 月龄雄性 SD 大鼠 60 只，适应性饲养 3 天后，经交配实验有正常的勃起和性功能，随机分为 5 组，每组 12 只，分别为：假手术组、模型组、西地那非组、SGYY 大剂量治疗组、SGYY 小剂量治疗组，除假手术组外，各实验组参照文献选用双侧髂内动脉结扎法建立血管性勃起障碍模型：10% 水合氯醛麻醉，腹部正中切口切开皮肤，分离腹壁肌肉组织，暴露腹主动脉和髂总动脉，在手术放大镜下沿髂总动脉走行小心分离直至髂内动脉，以 8-0 线结扎双侧髂内动脉。观察 1 周，无感染等并发症者成模。假手术对照组以相同方法分离至髂内动脉，除不采取结扎外，其余手术过程同实验组。手术后观察 2 周，各组因感染或其他手术并发症死亡只数分别为：假手术组 3 只，模型组 3 只，西地那非组 4 只，SGYY 大剂量组 5 只，SGYY 小剂量治疗组 4 只。

（2）给药及取材：成模后灌胃给药：SGYY 大剂量治疗组 1g/kg，SGYY 小剂量治疗组 0.5g/kg，西地那非组 10.5mg/kg，模型组和假手术组以等体积蒸馏水灌胃，疗程 30 天。给药结束 1 周处死动物，取血浆检测 ET-1 含量；取阴茎组织进行 ET 及 CX43mRNA 表达的检测。

（3）实时荧光定量 PCR（real-time PCR）法检测大鼠阴茎组织 ET、CX43 mRNA 表达：取组织 100mg，抽提总 RNA，紫外分光光度计测定 RNA 浓度。将提出的 RNA 加入水、引物（OligodT）、逆转录酶缓冲液、dNTPs、RNA 酶抑制剂、AMV 逆转录酶等进行逆转录反应。最后按照试剂盒说明书进行实时荧光定量 PCR 反应，共 45 个循环，退火温度 60℃。程序运行结束后，按照各样品扩增动力曲线拐点（Ct 值），与 actin 相比，计算其相对浓度（concentration ratio，CR），以 CR 值代表 mRNA 表达情况。

（4）酶联免疫吸附法（ELISA）检测大鼠血浆 ET-1 含量（按照试剂盒说明书进行操作）：将各浓度标准品及样品加入相应的反应板孔中 100μL/ 孔，每个样品设 2 复孔。轻轻混匀，37℃温育 60 分钟，甩尽板内液体，加入生物素标记的抗体 100μL/ 孔，37℃温育 90 分钟，洗板，加入辣根过氧化物酶标记的亲和素 100μL/ 孔，37℃温育 30 分钟，洗板，加显色液 50μL/ 孔，37℃避光显色 15 分钟，加入终止液 100μL/ 孔，混匀后酶标仪检测 450nm Å值。以Å值为纵坐标，标准品浓度为横坐标制作标准曲线，根据公式计算得出各样品中 ET-1 浓度值。

（5）统计学方法：数据以$\bar{x} \pm s$ 表示，采用 SPSS13.0 软件进行方差分析，以 $P<0.05$ 表示差异有统计学意义。

（二）结果

1. 疏肝益阳胶囊对血管性勃起功能障碍大鼠阴茎组织 CX43 mRNA 表达的影响

模型组 CX43 mRNA 表达量显著低于假手术对照组（$P<0.01$）；西地那非组、疏肝益阳大、小剂量组与模型组比较，CX43 mRNA 表达量均显著增加（$P<0.01$）。见表 5-17。

表 5-17　各组大鼠阴茎组织中 CX43 mRNA 表达量比较（$\bar{x} \pm s$）

组别	n	CR值
假手术组	9	0.994±0.024
模型组	9	0.310±0.049**
西地那非组	8	0.794±0.104##
大剂量组	7	0.614±0.062##
小剂量组	8	0.428±0.053##

注：与假手术对照组比较，**：$P<0.01$；与模型组比较，#：$P<0.05$，##：$P<0.01$

2. 疏肝益阳胶囊对血管性勃起功能障碍大鼠阴茎组织 ETmRNA 表达的影响

模型组大鼠阴茎组织 ET mRNA 表达显著高于假手术组（$P<0.01$）；西地那非组、疏肝益阳大、小剂量组 与模型组比较，ET mRNA 表达均显著减少（$P<0.01$）。见表 5-18。

表 5-18　各组大鼠阴茎组织中 ET mRNA 表达量比较（$\bar{x} \pm s$）

组别	n	CR值
假手术组	9	0.278 ± 0.045
模型组	9	$0.960 \pm 0.069^{**}$
西地那非组	8	$0.388 \pm 0.036^{\#\#}$
大剂量组	7	$0.544 \pm 0.023^{\#\#}$
小剂量组	8	$0.732 \pm 0.083^{\#\#}$

注：与假手术对照组比较，**：$P<0.01$；与模型组比较，#：$P<0.05$，##：$P<0.01$

3. 疏肝益阳胶囊对血管性勃起功能障碍大鼠血浆 ET-1 含量的影响

模型组与假手术对照组比较，血浆 ET-1 含量显著升高（$P<0.01$）；西地那非组与模型组比较，ET-1 含量显著减少（$P<0.01$）；疏肝益阳治疗组与模型组比较，ET-1 含量显著降低（$P<0.05$，$P<0.01$）。见表 5-19。

表 5-19　各组大鼠血浆 ET-1 含量比较（$\bar{x} \pm s$）

组别	n	ET-1（pg/mL）
假手术组	9	0.36 ± 0.22
模型组	9	$2.43 \pm 1.31^{**}$
西地那非组	8	$0.31 \pm 0.11^{\#}$
大剂量组	7	$0.99 \pm 1.35^{\#\#}$
小剂量组	8	$0.48 \pm 0.27^{\#\#}$

注：与假手术对照组比较，**：$P<0.01$；与模型组比较，$^{\#}$：$P<0.05$，$^{\#\#}$：$P<0.01$

（三）讨论

阴茎勃起受激素分泌、神经反射、血液循环、阴茎正常的解剖结构及平滑肌收缩等多种因素影响。研究表明，内皮素参与维持阴茎疲软状态的调节。内皮素是已知作用最强的血管收缩剂之一，是由 21 个氨基酸组成的多肽家族，包括 ET-1、ET-2 和 ET-3。有报道发现 ET-1 在两种类型的糖尿病性 ED 动物模型以及病人血浆中表达水平均明显升高，提示其在阴茎勃起功能障碍发病中具有重要作用。勃起的产生和维持需要来自神经系统勃起信号的协调统一，阴茎海绵体局部的缝隙连接（gap junction，GJ）介导的细胞间通讯机制的协调统一也非常关键。GJ 的主要成分是连结蛋白（connexin，CX），在阴茎组织主要是 CX43，可协调诸多平滑肌细胞之间的同步舒张，对诱导阴茎海绵体平滑肌松弛与维持勃起有重要的作用。据报道，ED 患者阴茎海绵体 CX43 的表达较正常减少，其减少的程度与年龄增加呈正相关。

中医学认为阴茎勃起是由一系列脏腑、经络及气血津液相互协调作用的结果，而尤其与肝肾密切相关。勃起障碍（阳痿）的发生，传统观念多责之于肾。王琦根据现代社会男性阳痿发病的实际情况，提出阳痿发病因于肝者居多，应从肝论治。肝藏血，主疏泄，主宗筋，肝血在肝气的疏导下对阴茎的快速充盈是阴茎勃起的物质基础。故而突破了在脏腑定位上以"肾"为中心，在病机病因上以"虚"为重点，在治疗上以"补肾壮阳"为主导的传统观念，认为阳痿最基本的病理变化是肝郁肾虚血瘀，三者有机联系，互为因果，共同作用。根据上述理论研制的疏肝益阳胶囊由蒺藜、柴胡、地龙、蜂房、蛇床子等15味中药组成，方中蒺藜、柴胡条达肝气，疏肝解郁；地龙通利经络；蜂房、蛇床子温肾壮阳，诸药合用具有疏肝解郁，活血通络，补肾振痿的功效。

西地那非（Sildenafil）商品名为万艾可，在中国香港等地区也称为"伟哥"，是目前西医治疗ED的一线药物。本实验以Sildenafil作为阳性对照药，发现疏肝益阳胶囊可以显著降低ED大鼠血浆ET-1含量，使阴茎组织ET表达水平下降，并使CX43表达升高。这一实验结果表明SGYY发挥治疗作用的机制之一是通过调节阴茎组织ET及CX43表达，从而改善阴茎血管和平滑肌功能，协调其同步舒张实现的。众所周知，中药是以多靶点而不是通过单一机制发挥作用的。有关疏肝益阳胶囊作用机制的研究仍有待进一步深入。

二、疏肝益阳胶囊对动脉性勃起功能障碍大鼠VEGF、IGF及Akt1激酶表达的影响[1]

本研究前期临床试验采用多中心、随机、双盲、安慰剂及阳性药物对照试验对500例ED患者进行服药4周的临床观察。结果发现，疏肝益阳胶囊治疗组总有效率和总显效率分别为88.0%、64.0%，均显著高于安慰剂组（21.0%、6.0%）和锁阳补肾组（60.0%、29.0%）($P<0.05$)。同时，在勃起改善时间、阴茎硬度测试环试验恢复等方面均显著高于锁阳补肾组及安慰剂组。105例痊愈患者中100例患者3个月的性交成功率大于80.0%，以上显示疏肝益阳胶囊对ED具有良好的疗效。对其进一步的药效学和作用机制研究也表明，疏肝益阳胶囊可以显著改善勃起功能，并可同时改善性欲及射精功能，提高抗疲劳能力。前期动物实验表明，该药可增加动脉性ED大鼠海绵体组织NOS/cGMP通路分子表达，改善阴茎海绵体平滑肌舒张功能。本实验进一步从血管内皮功能的角度揭示疏肝益阳胶囊治疗ED的分子机制。

---

[1] 王济，王琦，刘保兴，等.疏肝益阳胶囊对动脉性勃起功能障碍大鼠VEGF、IGF及Akt1激酶表达的影响.中华男科学杂志，2012（2）：184-188.

（一）材料与方法

1. 材料

（1）实验动物：雄性 SD 大鼠 60 只，鼠龄 3 个月，体重 250 ～ 300g。

（2）药物与试剂：疏肝益阳胶囊由柴胡、蒺藜、蜂房、蛇床子、地龙、水蛭、九香虫、紫梢花、远志、肉苁蓉、菟丝子、五味子、巴戟天、蜈蚣、石菖蒲十五味药组成，每克含生药量 5.48g，每粒胶囊含 0.25g 疏肝益阳细粉，临用时按照所需剂量称取细粉，加 0.5% 羧甲基纤维素钠充分溶解，再用蒸馏水配制成适当浓度混悬液。西药组：西地那非粉末，临用时称适量加蒸馏水溶解。PCR 引物序列：VEGF（221bp）上游：5'–CCC CCT TGG GAT CTT TCAT C–3'，下游：5'–GAG AGA AGA GCC CAG AAG TTG GA–3'；IGF（109bp）上游：5'–ACA GGC TAT GGC TCC AGCA TT–3'，下游：5'–TCA GCG GAG CAC AGT ACA TCT C–3'；β –actin（150bp） 上 游：5'–CCC ATC TAT GAG GGT TAC GC–3'，下游：5'–TTT AAT GTC ACG CAC GAT TTC–3'。

（3）实验器材：6× 手术放大镜，显微外科手术器材，低温离心机，全波长酶标仪，双光束紫外分光光度计，PCR 仪，荧光定量 PCR 仪，水平电泳仪，凝胶成像仪等。

2. 方法

（1）建立大鼠 AED 模型并分组：3 月龄雄性 SD 大鼠 60 只，适应性饲养 3 天后，经交配试验证实有正常的勃起功能和性功能。随机分为 5 组，每组 12 只。分别为：假手术对照组（A 组），模型组（B 组），西药组（C 组），大剂量疏肝益阳治疗组（D 组），小剂量疏肝益阳治疗组（E 组）。

以双侧髂内动脉结扎法建立动脉性勃起功能障碍模型。10% 水合氯醛腹腔注射麻醉，腹部正中切口切开皮肤，分离腹壁肌肉组织，暴露腹主动脉和髂总动脉，在手术放大镜下沿髂总动脉走行小心分离直至髂内动脉，以 8–0 线结扎双侧髂内动脉；A 组以同样的步骤分离至暴露双侧髂内动脉，但不予结扎，再依次缝合各层组织。手术后观察 2 周，各组因感染或其他手术并发症死亡只数为 A 组 3 只，B 组 3 只，C 组 4 只，D 组 5 只，E 组 4 只。

对成模后的大鼠行阿扑吗啡（APO）试验检验模型，将 APO 按 100μg/kg 注射于大鼠颈项皮肤松软处，记录 30 分钟内的勃起次数。以龟头充血及阴茎体增长为阴茎勃起 1 次。A 组 9 只均具有正常的勃起功能，勃起次数平均 3.6 次，勃起率 100%；B、C、D、E 组 30 分钟内均未记录到正常勃起。

（2）给药方法：各组均采取灌胃给药。按照每只大鼠给药 2mL/d 计算，得出需配药液的浓度。给药剂量分别为：C 组，西地那非 10.5mg/（kg · d）；D 组，疏肝益阳 1g/

（kg · d）；E 组，疏肝益阳 0.5g/（kg · d）。A 组和 B 组每日给 2mL 蒸馏水灌胃。疗程 30 天。给药结束 1 周取阴茎海绵体组织和颈动脉血分别检测 VEGF、IGFmRNA、p-Akt1/Akt1 蛋白表达和血浆 VEGF、IGF 含量。

（3）实时荧光定量：PCR 法检测大鼠阴茎海绵体组织 VEGF、IGFmRNA 表达：取海绵体组织 100mg，抽提总 RNA，紫外分光光度计测定 RNA 浓度。将提出的 RNA 加入水、引物（OligodT）、5× 逆转录酶缓冲液、dNTPs、RNA 酶抑制剂、AMV 逆转录酶等进行逆转录反应。最后按照试剂盒说明书进行实时荧光定量 PCR 反应，退火温度 60℃。程序运行结束后，按照各样品扩增动力曲线拐点（Ct 值），与 β-actin 相比，计算其相对浓度，以相对浓度（con-centrationratio，CR）代表 mRNA 表达情况。

（4）Western 印迹法检测大鼠阴茎海绵体组织 p-Akt1/Akt1 蛋白表达：取阴茎海绵体组织约 20mg，加入蛋白裂解液，用玻璃研磨器于冰上匀浆，测定蛋白浓度。聚丙烯酰胺凝胶电泳，电泳结束后转膜。加一抗孵育（稀释比例为 1∶200），再加 HRP 标记的二抗，与膜共同孵育 2 ～ 3 小时。孵育结束后，ECL 化学发光显色液显色，将显色后的膜照相，并用 Lab-Works 软件对图像进行灰度分析。

（5）ELISA 法检测大鼠血浆 VEGF、IGF 含量（按照试剂盒说明书进行操作）：将各浓度标准品及样品加入相应的反应板孔中 100μL/ 孔，每个样品设 2 复孔。轻轻混匀，37℃温育 60 分钟，甩尽板内液体，加入生物素标记的抗体 100μL/ 孔，37℃温育 90 分钟，洗板，加入辣根过氧化物酶标记的亲和素 100μL/ 孔，37℃温育 30 分钟，洗板，加显色液 50μL/ 孔，37℃避光显色 15 分钟，加入终止液 100μL/ 孔，混匀后酶标仪检测 A 值。以 A 值为纵坐标，标准品浓度为横坐标制作标准曲线，根据公式计算得出各样品中所测因子浓度值。

3. 统计学分析

采用 SPSS13.0 软件包进行单因素方差分析，组间比较用 LSD 法。数据以 $\bar{x} \pm s$ 表示，以 $P<0.05$ 为有显著性差异。

（二）结果

1. 各组大鼠阴茎海绵体组织 VEGF、IGFmRNA 表达和血浆 VEGF、IGF 含量

模型组大鼠阴茎海绵体组织 VEGF、IGF 基因表达和血浆 VEGF、IGF 含量均明显低于对照组（$P<0.01$）；给予西地那非治疗后，各因子表达较模型组显著升高（$P<0.01$）；疏肝益阳治疗组（大、小剂量）各因子 mRNA 表达较模型组均显著升高（$P<0.05$），血浆 VEGF、IGF 含量除小剂量治疗组 IGF 外，其余各组因子较模型组均显著增高（$P<0.05$），见表 5-20。

表 5-20　各组大鼠阴茎海绵体组织 VEGF、IGFmRNA 表达和血浆 VEGF、IGF 含量比较（$\bar{x}\pm s$）

组别	n	VEGF		IGF	
		mRNA表达	血浆浓度（pg/mL）	mRNA表达	血浆浓度（pg/mL）
假手术组	9	1.15±0.13	144.74±56.89	0.99±0.08	20.75±3.30
模型组	9	0.41±0.06*	28.59±29.47*	0.42±0.06*	15.82±4.37*
西地那非组	8	1.04±0.09##	140.21±37.64##	0.99±0.15##	18.31±2.44#
大剂量组	7	0.77±0.04##	95.83±37.34##	0.78±0.05##	20.45±3.83#
小剂量组	8	0.57±0.03##	60.19±25.82##	0.58±0.03##	16.39±1.48

注：与假手术对照组比较，*：$P<0.05$；与模型组比较，#：$P<0.05$，##：$P<0.01$

2. 各组大鼠阴茎海绵体组织 p-Akt1/Akt1 表达

模型组阴茎海绵体组织 p-Akt1/Akt1 蛋白表达明显低于对照组（$P<0.01$）；给予西地那非治疗后，表达显著升高，与模型组差异有显著性（$P<0.05$）；给予疏肝益阳大剂量和小剂量治疗后，p-Akt1/Akt1 蛋白表达均显著增高（$P<0.05$），见表 5-21。

表 5-21　各组大鼠阴茎海绵体组织 p-Akt1/Akt1 表达比较（$\bar{x}\pm s$）

组别	n	p-Akt1/Akt1表达
假手术组	9	1.77±0.58
模型组	9	0.93±0.14*
西地那非组	8	1.59±0.31#
大剂量组	7	1.43±0.50#
小剂量组	8	1.15±0.46#

注：与假手术对照组比较，*：$P<0.05$；与模型组比较，#：$P<0.05$，##：$P<0.01$

（三）讨论

在 20 世纪 90 年代以前，现代医学对于 ED 的治疗缺乏有效措施。自从 5 型磷酸二酯酶抑制剂——西地那非问世以来，西医治疗 ED 才取得了突破性进展。

研究表明，血管功能是维持阴茎勃起的重要因素，血管因素是 ED 最常见的病因。血管内皮功能的维持依赖一系列相关生长因子的作用。其中，VEGF 是目前发现的最重要的促血管生成因子之一，最主要的生物学作用就是刺激血管内皮细胞增殖以及促进新生血管的生成。PI3K-Akt/PKB 通路是 VEGF 的细胞内信号转导途径之一。在老年人和老龄大鼠阴茎海绵体可以检测到 VEGF 及其受体随着年龄增加表达逐渐减低。转染 VEGF 基因治疗可以改善器官的缺血情况，在 ED 动物模型中可以促进阴茎内皮细胞和平滑肌细胞再生。IGF 具有较广泛的生物学作用，在维持血管内皮功能方面也具有重要作用。

中医对阴茎勃起的认识，虽没有明确的解剖生理基础，但运用自身的理论和临床实践总结，认为阴茎由筋组成，亦称“阴筋”，并认为前阴是诸筋之综合，故曰宗筋。著名中医男科学家王琦教授认为，前阴作为诸筋之综合，有赖于肝血的濡养，其性事功能需依赖于血的充盈，才能得以发挥，而这一功能的体现，则在于肝调节血液的运行。宗筋其用在血，为肝脉所主，故血管性阳痿的中医立法用方，应以气血理论为指导，即调和气血，充润宗筋，以维持阴茎勃起的血液运行。根据上述理论研制的疏肝益阳胶囊，方中水蛭等药有明显的破血逐瘀的效果，现代研究表明，其具有抗凝血、降低全血黏度、增加心肌供血、改善局部血循环的作用。而蒺藜中氢表酮，可增加内皮细胞和神经 NO 的释放。配合柴胡条达肝气，疏肝解郁；地龙通利经络；蜂房、蛇床子温肾壮阳，诸药合用达到治疗 ED 的目的。

本研究在前期临床观察的基础上，以大鼠造模，形成动脉性 ED，进行机制研究。在给药后以 ICP 实验证实药物的有效性，并证实疏肝益阳胶囊可增加动脉性 ED 大鼠海绵体组织 NOS/cGMP 通路分子表达，改善阴茎海绵体平滑肌舒张功能，相关数据已发表。本实验从血管因子表达角度进行研究，结果显示，给予大、小两个剂量的疏肝益阳胶囊口服均可以使动脉性 ED 模型大鼠 VEGF、IGFmRNA 表达增加，表明疏肝益阳胶囊在基因水平可调节血管内皮相关因子的表达。实验结果同时显示，疏肝益阳大剂量治疗组可使血浆 VEGF、IGF 含量显著增高，小剂量组可使血浆 VEGF 增高，对 IGF 作用不明显。对于 VEGF 信号转导分子 Akt1 蛋白表达及磷酸化的 Western 印迹实验结果显示，疏肝益阳胶囊大、小两个剂量均可显著增加 Akt1 表达和磷酸化程度，提示其对 VEGF 信号转导通路也具有明显的调节作用。由此证明，改善血管内皮细胞功能，增加内皮细胞相关细胞因子表达并激活信号转导通路是疏肝益阳胶囊治疗动脉性 ED 的重要机制之一。实验结果从分子水平上阐释了“阳痿从肝论治”，并在一定程度上揭示了“肝藏血，肝主宗筋”的中医理论，对中医临床治疗 ED 机制提供了新的认识。

三、疏肝益阳胶囊对动脉性勃起功能障碍大鼠一氧化氮合酶通路及5型磷酸二酯酶表达的影响[1]

（一）材料

1. 实验动物

雄性SD大鼠，鼠龄3个月，体重250～300g。

2. 药物与试剂

疏肝益阳胶囊由柴胡、蒺藜、蜂房、蛇床子、地龙、水蛭、九香虫、紫梢花、远志、肉苁蓉、菟丝子、五味子、巴戟天、蜈蚣、石菖蒲15味药物组成，每克含生药量5.48g，每粒胶囊含0.25g疏肝益阳药物细粉。临用时按照所需剂量称取细粉，加0.5%羧甲基纤维素钠充分溶解，再用蒸馏水配制成适当浓度混悬液。西地那非粉末，临用时称适量加蒸馏水溶解。

PCR引物序列：eNOS（202bp）上游：5'-GCG CCA GGC TCT CAC TTA CTT-3'，下游：5'-TGC CAC GGA TGG AAA TTG TT-3'；cGMP（171bp），上游：5'-GCA GGA AGA ACA GGC AGA AAT G-3'，下游：5'-TGC ATA GTG TAT GGC GAA ACC A-3'；PDE5（171bp），上游：5'-GCA GGA AGA ACA GGC AGA AAT G-3'，下游：5'-TGC ATA GTG TAT GGC GAA ACC A-3'；β-actin（150bp），上游：5-CCC ATC TAT GAG GGT TAC GC-3，下游：5-TTT AAT GTC ACG CAC GAT TTC-3。

3. 仪器

6×手术放大镜，显微外科手术器材，低温离心机，全波长酶标仪，双光束紫外分光光度计，PCR仪，荧光定量PCR仪，水平电泳仪，凝胶成像仪等。

（二）方法

1. 建立大鼠血管性勃起障碍模型

大鼠适应性饲养3天后，参照文献方法选用双侧髂内动脉结扎法建立血管性勃起障碍模型。10%水合氯醛腹腔注射麻醉，腹部正中切口切开皮肤，分离腹壁肌肉组织，暴

[1] 王济，王琦，李东桓，等.疏肝益阳胶囊对动脉性勃起功能障碍大鼠一氧化氮合酶通路及5型磷酸二酯酶表达的影响.北京中医药大学学报，2011，34（5）：318-321.

露腹主动脉和髂总动脉，在手术放大镜下沿髂总动脉走行小心分离直至髂内动脉，以 8–0 线结扎双侧髂内动脉。观察 2 周，无感染等并发症者，造模成功。

2. 动物分组和给药

将成模后的大鼠随机分为 4 组：疏肝益阳胶囊小剂量治疗组、疏肝益阳胶囊大剂量治疗组、西地那非组、模型组，另设假手术组。成模 2 周后灌胃给药：小、大剂量治疗组分别予疏肝益阳胶囊 0.5g/（kg · d）、1g/（kg · d），西地那非组予西地那非 10.5mg/（kg · d），模型组和假手术组以等量蒸馏水灌胃，疗程 30 天。给药结束 1 周后处死大鼠，取阴茎海绵体组织检测。

3. 实时荧光定量 PCR 法检测

检测海绵体组织 eNOS、cGMP、PDE5 mRNA 表达。取组织 100mg，抽提总 RNA，紫外分光光度计测定 RNA 浓度。将提出的 RNA 加入水、引物（Oligo dT）、逆转录酶缓冲液、dNTPs、RNA 酶抑制剂、AMV 逆转录酶等进行逆转录反应。最后按照试剂盒说明书进行实时荧光定量 PCR 反应，退火温度 60℃。程序运行结束后，按照各样品扩增动力曲线拐点（Ct 值），与 actin 相比，计算其相对浓度，以相对浓度（Concentration Ratio，CR）代表 mRNA 表达情况。

4.Western Blot 法检测

检测海绵体组织 eNOS、PDE5 蛋白表达。取组织约 20mg，加入蛋白裂解液，用玻璃研磨器于冰上匀浆，测定蛋白浓度。聚丙烯酰胺凝胶电泳，电泳结束后转膜。加一抗孵育（稀释比例为 1：200），再加 HRP 标记的二抗，与膜共同孵育 2 ～ 3 小时。孵育结束后，ECL 化学发光显色液显色，将显色后的膜拍照，并用 LabWorks 软件对图像进行灰度分析。

5. 统计方法

采用 SPSS 软件包进行单因素方差分析，组间比较用 LSD 法。数据以（$\bar{x} \pm s$）表示，以 $P<0.05$ 为有显著性差异。

（三）结果

1. ED 大鼠阴茎组织 eNOS 表达变化

疏肝益阳胶囊对血管性勃起障碍大鼠阴茎组织 eNOS 表达的影响，结果见表 5–22。

表 5-22　各组大鼠 eNOSmRNA 和蛋白表达情况比较

组别	剂量	n	mRNA表达（CR）	蛋白质表达（灰度值）
假手术组	—	9	1.064±0.100	0.231±0.036
模型组	—	9	0.318±0.049**	0.099±0.034**
西地那非组	10.5mg/kg	8	0.964±0.036##	0.241±0.052##
大剂量组	1.0g/kg	7	0.684±0.052##	0.167±0.044#
小剂量组	0.5g/kg	8	0.464±0.061#	0.119±0.021
F			125.081	8.238
P			0.000	0.003

注：与假手术组比较 ***P*<0.01；与模型组比较 # *P*<0.05，##*P*<0.01

2.ED 大鼠阴茎组织 cGMP 表达变化

疏肝益阳胶囊对血管性勃起障碍大鼠阴茎组织 cGMPmRNA 表达的影响，结果见表 5–23。

表 5-23　各组大鼠 cGMPmRNA 表达情况比较

组别	剂量	n	mRNA表达（CR）
假手术组	—	9	1.032±0.045
模型组	—	9	0.464±0.144**
西地那非组	10.5mg/kg	8	1.068±0.059##
大剂量组	1.0g/kg	7	0.782±0.161##
小剂量组	0.5g/kg	8	0.582±0.049#
F			54.944
P			0.000

注：与假手术组比较 ***P*<0.01；与模型组比较 # *P*<0.05，##*P*<0.01

3. ED 大鼠阴茎组织 PDE5 表达变化

疏肝益阳胶囊对血管性勃起障碍大鼠阴茎组织 PDE5 表达的影响，结果见表 5–24。

表 5-24　各组大鼠 PDE5 表达情况比较

组别	剂量	n	mRNA表达（CR）	蛋白质表达（灰度值）
假手术组	—	9	0.998±0.035	0.134±0.026
模型组	—	9	2.310±0.149**	0.320±0.047**
西地那非组	10.5mg/kg	8	1.540±0.045##	0.181±0.018#
大剂量组	1.0g/kg	7	1.116±0.036##	0.199±0.045#
小剂量组	0.5g/kg	8	1.98±0.092#	0.234±0.134#
F			225.059	14.291
P			0.000	0.002

注：与假手术组比较 ***P*<0.01，；与模型组比较 # *P*<0.05，##*P*<0.01

（四）讨论

西医认为阴茎勃起是一个复杂的心理、生理过程，受正常的激素分泌、健全的神经反射、血液循环的协调运动及阴茎的正常解剖结构等多种因素影响。NO/cGMP/PKG 途径是目前公认的阴茎勃起的机制。NO 可活化胞浆内可溶性鸟苷酸环化酶（GC），转化 5-鸟嘌呤三磷酸（GTP）为 3'，5'，环鸟苷－磷酸（cGMP），后者为细胞内第二信使，降低平滑肌细胞胞浆内钙离子浓度，引起平滑肌松弛，增加阴茎血流灌注，从而诱发阴茎勃起。5 型磷酸二酯酶（PDE5）能水解 cGMP 和 cAMP，用药物抑制 PDE5 活性可以减少 cGMP 的降解，增加海绵体 cGMP 的含量，从而增加阴茎勃起功能。这也就是西地那非（万艾可）的作用机制。西地那非可选择性地阻断 5 型磷酸二酯酶，阻止环磷酸鸟苷过快分解，有利于生理性勃起的产生和维持，从而达到治疗的目的。西地那非在发挥良好治疗作用的同时，也存在一些令患者难以忍受的副反应如脸红、眼红、头痛、眩晕等，还发现一些少见但严重的副反应，如心血管副作用、瞳孔神经麻痹等。

中医学认为阴茎勃起是由一系列脏腑、经络及气血津液相互协调作用的结果，而尤其与肝肾密切相关。中医男科对男性疾病的发生，传统观念多责之于肾。王氏根据现代社会男性阳痿发病的实际情况，提出阳痿发病因于肝者居多，应从肝论治。肝藏血，主疏泄，主宗筋，肝血在肝气的疏导下使阴茎快速充盈是阴茎勃起的物质基础。突破了在脏腑定位上以“肾”为中心、在病机病因上以“虚”为重点、在治疗上以“补肾壮阳”为主导的传统观念，认为阳痿最基本的病理变化是肝郁肾虚血瘀，三者有机联系，互为因果，共同作用。根据上述理论研制的疏肝益阳胶囊由蒺藜、柴胡、地龙、蜂房、蛇床子等 15 味中药组成；方中蒺藜、柴胡条达肝气、疏肝解郁，地龙通利经络，蜂房、蛇床子温肾壮阳，诸药合用具有疏肝解郁、活血通络、补肾振痿的功效。用于肝郁肾虚和肝郁肾虚兼血瘀证所致的功能性阳痿和轻度动脉供血不足性阳痿，证见阳痿、阴茎痿软不举或举而不坚、胸闷善太息、胸胁胀满、腰膝酸软、舌淡或有瘀斑、脉弦或弦细。疏肝益阳胶囊对心理性及轻度动脉性勃起功能障碍（肝郁肾虚及肝郁肾虚兼血瘀证）具有良好的疗效，它可以显著改善勃起功能，同时改善性欲及射精功能，提高抗疲劳能力。其机理可能与提高雄激素、促肾上腺皮质激素水平和缩小阴茎静脉管腔直径及减慢阴茎静脉回流速度有关。进一步对疏肝益阳胶囊的作用机制进行研究，结果显示，给予大、小剂量的疏肝益阳粉末可以使血管性勃起障碍模型大鼠阴茎组织 eNOS mRNA 表达明显增加，小剂量组对 eNOS 蛋白表达影响不明显，但可以显著增加 eNOS mRNA 表达，分析可能为疏肝益阳胶囊对基因表达调控的不同环节所起的作用不同所致。另外，疏肝益阳胶囊大、小剂量均可显著增加动脉性 ED 模型大鼠阴茎海绵体组织 NOS/cGMP 通路的另一个重要分子 cGMP mRNA 表达，并且显著降低 cGMP 抑制物 PDE5 mRNA 和蛋白表达，在对 PDE5 的作用方面与西地那非相似。以上实验结果表明，疏肝益阳胶囊可调控阴茎海绵体舒张的主要信号通路分子表达，这可能是疏肝益阳胶囊治疗 ED 的主要机制之一。

四、疏肝益阳胶囊治疗勃起功能障碍的作用机理研究[1]

（一）材料

1. 实验动物

昆明种小鼠，二级，雄性，体重 15 ～ 18g，Wistar 大鼠，二级，雌雄兼用，90 ～ 120g，200 ～ 300g，240 ～ 260g，健康成年性成熟雄性恒河猴，体重（7.0±1.3）kg。

2. 药物与试剂

疏肝益阳胶囊由柴胡、蒺藜、蜂房、蛇床子等组成。每克含生药量 5.48g。每粒胶囊含 0.25g 疏肝益阳细粉，临用时称取内容物（细粉）适量，加 0.5% 羧甲基纤维素钠混匀，用蒸馏水配制成适当浓度混悬液。对照药：龟龄集胶囊（由人参、鹿茸、海马、枸杞子、淫羊藿等组成），每粒 0.3g，临用时称适量加 0.5% 羧甲基纤维素钠混匀，用蒸馏水配制成 1.2mg/mL 浓度混悬液。丙酸睾酮注射液，临用时用花生油稀释。0.1% 苯甲酸雌二醇

[1] 王琦，倪平，吴卫平，等．疏肝益阳胶囊治疗勃起功能障碍的作用机理研究．中国中药杂志，2005（1）：59-64.

注射液，0.2% 黄体酮注射液。对氨基水杨酸钠。

（二）方法

1. 大鼠勃起实验

75 只离乳 1 个月大鼠 90 ～ 120g，切除双侧睾丸，术后按体重随机分 5 组，每组 15 只。去势模型组：蒸馏水 400mg/kg。丙酸睾酮组：每只 0.2mg。疏肝益阳组大、中、小 3 个剂量组：给药量分别为 800mg/kg、400mg/kg、200mg/kg，除丙酸睾酮组为皮下注射给药外，其余各组均为灌胃给药，一日 1 次，连续 20 天；同时将 15 只未去势大鼠同期饲养观察，作为正常对照组，给药后 21 天，将刺激电极放置于大鼠阴茎部位，给予表面电刺激，电流强度为 4mÅ，记录从刺激开始至阴茎勃起时间（勃起潜伏期）。

2. 大鼠交配实验

（1）动物分组及造模：出生 3 个月大鼠 120 只，体重 200 ～ 300g，雌雄各半。①雌性大鼠行双侧卵巢切除，术后 2 周进行实验，实验前 48 小时皮下注射苯甲酸雌二醇注射液 20μg/ 只，4 小时前再次皮下注射黄体酮注射液 500μg/ 只。②雄性大鼠按体重随机分为 4 组，每组 15 只。空白对照组：服等体积蒸馏水，每日灌胃 1 次，连续 20 天。

（2）交配实验观察方法：将每只雄性大鼠单独放入笼中 10 分钟，使其能够适应新环境，然后每笼加 1 只雌鼠，记录下列指标：①自雌鼠投入至雄鼠第一次捕捉雌鼠的时间（捕捉潜伏期）；②自雌鼠投入至雄鼠第一次射精时间（射精潜伏期）；③ 20 分钟内雄鼠捕捉次数及射精次数；④ 20 分钟内各组动物发生捕捉射精的动物数，捕捉率（%）及射精率（%）。

3. 小鼠抗疲劳试验

选用同一来源的健康昆明种 15 ～ 18g 雄性幼小鼠 100 只，各鼠之间出生天数和体重相差不得超过 3 天和 3g。小鼠按体重均匀分为 5 组，每组 20 只，疏肝益阳组大、中、小 3 个剂量分别为 1000mg/kg、500mg/kg、250mg/kg，每日灌胃 1 次，连续 20 天。阳性对照组灌服等体积龟龄集 800mg/kg 混悬液，空白对照组灌服等体积 0.5% 羧甲基纤维素钠溶液。于最后 1 次给药 24 小时后，将动物放入存有（19±1）℃恒温水浴中游泳，记录小鼠游泳耐力时间直到衰竭而死亡时间。

4. 小鼠常压耐缺氧实验

实验方法同抗疲劳实验，于最后 1 次给药后 24 小时后分别将小鼠放入事先装有 10g 钠石灰的磨口广口瓶中将盖盖紧密封，立即记录小鼠存活时间。

5. 小鼠前列腺、精囊、提肛肌、睾丸及胸腺组织重量测定

动物分组、体重、给药剂量、方法同抗疲劳实验，于最后 1 次给药 24 小时后将动物处死，解剖取出前列腺、精囊、提肛肌、睾丸及胸腺，剥离周围附着的组织，用扭力天平称重，将重量换算成每100g体重的该组织重量（胸腺组织换算成每100g体重的胸腺重量平方根）。

6. 大鼠血清睾酮水平测定

取成熟雄性大鼠（体重240～260g）31只，按体重均匀分为3组，取血测血清中睾酮水平后，分别给药，疏肝益阳组2个剂量分别为400mg/kg，240mg/kg，每日灌胃1次，连续2个月。空白对照组服等体积蒸馏水，于最后1次给药后24小时，尾动脉取血，分离血清，放射免疫分析法测定血清睾酮水平。

7. 恒河猴勃起功能障碍模型的建立和分组

健康成年性成熟雄性恒河猴18只，随机分成6组，每组3只，实验前经检查无泌尿生殖器疾病。动物采用标准饲料，自由饮水，自然采光条件下单笼饲养。3组用$MnCl_2$静脉染毒，剂量分别为2mg/kg、6mg/kg、10mg/kg，2次/周，连续染毒6个月。另一组用$MnCl_2$ 6mg/kg染毒4个月后用对氨基水杨酸钠（PAS–Na）240mg/kg，2次/周，静脉注射实验性排锰2个月；另一组用GJ422电焊条静式呼吸道染毒，每天5小时，每周6天，连续染毒3个月，3个月平均浓度为232～341mg/m^2。对照组3只注射等量生理盐水。造模后，3组静脉染毒和呼吸道染毒组给予疏肝益阳胶囊，将药物溶解后鼻饲，每周2次，每次7.5g，连续给药1个月。空白对照组鼻饲等量生理盐水，PAS排锰组不用疏肝益阳胶囊，而用排锰组作对照。

8. 恒河猴阴茎勃起和射精实验

氯胺酮3mg/kg肌注麻醉后，各组恒河猴均采用Weisbroth直肠探子法刺激勃起神经，使其阴茎充分勃起，反复3次，记录充分勃起和射精电压，并测量恒河猴直立体位时阴茎与大腿间角度为阴茎勃起角度。

9. 恒河猴性行为观察

分别在治疗前后，让各组恒河猴禁欲后与正常雌猴单独合笼交配2小时分笼，再禁欲2天，再合笼，反复3次。观察：①性欲：骑跨交配频率、性高潮、相互爱抚（即理毛）；②阴茎勃起与插入；③射精：合笼后射精次数，其观察结果同时进行摄像。

10. 恒河猴阴茎彩色超声多普勒

选择3只空白对照组，与3只勃起功能障碍作为病例组进行比较，观察其疏肝益阳胶囊治疗前后阴茎背部动、静脉管腔直径、动脉收缩期和舒张期血流速度、静脉平均血流速度。

11. 恒河猴阴茎肌电图

选择3只空白对照组，与3只勃起功能障碍作为病例组进行比较，以阴茎背部海绵体作为诱发电位，龟头作为刺激电位。测定其神经传导速度的潜伏期和诱发电位波幅。

12. 统计方法

数据以$\bar{x} \pm s$表示，采用 SPSS8.0 软件进行方差分析处理，以 $P<0.05$ 为有显著性差异。

（三）结果

1. 疏肝益阳胶囊对大鼠勃起功能的影响

和去势模型组相比，疏肝益阳大剂量组和丙酸睾酮组可提高去势大鼠阴茎对外部刺激的兴奋性，在局部微量电刺激的作用下使阴茎勃起潜伏期明显缩短（表 5–25）。

表 5–25　疏肝益阳胶囊对大鼠勃起功能的影响（$\bar{x} \pm s$，n=15）

组别	剂量（mg/kg）	阴茎勃起潜伏期（s）
正常对照组		16.8±9.2
去势模型组		26.3±10.3
丙酸睾酮组	2	12.9±7.31#
疏肝大剂量组	800	13.2±7.71#
疏肝中剂量组	400	20.1±12.6
疏肝小剂量组	200	21.5±11.2

注：与去势模型组比较 #$P<0.05$

2. 疏肝益阳胶囊对大鼠交配实验的影响

给予不同剂量的疏肝益阳混悬液 20 天后雄鼠交配能力明显增强，表现为合笼后捕捉雌鼠潜伏期及射精潜伏期明显缩短，20 分钟内完成的捕捉及射精次数增加，全组动物捕捉率、交配率增加，说明疏肝益阳胶囊能增强阴茎勃起和性交能力（表 5–26）。

表 5–26　疏肝益阳胶囊对大鼠交配功能的影响（$\bar{x} \pm s$，n=15）

组别	剂量（mg/kg）	捕捉			射精		
		潜伏期/s	次数	%	潜伏期/s	次数	%
空白对照组		328.3±107.2	1.8±2.3	80	1011.7±325.4	0.5±0.7	30
疏肝大剂量组	800	154.2±127.0#	8.5±4.4	100	632.8±331.7#	2.8±3.4	80
疏肝中剂量组	400	225.7±147.8	4.4±4.3	80	992.2±343.0	1.5±2.4	40
疏肝小剂量组	200	305.9±105.3	4.2±3.0	40	1042.8±259.5	1.0±2.0	20

注：与空白对照组比较 #$P<0.05$

3. 疏肝益阳胶囊对小鼠抗疲劳实验的影响

在抗疲劳试验中，中剂量组动物游泳耐力时间最长，明显高于空白对照组，小剂量组也高于空白对照组，说明长期服用疏肝益阳胶囊能增强体力，具有抗疲劳作用（表 5–27）。

表 5–27　疏肝益阳胶囊对小鼠抗疲劳实验的影响（$\bar{x} \pm s$，n=20）

组别	剂量（mg/kg）	平均体重（g）	游泳耐力时间（min）
空白对照组		348±38	18.5±15.1
龟龄集组	800	380±24	23.9±18.8
疏肝大剂量组	1000	354±20	19.1±6.2
疏肝中剂量组	500	360±17	34.9±19.5*
疏肝小剂量组	250	384±28	27.0±22.1#

注：与空白对照组比较 *<0.01，#<0.05。

4. 疏肝益阳胶囊对小鼠常压耐缺氧能力的影响

在常压耐缺氧试验中，大、中剂量组动物存活时间均明显大于对照组（表 5–28）。

表 5–28　疏肝益阳胶囊对小鼠常压耐缺氧能力的影响（$\bar{x} \pm s$，n=20）

组别	剂量（mg/kg）	平均体重（g）	存活时间（min）
空白对照组		33.8±3.1	25.5±5.0
龟龄集组	800	33.8±3.0	29.7±6.3
疏肝大剂量组	1000	33.0±4.7	32.8±5.9*
疏肝中剂量组	500	33.1±3.5	31.6±4.6*
疏肝小剂量组	250	34.7±3.3	28.6±3.3

注：与空白对照组比较 *P<0.05。

5. 疏肝益阳胶囊对小鼠前列腺、精囊、提肛肌、睾丸及胸腺组织重量的影响

中剂量组小鼠前列腺和精囊重量明显大于对照组，小剂量组有增重趋势。提示疏肝益阳胶囊能促进未成熟雄性小鼠附属性腺的生长发育。大剂量组和阳性对照组睾丸增重明显大于对照组，提示疏肝益阳胶囊和龟龄集能促使未成熟雄性小鼠睾丸生长发育，有促性腺激素样作用。中剂量组动物提肛肌重量明显大于对照组，小剂量组有增重趋势，提示疏肝益阳胶囊能明显促进蛋白质合成。小剂量组胸腺重量明显低于对照组，提示疏肝益阳胶囊能促使幼小鼠胸腺萎缩有促皮质激素样作用（表 5–29）。

表 5-29　疏肝益阳胶囊对小鼠前列腺、精囊、提肛肌、睾丸及胸腺组织重量的影响（$\bar{x} \pm s$）

组别	剂量（mg/kg）	平均体重（g）	前列腺和精囊重（mg/100g）	睾丸重（g）	提肛肌重（mg/100g）	存活时间（mg/100g）
空白对照组		37.6±3.9	488.9±125.2	492.5±67.4	288.4±62.9	17.0±1.6
龟龄集组	800	35.6±2.5	417.8±107.4	579.0±88.4*	288.6±57.2	17.5±2.8
疏肝大剂量组	1000	35.8±3.7	489.6±99.6	547.8±84.7#	283.4±55.5	18.9±2.0
疏肝中剂量组	500	36.0±3.0	569.0±91.2#	522.8±66.0	330.4±32.4#	18.2±1.5
疏肝小剂量组	250	36.0±8.6	520.2±124.9	514.1±94.9	307.5±50.4	15.9±2.32）

注：与空白对照组比较 *P<0.01，#P<0.05

6. 疏肝益阳胶囊对大鼠血清睾酮水平的影响

成熟雄性大鼠服用 1 个月后血清中睾酮水平，大剂量组最高，明显高于对照组，提示其能增加成熟雄性大鼠血清中睾酮水平（表 5-30）。

表 5-30　疏肝益阳胶囊对大鼠血清睾酮水平的影响（$\bar{x} \pm s$）

组别	n	剂量（mg/kg）	睾丸酮水平（mmol/L）	
			给药前	给药后
空白对照组	10		8.2±2.0	8.8±3.0
疏肝大剂量组	10	400	8.1±2.1	11.6±4.5[1)]
疏肝小剂量组	11	240	5.8±1.8	5.4±2.5

注：与空白对照组比较 #P<0.05

7. 疏肝益阳胶囊对恒河猴勃起和射精功能的影响

用 $MnCl_2$ 不同剂量静脉染毒 6 个月，可造成雄性恒河猴阴茎勃起功能障碍，阴茎勃起角度与对照组相比明显降低（P<0.05）。电刺激勃起电压和射精电压与对照组比虽未见明显差异（P>0105），但 $MnC1_2$ 染毒的恒河猴多次阴茎电刺激时，勃起不坚者较多，对照组未观察到此现象，可见 $MnCl_2$ 能造成猴阴茎勃起功能障碍。该实验勃起功能障碍模型建立较好。经疏肝益阳胶囊治疗 1 个月后，不同剂量静脉染毒组阴茎勃起角度均有显著改善，且尤其以小剂量组明显（P<0.01）（表 5-31）。

表 5-31　疏肝益阳胶囊对恒河猴勃起和射精功能的影响（$\bar{x} \pm s$）

组别	剂量（mg/kg）	勃起角度		勃起电压（V）		射精电压（V）	
		治疗前	治疗后	治疗前	治疗后	治疗前	治疗后
空白对照组		120±10	120±10	7.2±0	7.2±0	7.2±0	7.2±0
PAS排锰组	6（$MnCl_2$）+240（PASNa）	102±14	106±19	7.2±0	7.2±0	8.1±0.8	7.2±0
呼吸道染毒组	232～341mg·m^2	102±8	110±10	7.2±0	6.1±2.0	7.2±0	6.1±2.0
大剂量染毒组	10	82±3	97±12	7.2±0	7.2±0	7.2±0	7.2±0
中剂量染毒组	6	73±12*	87±13#	7.2±0	7.2±0	7.6±0.8	7.2±0
小剂量染毒组	2	88±8	105±9△	7.2±0	7.2±0	7.2±0	7.6±0.8

注：与空白对照组比较 *P<0.01，#P<0.05；与治疗前比较△ P<0.01

8. 疏肝益阳胶囊对恒河猴性行为的影响

MnC12 和电焊烟尘可致雄猴阴茎勃起和插入功能下降（P<0.05），主要临床表现为交配频率、相互爱抚等表现性欲的行为减少，不能勃起，勃起困难和插入后难以维持硬度等勃起障碍及射精功能障碍明显增加（P<0.01），主要表现不射精和射精量少。疏肝益阳胶囊治疗后自身对照性行为显著改善，主要表现在显示有性欲次数，正常勃起和插入，射精次数均明显增加（P<0.01）（表 5-32）。

表 5-32　疏肝益阳胶囊对恒河猴性行为的影响

组别	剂量（mg/kg）	显示有性欲次数		勃起与插入次数		射精次数	
		治疗前	治疗后	治疗前	治疗后	治疗前	治疗后
空白对照组		12	5	8	9	8	9
PAS排锰组	6（$MnCl_2$）+240（PASNa）	0*	6	0	3	0	2
呼吸道染毒组	232～341mg/m^2	9	34##	6	9	4#	9△
大剂量染毒组	10	8	16△	3#	9	4#	8##
中剂量染毒组	6	1*	5	0#	8	0*	3
小剂量染毒组	2	5#	12	3#	6	4#	9△

注：与空白对照组比较 *P<0.01，#P<0.05；与治疗前比较 ##P<0.01，△ P<0.05

9. 疏肝益阳胶囊对恒河猴阴茎血流的影响

$MnCl_2$ 组雄猴阴茎背静脉管腔直径比对照组明显增宽（P<0.05）。疏肝益阳胶囊治疗后阴茎背部动脉管腔直径比对照组明显缩小（P<0.05）。静脉平均血流速度比治疗前明显减慢（P<0.05）（表 5-33）。

表 5–33　疏肝益阳胶囊对恒河猴阴茎血流的影响（$\bar{x}\pm s$，n=3）

组别		剂量（mg/kg）	动脉管腔直径（mm）	静脉管腔直径（mm）	动脉收缩期峰速（mm/s）		动脉舒张末期峰速（mm/s）	静脉平均流速（mm/s）
空白对照组	治疗前		1.5±0.2	1.1±0.1	26.7±8.1	26.7±8.1	9.0±2.0	10.7±7.6
	治疗后		1.5±0.2	1.1±0.1	26.7±8.1	26.7±8.1	9.0±1.7	10.7±6.7
勃起障碍组	治疗前	6	1.5±0.3	2.1±0*	18.7±1.2	18.7±1.2	5.3±2.9	21.3±8.3
	治疗后	6	1.5±0.1*	1.2±0.3#	39±36.3	39±36.3	3.7±1.5	5.3±1.5#

注：与空白对照组比较 *P<0.05；与治疗前比较 #P<0.05

10. 疏肝益阳胶囊对恒河猴阴茎肌电图的影响结果显示阴茎勃起外周神经传导速度和诱发电位波幅在疏肝益阳胶囊治疗前后无变化（P>0.05）（表 5–34）。

表 5–34　疏肝益阳胶囊对恒河猴阴茎肌电图的影响（$\bar{x}\pm s$，n=3）

组别	剂量（mg/kg）	潜伏期（ms）		诱发电位波幅（mm）	
		治疗前	治疗后	治疗前	治疗后
空白对照组		0.11±0.11	0.11±0.11	0.23±0.15	0.23±0.15
勃起障碍组	6	0.11±0.11	0.11±0.09	0.30±0.10	0.33±0.06

（四）讨论

中医学认为阴茎勃起是一系列脏腑、经络及气血津液相互协调作用的结果，而尤其与肝肾密切相关，相火是启动人类性欲和阴茎勃起的原动力，而肝藏血，主疏泄，主宗筋，肝血在肝气的疏导下对阴茎的快速充盈是阴茎勃起的物质基础。根据上述理论，疏肝益阳胶囊由蒺藜、柴胡、地龙、蜂房、蛇床子等 15 味中药组成。现代药理研究表明，蒺藜提取物 protodiosin 通过在体内转变为去氢表酮（DHEA）而提高性欲，增强勃起。同时还具有抗动脉粥样硬化和血小板聚集，改善周围微循环和组织代谢的作用。地龙具有抗血栓、溶栓、改善血液循环的作用。蜂房的水溶性和醇溶性部位有雄性激素样作用，且无睾丸素样副作用。而蛇床子素通过促进内皮细胞释放一氧化氮和抑制磷酸二酯酶的活性，松弛阴茎海绵体平滑肌。本实验结果显示，疏肝益阳胶囊作用于大鼠性活动的多个环节，可明显缩短去势大鼠的勃起潜伏期而且可增加雄性大鼠捕捉及射精次数、捕捉率、交配能力的作用。上述结果充分显示了疏肝益阳胶囊的整体调节作用。在揭示疏肝益阳胶囊的作用机理方面，同样显示了作用的多环节性。实验结果显示该药能促进未成熟雄性小鼠附属性腺的生长发育，增加睾丸、提肛肌重量，此作用与促性腺激素非常类似，并通过提高成年大鼠血清睾酮水平加以进一步证实。上述结果表明，疏肝益阳胶囊可同时作用于下丘脑－垂体－睾丸轴的多个环节。恒河猴实验显示，疏肝益阳胶囊可显著缩小勃起功能障碍雄猴的静脉管腔直径，并减慢静脉平均回流速度，表明该药可通过减慢阴茎静脉血流来改善勃起。肌电图结果显示，疏肝益阳胶囊治疗前后神经传导潜伏期和诱发电位波幅无变化，表明该药的治疗作用可能与改善勃起的外周神经传导无关。本实验对疏肝益阳胶囊的作用机制做了初步探讨，其完整的作用机制有待进一步研究。

五、疏肝益阳胶囊治疗勃起功能障碍多中心随机对照试验[1]

（一）临床资料

1. 诊断标准

（1）中医证候诊断：标准根据《中药新药治疗阳痿的临床研究指导原则》中的有关证候，结合临床实际拟定肝郁肾虚证或肝郁肾虚兼血瘀证的标准。

主症：①阳痿；②胸闷善太息；③腰膝酸软。

次症：①心情抑郁；②胸胁胀满；③头晕耳鸣；④舌质淡或红或暗紫或有瘀点。

具备主症全项及次症两项（兼血瘀证必备舌质暗紫或有瘀点）即可诊断。

（2）西医诊断标准：根据《中药新药治疗阳痿的临床研究指导原则》制定。

心理性 ED 诊断标准：①发病以突发性为特点；②有夜间勃起现象（NPT）；③在手淫（反射性）或视听性刺激下（色情性）可以有阴茎勃起。

轻度动脉性 ED 的诊断标准：阴茎肱动脉血压指数在 0.60 ～ 0.75 之间。

2. 病情分级标准

根据《中药新药治疗阳痿的临床研究指导原则制定》。依据 3 个月性交成功率分为：轻度：10% ～ 25%；中度：<10%；重度：3 个月内完全不能性交。

3. 纳入标准

符合 ED 中医证候诊断标准及西医诊断标准，同时具备以下条件者，均纳入试验病例。已婚，同居，居住条件良好；年龄在 20 ～ 60 岁；配偶无严重器质性疾病，能充分配合；无严重器质性疾病和精神、神经系统疾病。

---

[1] 王琦，杨吉相，李国信，等．疏肝益阳胶囊治疗勃起功能障碍多中心随机对照试验．北京中医药大学学报，2004（4）：72–75.

4. 排除标准

确诊的严重器质性 ED 患者；药物性及外伤性 ED 患者；配偶有全身严重器质性疾病者；合并有心血管、肝、肾和造血系统等严重原发性疾病、精神病、内分泌疾病者；对本药过敏者；不符合纳入标准，未按规定用药，无法判断疗效或资料不全等影响疗效和安全性判断者。

5. 一般资料

共 509 例患者参加试验，500 例完成全过程。分为随机对照治疗组和疏肝益阳胶囊开放治疗组。

（1）随机对照治疗组 304 例：来源于辽宁中医学院附属医院，北京中医医院，中国人民解放军空军总医院 3 家医院，疏肝益阳胶囊双盲治疗组（n=102）、安慰剂对照组（n=101）及锁阳补肾胶囊对照组（n=101），300 例完成全过程（疏肝益阳胶囊双盲组，安慰剂对照组，锁阳补肾胶囊对照组各 100 例）。

（2）疏肝益阳胶囊开放治疗组 205 例：来源于黑龙江中医药大学附属二院（n=61），江苏省中医院（n=62），海南省中医院（n=82），200 例完成全过程。疏肝益阳胶囊双盲治疗组，安慰剂对照组，锁阳补肾胶囊对照组及疏肝益阳胶囊开放治疗组，对年龄、病程、病情、ED 病因、证型等分类比较无显著性差异（$P>0.05$），4 组基线特征相似具有可比性（表 5–35，表 5–36）。

表 5–35　各组一般情况比较（例）

组别	例数	年龄			病程			病情		
		20～35岁	35～45岁	40～60岁	<7个月	7～12个月	>12个月	轻	中	重
疏肝益阳双盲治疗组	100	34	38	28	31	29	40	30	46	24
安慰剂组	100	38	39	23	34	29	37	34	42	24
锁阳补肾组	100	32	41	27	27	37	36	37	43	20
疏肝益阳开放治疗组	200	62	85	53	49	69	82	52	113	35

表 5–36　各组病因、证型比较（例）

组别	例数	病因		证型	
		心理性	动脉性	肝郁肾虚证	肝郁肾虚兼血瘀证
疏肝益阳双盲治疗组	100	77	23	66	34
安慰剂组	100	79	21	71	29
锁阳补肾组	100	79	21	70	30
疏肝益阳开放治疗组	200	164	36	136	64

（二）观察方法

1. 试验药品

疏肝益阳胶囊及安慰剂胶囊；锁阳补肾胶囊，均为0.25g/粒。3组药物在形状、大小、颜色、包装、味道等方面均相似。

2. 治疗方法

采用多中心、双盲、随机、安慰剂与阳性药物对照及疏肝益阳胶囊开放治疗相结合的试验，分别在2组6家医院实施。①随机对照治疗组：随机分为疏肝益阳胶囊治疗组、安慰剂对照组及锁阳补肾胶囊对照组，各组用药均为每次1.2g，3次/天，治疗4周。②疏肝益阳胶囊开放治疗组：用药每次1.2g，3次/天，治疗4周。所有患者均于试验前签署知情同意书。

3. 疗效观察项目

①各组治疗后的总有效率、总显效率。②各组治疗后的阴茎硬度测试环试验恢复正常率、勃起改善时间。③依据心理性与轻度动脉性ED的诊断标准，将疏肝益阳胶囊双盲治疗组和开放治疗组共300例患者分为心理性ED组与轻度动脉性ED组，比较疏肝益阳胶囊对两组的总有效率、总显效率。

4. 安全性观测

对疏肝益阳胶囊开放治疗组的200例患者在治疗前及治疗结束时进行全面体检及实验室检查。实验室检查包括血、尿常规，心电图，肝、肾功能检查。并记录服药期间所有观察到的及患者提供的不良事件。统计药物临床不良反应与实验室检查异常发生率。

5. 随访

对所有治愈患者通过电话、信函和定期复查进行3个月的随访，记录患者3个月的性交成功率。

6. 统计学方法

采用SPSS10.0统计软件进行分析，计量资料采用单因素方差分析；计数资料采用χ2检验；有序分类数据采用Ridit检验。均采用双侧检验，以$P<0.05$为差异有显著性意义。

（三）结果

1. 疗效评价标准

根据《中药新药治疗阳痿的临床研究指导原则》制定。治愈：治疗后3个月以内，阴茎勃起角度>90o，性交成功率>75%；显效：治疗后阴茎勃起角度>90o，性交成功率

>50%，但≤ 75%；有效：治疗后勃起角度有改善，性交成功率 >25%，但≤ 50%；无效：用药前后各项指标均无改善。总有效率 = 治愈率 + 显效率 + 有效率；总显效率 = 治愈率 + 显效率。

2. 临床总体疗效的比较

疏肝益阳胶囊双盲治疗组的总有效率及总显效率分别为 88.0%、64.0%，疗效与开放治疗组相似（90.5%、65.0%），*P*>0.05，均显著高于安慰剂组（21.0%，6.0%）及锁阳补肾胶囊组（60.0%，29.0%），*P*<0.05，结果见表 5–37。

表 5–37　各组临床总体疗效比较（例）

组别	例数	治愈	显效	有效	无效	总有效率/%	总显效率/%
疏肝益阳双盲治疗组	100	34	30	24	12	88.0*△	64.0△
安慰剂组	100	0	6	15	79	21.0	6.0
锁阳补肾组	100	11	18	31	40	60.0	29.0
疏肝益阳开放治疗组	200	60	70	51	19	90.5*△	65.0*△

注：与安慰剂组比较 **P*<0.05；与锁阳补肾组比较△ *P*<0.05

3. 阴茎硬度测试环试验

疏肝益阳胶囊双盲对照组与开放治疗组的阴茎硬度测试环试验恢复正常率分别为 64.0% 及 67.5%，两组疗效相似（*P*>0.05），均显著优于安慰剂组（26.0%）及锁阳补肾胶囊组（39.0%）（*P*<0.05）。

4. 勃起改善时间

疏肝益阳胶囊双盲治疗组与开放治疗组勃起改善时间分别为（8.7±1.8）天及（8.2±1.6）天，两组疗效相似（*P*>0.05），均显著优于安慰剂组（18.5±3.4）天，锁阳补肾胶囊组（13.5±2.6）天，*P*<0.05。

5. 心理性与轻度动脉性 ED 的疗效

疏肝益阳胶囊双盲治疗组与开放治疗组共 300 例患者中，心理性 ED 组的总有效率为 95.8%，总显效率为 73.0%；显著优于轻度动脉性 ED 组（64.4%，30.5%），*P*<0.05。

6. 安全性

观察期间无患者主诉临床不适症状，未出现与疏肝益阳胶囊相关的不良反应与不良事件。所有受试者肝、肾功能及心电图治疗前后无变化。

7. 随访情况

对 105 例临床治愈患者通过电话、信函和定期复查进行 3 个月的随访，其中 100 例患者 3 个月的性交成功率均在 80% 以上，对性生活满意。5 例性交成功率在 50% ～ 75% 之间（疏肝益阳胶囊治疗组 3 例，锁阳补肾对照组 2 例）。

（四）讨论

疏肝益阳胶囊由蒺藜、柴胡、蜂房、蛇床子等 15 味中药组成，具有疏肝解郁、活血通络、补肾振痿的功效。通过恒河猴勃起功能障碍模型显示其该药可改善阴茎背深动、静脉血液循环，加快动脉收缩期血流速度，缩小扩大的静脉管腔，减慢静脉回流速度，从而促进阴茎勃起。国际上评价 ED 治疗药物临床研究，多采用多中心、随机、双盲、安慰剂对照的方法。我们在上述方法基础上增加了阳性药物对照组及疏肝益阳胶囊自身对照组。锁阳补肾胶囊是治疗 ED 的传统药物，临床研究显示：疏肝益阳胶囊治疗组的总有效率及总显效率显著高于锁阳补肾胶囊。此外增加疏肝益阳胶囊自身对照组，可充分发挥自身对照研究稳定性好，显示效应灵敏度强的优点，可直观显示其治疗效果。

本组未发现与疏肝益阳胶囊相关的不良反应，各项实验室指标治疗前后无变化。因此疏肝益阳胶囊具有良好的安全性。泌尿男科学者认为，最佳的 ED 治疗药物应为：有可靠治疗效果，极少的副作用且应用简便，疏肝益阳胶囊与此相符，该药服用方便，作用自然，效果肯定，安全性好。但本研究受试者均为 20 ～ 60 岁的心理性及轻度动脉性患者，其中 45 岁以下占 76%，心血管疾病、高血压及糖尿病患病率相对较低，因此疏肝益阳胶囊对于老年器质性、混合性 ED 及其远期疗效，尚待进一步观察。

第六章　国外方药研究

第一节　日本汉方研究

一、日本汉方研究的特色[1]

日本在长期的医疗实践中，对汉方研究形成了自己的特色，其思路方法对我国方剂研究不无裨益，兹归纳以下八点加以叙述：

1. 注重汤证关系的研究

日本汉方医所谓的“证”，不同于中医所称的“脾阴虚证”“肾阳虚证”，主要是以《伤寒论》为依据的某某汤证。他们按照与证相符或方证合一而论治。村田恭介认为对什么样的证，用什么样的方剂。例如五苓散或小青龙汤是一组药物群（也就是方剂），药物群应与证候群（也就是证）相对应，这就是方证相对。熊谷郎氏认为“证”和方剂尽管用词不同，但终归取决于一元论。为了使中医诊疗客观化，首先应以“证”的客观化为目标，只有这样，方剂有效性指标客观化才有可能，有人认为必须要用科学方法解释“证”，如果能完成“证”与方剂间关系的研究，则不仅中医的优越性可被广泛承认，而且会创造出完全统一的“世界医学”。以五苓散为例，矢数道明氏将“口渴，小便不利”为主要证候，伊藤嘉记氏经过大量研究证实五苓散和五苓散证之间隐藏着特异的方证相对原理，这就是既有伤津失水，又有水液内蓄的复杂病理改变。一些医家据此用以治疗小儿中毒性消化不良、急性小肠腹泻以及其他原因所致吐泻时，应用五苓散，甚至不输液即可取得良效。

2. 注重腹证与方剂对应

把腹诊和处方用药直接联系起来，作为选方的重要依据也是日本汉方特色之一。如腹诊见有“胸胁苦满”，当用小柴胡汤，而一旦出现较之“胸胁苦满”更严重的“心下急”时，则用大柴胡汤。对仅见胸胁部满，脐上心下有轻度膨满感则用柴胡桂枝汤，如见少腹

[1] 王琦. 日本汉方的研究特色. 北京中医学院学报，1991，14（2）：12–13.

拘急不舒，腹肌紧张，明显触痛，则当用桃核承气汤，日本很多汉方书都附有腹证图解。

3. 注重体质与方剂应用关系

现代病理学研究表明，方剂药效的发挥和机体的生理病理状态密切相关，同机体所处的内外环境密切相关。日本许多著名临床医家，对方剂的应用每与体质相提并论，并以体质类型作为选方的依据。日本东洋医学会理卅山田胤光写了一本《中医百病疗治》，其中包括了50多种病，每病之下均有“依体质、症状分类的药方”一项，针对不同体型、体力、寒热体质进行选方，对临床不无启迪。另外日本医学还使用经方用于体质的治疗和预防，其用药方法是把体质特点结合腹证作为依据，比如虚弱体质或腺病性质病人见有胸胁苦满证，即可服小柴胡汤，可以预防感冒、扁桃腺炎、中耳炎、支气管炎等疾病的发生，直到改善体质的作用。

4. 探索方剂新的临床疗效

通过长期临床实践，对许多方剂扩大了其方治应用，如小柴胡汤广泛运用于肝炎、胆囊炎、肝功能障碍、中耳炎、流感；麻黄汤治疗鼻炎、神经痛、风湿痛；葛根汤用于流感、卡他性结肠炎、中耳炎、皮炎、湿疹等。相见三郎氏用柴胡桂枝汤治疗癫痫433例，125例治愈，79例发作显著减轻，其余病例由于种种原因中断治疗，无法评价。在125例经治疗发作停止的患者中，癫痫波消失达46%，认为该方对调整体质和机能方面的失调、对于癫痫发作，有可望获得根治的效果，经神经药理方面的研究结果亦证实有解痉挛的作用。

5. 从病理生理角度开展方药的实验研究

实验研究已不仅是注意有效成分的分析，而是针对某方所治适应证探索方药整体的作用原理。如对小柴胡汤的研究：丸木氏等人研究证明，小柴胡汤能抑制D-半乳糖胺引起血清GPT活性上升，抑制肝组织病变及肝脏酶活性下降。并认为，促进肾上腺皮质酮的分泌是本方抗炎作用的途径之一。小柴胡汤的柴胡皂苷等作用于肝实质细胞和免疫活性细胞并能非特异性地保护细胞膜，修饰机体免疫应答，结果抑制肝炎的发病和进展。

又如，胸胁苦满是小柴胡汤主证之一，有地滋氏曾对胸胁苦满的病理机制进行了研究，认为本证是由于患者的局部组织出现结缔组织炎，投与柴胡剂或单味柴胡，结缔组织炎便消失。

花村训氏充认为，胸胁苦满是急性热性疾患对脏器病变影响肋神经、膈神经时内脏体壁反射所引起的。

1989年11月日本福冈大学药学系藤原道弘教授通过实验表明：服用当归芍药散的痴呆老鼠比没有服用该方的痴呆老鼠反应明显灵敏。证实该方对治疗阿耳茨海默氏型痴呆症有效。

6. 基础研究与临床结合

有地滋氏对在多种疾病中具有少腹急结（左髂窝压痛）的桃核承气汤证女性患者29

例，与25例健康女性进行血液黏度、血浆黏度、总胆固醇、游离脂肪酸等测定的对比研究，结果桃核承气汤证组的血液黏度比健康组显著增高。血浆黏度、总胆固醇、游离脂肪酸也有显著差异。因而，以汉方医学的“瘀血”为指标所诊断的桃核承气汤证，可以称之为具有高脂血症倾向的高血黏度综合征。在给予数例患者桃核承气汤后，追踪血液黏度的变化，发现在黏度趋向正常化同时，症状也随之好转。

据近期日本《读卖新闻》报道，日本筑波大学体育科学系研究室和北里研究所属下的东洋医学综合研究所发现，黄连解毒汤能够抵制体温上升，他们对老鼠进行基础实验时发现用药后老鼠体温得到调节，于是对人体进行试验，以筑波大学体育系22～23岁学生为试验对象，在气温32℃，湿度63%的人工环境下进行，受试者在单车功率计上以每分钟五十转速度蹬车35分钟，测量其运动前后直肠温度和心率。结果发现，在通常状态下，运动后的直肠温度上升到40℃，而同样是这些人，在服用黄连解毒汤后（每日5g，持续一星期），即使运动后体温也只上升到38.5℃，另外大腿部位的皮肤温度也比用药前少上升1.4℃，均说明体内的散热机能得到改善。

7. 药味少剂量轻

日人处方多喜组方精简，用药量轻，尤其以吉益东洞为代表的古方派兴起后，这一观点较为普遍，其门人和田东郭氏说：“用方精简者，其术曰精；用方繁冗者，其术曰粗。”再就是日本汉医处方量偏小，一般3～5g，为我们常用量的1/3或1/4，有的仅十几分之一。二者相差之大，令人吃惊，其间除因体质、水质、服用剂型、方法差异外，有些问题尚须研究。尤其是当前对各药的有效量和中毒量未能摸清之前，大方重剂猛投并非无可商榷之处。

8. 加减化裁古方及创制新的方剂形成自身特色

在古方化裁方面，第一种是在原方上加味，扩大主治范围。如腾龙汤（牡丹皮、桃仁、冬瓜子、苍术、薏苡仁、甘草、大黄、芒硝），据《汉方解说》所载，此系日人竹中文辅的家方，以下腹部的各种炎症、化脓症及肿胀疼痛为主治目标，尤以各种痔疾疼痛极甚者颇效，如无便秘可去硝、黄或减其量。而这实际是大黄牡丹汤加味。又如六君子汤加柴芍，名柴芍六君子汤，除有健脾养胃燥湿的功能外，外用疏通胸胁郁滞，缓急痛之效，还有的方名不改而组成已发生变化，如龙胆泻肝汤。

表6–1　龙胆泻肝汤比较

中国医案（蒋氏医案）	日本（一贯堂）
龙胆草、当归、甘草、泽泻、地黄、木通、车前子、黄芩、山栀	原方加芍药、川芎、黄连、黄柏、连翘、薄荷、防风

*注：《薛氏医案》龙胆泻肝汤中无柴胡，《医方集解》龙胆泻肝汤中有柴胡，日本在蒋氏方中加味

一贯堂森道伯的龙胆泻肝汤在原方基础上合四物汤及黄连解毒汤，集清热利湿、解毒和血为一方，所治范围更广。第二种是把两张处方原封不动地合在一起，组成复合方，如连珠饮即是苓桂术甘汤与四物汤之合方，治由贫血引起的动悸、眩晕、浮肿，此外还创制了不少新的方剂形成自己的一些用药特色。

综上所述，日本在方剂研究中，注意继承古方制方法度，并在新的实践中不断扩大运用，及时总结，同时和现代医学相联系，用新的科技手段去探讨“作用原理”，是值得我们借鉴和学习的。

二、日本汉方循证医学研究的困难性、现状及其对策[1]

近年来，循证医学（evidence-based medicine，EBM）在世界医学领域日益受到重视。EBM 并不排斥传统医学，如果传统医学采用科学的临床试验方法，同样可用循证医学的方法加以评价、应用。日本汉方医学界在 EBM 方面做了大量的工作，通过研究获得了汉方实用性的证据，日本东洋医学会还于 2001 年设立了 EBM 特别委员会，主要进行东洋医学的 EBM 研究。

（一）汉方 EBM 的困难性

EBM 提倡在医师经验、患者需求和当前可获得的最佳临床研究证据的基础上作出医疗决策。EBM 极其重视最佳证据的来源及其评价。在治疗性研究中，随机对照临床试验（randomized controlledtrials，RCT）被公认为是评价治疗措施效果的最科学、最严格的“标准研究方案”。Meta 分析（Meta-analysis）是对多个同类研究结果进行汇总分析的方法，为此，需具备患者背景、治疗方法、判定标准等在各个不同方面均能比较的均一条件。这样的方法适合于现代医学，而对于汉方是非常困难的。汉方的优点是承认患者的个性，对各个不同的患者实施适合的整体性医疗。但是，要收集对怎样的患者、使用怎样的方法、有怎样的效果这样的科学数据是极其困难的，因为汉方有一些与最初的 EBM 不同的特征：如作为研究对象的选定，有疾病和证的整合性问题；与现代医学所具有的统一的治疗法比较，治疗时要考虑个体差异，使评价变难。另外，由于汉方药的气味等，安慰剂的设定也存在困难；作为治疗的终点结局指标，不只是简单的生命预后，功能预后（含精神功能）也需要考虑。从这些方面来看，原来的 EBM 使用的手法应用于汉方是

[1] 朱燕波，王琦，折笠秀澍．日本汉方循证医学研究的困难性、现状及其对策．中国医药学报,2004,19（9）：548-550.

有局限的。

（二）汉方 EBM 研究现状

汉方在日常诊疗中进行的随证治疗，或专家的主张、个人的临床经验等，是把直觉的判断和经验作为临床医疗行为的基础，属于专家意见，这在 EBM 中属于最低水平的证据。另外，还有病例报告（casereport）、系列病例分析（caseseries）等证据。以上这些是当前汉方证据生成的主要方面。

作为更高质量的证据，近年来进行了一些病例对照研究（case-controlstudy）、队列研究（cohortstudy）、RCT。特别是由于对汉方 EBM 的重视，日本关于汉方颗粒剂的随机对照双盲临床试验近年来发展很快，产生了一些可用于 Meta 分析的研究。如桂枝加芍药汤对过敏性大肠综合征临床效果的随机双盲临床试验，286 例进入研究，最终全面改善度无意义，腹痛呈中等度以上的改善率，显示了有意义的效果。大黄甘草汤精华颗粒对便秘症临床效果的随机双盲临床试验，常用量组 53 例，低用量组 49 例，安慰剂组 54 例，全面改善度、有效性、有用性各个方面比安慰剂均显示了有意义的差别。六君子汤对运动障碍型消化不良上市后临床试验以双盲组间比较法进行了研究，约 300 名患者参加了试验，不同症状类型的综合改善度以及最终全面改善度，本剂常用量组与低用量组间显示了有意义的差别。约 220 名患者参加了小柴胡汤对慢性活动性肝炎的多中心双盲试验，结果是小柴胡汤与安慰剂比较在 12 周时使血清 AST、ALT 降低且有意义。治疗伴随肝硬化出现的筋痉挛的芍药甘草汤与安慰剂对照双盲组间比较试验，126 例参加试验，在筋痉挛次数的改善方面芍药甘草汤比安慰剂组呈现了有意义的改善。另外，对痉挛次数的变化、痉挛持续时间、疼痛程度等情报综合评价的最终全面改善度与安慰剂组比较显示了有意义的改善。小青龙汤对常年过敏性鼻炎的双盲比较试验，参加试验 220 例，最终纳入分析 217 例，其结果，最终全面改善度小青龙汤比安慰剂组显示了有意义的改善。因此，在这一领域开展 EBM 的系统评价，已具有现实性。但是，这些是将汉方“颗粒剂”以与现代医学同样的方法进行研究，而真正的符合汉方诊断、治疗有效性评价的研究现在还在探索，适宜的研究方法也在探索中。

（三）汉方 EBM 对策

汉方 EBM 的目的是为患者提供更有效的汉方治疗，在以现代医学为中心的医疗体系中确立汉方的有用性，使汉方在全球得以普及。因此，为了将汉方医学的优势更好地发挥，需要进行汉方 EBM 研究，以生成确凿证据。关于汉方证据，符合最初 EBM 思维方式是上策。但是，从治疗的有效性来看，又要重视传统方法的应用。所以，要生成汉方科学的证据，应重视符合汉方特点的方法论的研究。

1. 建立新的诊断标准和疗效评价标准

汉方的诊断和疗效评价体系最基本的是重视主观，这可以分为医师方面的主观和患者方面的主观。首先是医师方面的主观。在诊断方面四诊是经验性的，被诊察者的主观思维所左右，例如小腹不仁、胸胁苦满等即使是非常清楚，结果还是会因医师方面的主观原因而判断结果不同。如果把经验性的诊察方法原样放到标准中去，就有可能缺乏可重复性。所以，要考虑最终用什么样的方法使之客观化的问题，如果即使将一部分症状、体征除外也不会改变判断的有效性，则可以考虑是否可将其除外。再有就是患者方面的主观问题。在进行诊断和治疗效果的判定时，汉方实际上非常重视患者的自觉症状。因此，关于问诊形式和问诊内容应从心理学、统计学方面进行可靠性、有效性、重复性的研究。另外，可以应用现代医学已经认可的判断标准。例如，QOL 量表已经得到了充分的研究，是现代医学界认可的标准，可考虑将其纳入。新的诊疗标准研究最终是使基于主观的、经验的标准客观化或者将不必要的除外，建立由几个必需条件构成的新标准，并使用新的标准生成高质量的、科学的汉方证据。

2. 确立汉方有用性的研究设计方法

作为治疗，临床研究最好的设计是 RCT。该研究方法在各种临床疗效考核方法中具有很高的论证强度，能最真实地反映所研究药物的临床疗效。缺点是在具体实施时有一定难度，对伦理学的要求更高。在缺乏 RCT 证据的情况下，观察研究、单病例对照试验、自身前后对照研究等同样能为临床决策提供证据。因此，比之拘泥于 RCT，重视设计良好的病例对照研究、队列研究，对汉方也是非常重要的。

另外，汉方临床试验应符合汉方特点，编制充分反应“证”的思维方式的设计方案，并且选择符合“证”的患者。关于这方面的研究正在探索中。如关于“对高龄者补剂的有效性的临床试验”，采纳了为确立汉方方剂有效性的特异的设计方法。首先在辨证的基础上确立使用的方剂（十全大补汤、人参养荣汤、补中益气汤 3 个方剂），然后在真正的试验开始前采用设置试走期间（Run-inperiods）的方法，如果符合辨证（responder），再进行随机分组，如果与证不符（no-responder），则从试验中除外。试走期间后，将符合“证”的研究对象随机分为 3 组。首先给药 6 周，再停药 2 周，然后再给药 6 周。3 组分别是先给实药再给安慰剂、先给安慰剂再给实药、先后均给实药。因为考虑到伦理的问题去除了先后均给安慰剂组，属于不完备型的交叉设计（或者叫做 N-of-ltrials）。这一研究设计方法，自身比较和人与人之间比较均可以进行。这个研究初步证明了汉方的有效性，同时，也初步证明了这种研究设计方法对汉方方剂的适用性。

3. 建立汉方有用性的评价方法

为了客观地评价汉方药的有用性，需要考虑符合汉方特性的汉方独自的评价方法。汉方治疗在各个不同方面都可以进行评价。例如关于药物效果，可以考虑有关的自觉症状的改善、检查数据的改善、体质的改善、QOL 的提高、对长期预后的影响（如疾病的发病率、患病率、预后、寿命等）、有效性的比较（随证治疗与统一的投药方法的比较、汉方药与西洋药的比较等）、副作用等。关于经济效果，可以考虑总医疗费的缩减、住院天数的减少等。特别是要重视与“证”密切相关的结局指标的应用，这方面 QOL 评价是一个重要方法。因为 EBM 突破了以往以疾病为中心的模式，倡导临床措施和医疗决策都要以病人为中心，是以病人为中心的医疗模式。评价药物是否有效，重视与病人密切相关的结局指标如病死率、致残率、生活自理能力和 QOL 等，而不是实验室或影像学等中间指标的改变。因此，在汉方有用性评价中应用 QOL 量表符合 EBM 思想。其他方法还有 VAS 法，即用一根长 10cm 的直线中间划分 10 等分，两端分别为身体状况很好和身体状况很差，由病人估计其身体状况，在直线的相应位置上进行标记的方法。当疼痛、痛痒等难以评价的时候，可以考虑应用 VAS 方法。

综上，汉方 EBM 由于其困难性，目前还主要是低水平的证据，高质量的试验还不多，特别是符合汉方特点的临床试验方法还处于探索中，但随着汉方研究对方法学的重视，汉方的证据水平将会大大提高。

第二节　韩国医药研究

一、韩国仁山竹盐的临床及基础研究[1]

仁山竹盐是仁山先生集 70 年来的研究成果，对胃肠道疾病、眼部疾病、发热、癫痫等都具有一定的防治作用。本文从临床观察和实验研究两方面，对仁山竹盐防治胃肠疾病的疗效及机制进行了探讨。

不久前我应邀赴韩国作学术访问和演讲，借此机会对韩医药进行了为期 1 个月的实地考察。在韩方医学研究会李东乐研究员的陪同下，广泛接触了韩医教育、韩医院、韩医研究所、出版社、药业株式会社等方面。总的印象是韩医、汉方医、东医在这里是同

---

[1] 王琦. 韩国仁山竹盐临床及基础实验研究. 韩国仁山竹盐临床及基础实验研究报告论文集，北京：1993.

一概念，与中国医学理论体系同出一源，在民众中有较广泛的基础，正处于积极发展的阶段。

目前韩国有9所韩医大学，最早的已创立26年，学制6年，课程设置主要以中医经典著作为主，以《黄帝内经》《伤寒论》《金匮要略》《针灸甲乙经》《东医宝鉴》等为课本。与中国台湾、法国、美国中医学院一样，注重原著的掌握和运用，教学目的主要是掌握汉方及针灸的技能与理论知识。每年毕业生约500名左右，毕业两年后，需经政府考试合格，发给开业执照才能行医。与西医院校不同的是，目前尚无国立大学，但韩药系已在国立大学占据一席之地。笔者应邀讲学的顺天大学、自然科学大学韩药系，即为国立大学性质，药学系创始人李钟一教授告诉我们说，该学科学制四年，主要学习本草，如李相和著《辨证方药正传》等课程。东洋韩药学院创办时间较久，朴昌夏院长、朴起弘副院长说，这所学校是政府承认的两所韩药专修学院之一，已培养了多届学生，其授课内容有汉方概论、本草学、方剂学、后世医学、四象医学、现代解剖学、生理学、医疗器械学等，服务于社会有良好影响。目前全国有韩医4万，针灸医师20万人，集中于汉城市区100多家韩医院，大多为个人开业的医疗诊所，为“前店后堂”形式，即前面是药店，后面是诊室。但装饰设备较为现代化，如诊室有经络诊断仪、电脑打字显示等。患者诊病后，处方由医生交付诊所配方。每家韩医院都有自动煎药装置，叫“韩药抽出机”，包括煎煮滤过、灌装系统。投药后，即按处方要求滤出药液，均衡每付汤药量，分装于塑料药袋内密封，附上吸管，装入药盒，送到患者指定地址。患者在办公室、汽车里随时可以打开服用，十分方便，符合快节奏的生活需求，又保持了传统汤药的特点。这种仪器，笔者在国内、日本、西欧均未见到。

韩医院也用针灸或其他方法的，如林在根先生即是以经络理论为指导，采用红外线、磁疗、拔火罐进行穴位治疗的韩医院院长，他利用拔火罐治疗已非用“火”，而是创制了一种微型金属充气管，用手按捺后使玻璃管形成真空即吸附于体表所需穴位。“罐”的本身可释放红外线。他的全部医疗家当可放在一个手提包里，随时可用。这种方法很受欢迎，最多一次有100人接受这种治疗。

李东乐研究员告诉我，韩医治疗体系以辨证论治和四象医学理论为指导。患者就诊后，医生根据体形、面形、声音、指甲、脉象判断为太阳人、少阳人、太阴人、少阴人，决定其处方用药，每一类型人都有其常用的药物方剂及经络取穴。如太阴人常用药有麦冬、鹿茸、麻黄、五味子，常用处方有麻黄金水汤；少阴人常用药有人参、白术、肉桂，常用处方有桂枝附子汤、吴茱萸汤等。“四象”在人群中比例，一般为太阳人占50%，少阴人占20%，少阳人占30%，太阳人极少。而每一“象”人中可再分四个亚型，即十六象。也有研究“五象”（金、木、水、大、土）医学的研究院。

（一）韩国仁山竹盐治疗胃病临床研究——附 102 例病例总结

自 1992 年 3 月至 1993 年 6 月我们分别在北京中医学院，延安医学院，北京解放军 262 医院，珠海市中医院等以韩国仁山金一勋先生研制的仁山竹盐观察治疗胃肠疾病，收到了良好的效果，现将资料完整的 102 例总结如下：

1. 一般资料

该 102 例病例中，男 74 例，女 28 例。年龄最大 60 岁，最小 19 岁。其中 19 ～ 30 岁为 27 例，31 ～ 40 岁为 4 例，41 ～ 50 岁为 22 例，51 ～ 60 岁为 12 例。病程最短 3 个月，最长 35 年：其中 3 个月～ 1 月为 17 例，1 ～ 5 年 47 例，5 ～ 10 年为 28 例，10 年以上 10 例。胃镜观察结合病理活检证实，其中属于浅表性胃炎者 46 例，胃及十二指肠溃疡者 24 例，萎缩性胃炎 17 例，糜烂性胃炎 9 例，结肠镜及病理检查属于慢性结肠炎 6 例。

2. 治疗方法

该 102 例病人随机分为治疗组 87 例，服用仁山竹盐，每日 3 次，每次 2g，温开水或姜枣，水送服。对照组 15 例，服用安慰剂（淀粉胶囊），1 次 2 粒，1 日 3 次。一个月为一疗程。

（1）临床疗效判定标准

痊愈：临床症状及体征消失，食欲恢复。

显效：临床症状及体征基本消失，食欲明显改善。

好转：临床症状及体征在一定程度上有所改善。

无效：临床症状及体征改善不明显或时轻时重。

（2）胃镜病理疗效判定标准

痊愈：胃黏膜炎症，腺体萎缩，溃疡面等消失。

显效：胃黏膜炎症，腺体萎缩，溃疡面等大部分消失。

好转：胃黏膜炎症，腺体萎缩，溃疡面等有所减轻。

无效：胃黏膜炎症，腺体萎缩，溃疡面等无变化。

3. 治疗结果

（1）临床疗效：治疗组 87 例病人中总有效率为 91.95%，对照组 15 例病人中总有效率为 60%，治疗组疗效明显高于对照组，经统计学处理有非常显著性差异（$P<0.01$）。见表 6–2。

表 6-2　两组临床疗效统计表

	例数	痊愈	显效	好转	无效	总有效率
治疗组	87	21	29	30	7	91.95%*
对照组	15	2	2	5	6	60%

注：* 与对照组相比，$P<0.01$

（2）胃镜肠镜病理疗效：从胃镜肠镜病理检查显示治疗组总有效率为 83.90%，对照组为 46.66%，治疗组对胃肠病理改变的疗效明显高于对照组，统计学处理有显著差异（$P<0.01$）。

表 6-3　两组胃镜病理疗效统计表

	例数	痊愈	显效	好转	无效	总有效率
治疗组	87	20	26	27	14	83.90%**
对照组	15	1	2	4	8	46.66%

注：** 与对照组相比，$P<0.01$

（二）韩国仁山竹盐治疗胃病实验研究——仁山竹盐对大白鼠糜烂性胃炎的预防和治疗作用

本实验研究从大体形态，组织学，自由基以及前列腺素几个方面观察了仁山竹盐对糜烂性胃炎的预防治疗作用，大鼠糜烂性胃炎模型由乙醇和水杨酸的混合液经胃管灌注诱发。实验分五组：①正常组；②胃炎组；③仁山竹盐预防组；④治疗对照组；⑤仁山竹盐治疗组。胃黏膜 PGE_2，6-Keto-PGF_{1d}，TXB_2 采用放免法测定，SOD 活力采用羟胺比色法测定，MDA 含量采用硫代巴比妥比色法测定。结果显示：仁山竹盐预防组与胃炎组比较，大体形态及组织学均有所改善，胃黏膜 SOD 活力由 351.18±1.126U/m110V 上升至 415.77±40.37U/m110（$P<0.01$）；MDA 含量由 3.507±1.126nmol/m110V 降至 1.792±0.546nmol/m110V（$P<0.01$），说明仁山竹盐对大鼠糜烂性胃炎确有一定的预防作用。治疗组与治疗对照组比较，大体形态及组织学改善明显，6-Keto-PGF_{1a} 由 91.66±59.66 升至 280.51±251.90pg/mL 湿重（$P<0.05$），TXB_2 由 271.37±118.13 降至 177.80±99.72pg/mL 湿重（$P<0.05$），MDA 含量由 3.698±0.945 恢复至 1.514±0.289nmol/m110V（$P<0.01$），表明仁山竹盐对大鼠糜烂性胃炎具有明显的治疗作用。

（三）讨论

胃肠疾病在我国属于常见病，主要表现为脘腹胀满，疼痛，嗳气，返酸，厌食，呕吐，大便不调，久之可伴有不同程度的营养不良，本文采用韩国仁山竹盐主要对浅表性胃炎，胃及十二指肠溃疡，萎缩性胃炎，糜烂性胃炎及慢性结肠炎等 87 例患者进行观察治疗，临床总有效率达 91.95%，明显优于对照组（$P<0.01$），纤维胃镜、结肠镜病理疗效总有效率达 83.9%，亦明显优于对照组（$P<0.01$）。

大量实验已表明，人的胃黏膜能合成大量的前列腺素及 TXA_2。前者具有很强的抗酸分泌及细胞保护作用，后者则具有致溃疡作用，研究中分别测定其代谢产物 6-Keto-PGF1a 与 TXB_2 来反映其合成情况。自由基脂质过氧化物（LPO）在胃黏膜损伤过程中起重要作用。MDA 系 LPO 的代谢产物，研究中常用来反应 LPO 水平的高低。本实验研究，通过对大白鼠糜烂性胃炎模型服药前后观察以及预防用药建立模型试验发现，仁山竹盐可使已致糜烂性胃炎的大白鼠的胃黏膜在大体形态上完全恢复正常。黏膜各层病理学变化减轻，组织生化反映 6-Keto-PGF_{1a} 增加，TXB_2 含量及 MDA 含量明显下降。与对照组相比有明显差异（$P<0.05$）。同时该药具有对抗乙醇及水杨酸所致糜烂性胃炎的病理过程，而对照组则无此作用。

仁山竹盐是以韩国海岸高品位食盐，放入竹中经过 9 次 1500℃高温燃烧，去除水分而成的一种碱性药物。它可改善肠胃道的酸性环境，从而对炎性改变及溃疡面有治疗及修复作用。通过 102 例临床观察与治疗结果表明，仁山竹盐疗效确切、显著，副作用小，除极少数患者有轻度恶心或浮肿外，无任何其他不良反应。该实验研究表明，仁山竹盐对大鼠糜烂性胃炎具有良好的治疗及预防作用。而且由于这种作用主要与该药可提高对细胞有保护作用的 6-Keto-PGF_{1a} 含量，降低 TXB_2 及自由基含量有关，由此证明仁山竹盐不仅可以用于胃肠疾病，而且可用于其他炎性及溃疡性病变，值得在临床上进一步推广应用。

二、韩医药现状观察[1]

韩医中不乏学术造诣的名医，如亿山金一勋先生，已 83 岁高龄，《神药》及《宇宙和神药》是其代表作。书中除有作者对肝病、肿瘤、气管炎等疾病的治疗经验、特效方

[1] 王琦．韩医药现状考察．山东中医杂志，1992，11（4）：63-64.

药外，还附有若干理论见解，尤其是所创制的“竹盐”，对消渴、疮伤及消化道溃疡有较好疗效，在韩国颇为风行。其子金仓世先生为《时世春秋》杂志主编、发行人，继承父志，于汉方研究亦深，并热衷于弘扬中韩医术，贡献尤多。

韩医的学术团体以针灸医生为主的有大韩针灸人协会，有会员 20 万人，其中手指针会员若干人，其学术杂志《针灸》。以韩医为主的主要是汉方医学研究会，其学术杂志为《医林》。书店中举目可见许多中国中医药书籍，如《黄帝内经校释》《中药大辞典》《医学入门》《中医症状鉴别学》《千家妙方》等。笔者参加编著的《黄帝内经素问今释》《实用中医内科学》由成辅等出版社印行，成为韩医大学生喜读的教材。《东医宝鉴》《辨证方药合编解说》《四象医学原论》《医方类聚》等是韩医必读书籍。我走访专门发行汉方针灸图书的成辅出版社，交谈中发现发行人裴秉哲先生对中医理论体系和临床较为了解，十分重视中医药出版发行信息。

中药在韩国有较大市场，在这个高丽参的故乡，商肆、店铺中随处可见到多类品种的人参，还有专营人参的集贸市场，大的一棵人参有 300g。汉城市有十数条街全是经营中药的，所到之处可见有在机器中切削饮片的，有翻晒的，有在加工炮制的，药香浓郁，质量优良，包装精美，药市兴旺。不同于我在西欧见到的中药只能作“土产”，少量放在华人开的南货店出售。我走访了汉城高丽人参株式会社，该社代表理事朴永化和科长安荣作先生告诉我，该社每月从台湾、香港进口中药额 35 万～ 40 万美金，品种达 200 种以上，其中甘草一年进口量为 200 吨，蜈蚣进口 300 万条，而汉城经营中药的株式会社有十余家，可见中药销量之大。但成药在韩国限制很严，如我国的片子黄、毛发再生丸、杜仲虎骨丸、各种牛黄丸（牛黄降压丸、再造丸、牛黄清心丸）、活络丹等几种药品受到限制。全国没有一家中成药生产厂，三省制药工业株式会社只生产按《东医宝鉴》配方的牛黄清心丸口服液，尚未获准出售，市售大多为人参、鹿茸等滋补剂。《东医宝鉴》（1613 出版）作者许浚，在韩医中为一代宗师，三百多年来在民众中很受崇拜，不少诊所悬挂许浚肖像，出版有关许浚传说、故事题材的小说也不止一种。中学生在电视智力竞赛中，对许浚的史迹了如指掌。中秋节我随李东乐先生游览昌庆宫，这里正举行许浚医事活动展览，可见传统医学在民间的地位。社会各阶层对中医药也十分信赖和支持，世中株式会社朴顺哲会长是知名人士，他说：“发展中医药事业不分国界，是为全人类造福的事业，要有这个胸怀，大力支持发展。”我到汉城的消息传开，许多人要找中国专家治病，由于活动安排较满，难以满足需要，所以不少人托朋友关系就诊。汉城多家报纸、杂志、新闻单位派记者进行专访报道和录像，并在汉城市举行大型学术演讲会，请我作“中医男科研究”的演讲，听众爆满，对中国医药表示高度赞扬。

中韩医药源远流长，有着共同的文化背景，因此希望到中国留学学习中医的人很多，也希望同中国开展药材贸易，合作出版书籍，建立姐妹医院、学院、研究所，开展学术交流等。总之，中韩医药界合作前景十分广阔。

第三节　美国中药应用的发展概况[1]

有人说，中医药要走向世界必须走向美国；有人说，美国掀起了中医热；有人说，根本没有热。不久前，我应邀到美国参加了世界传统医学大会，并在霍普金斯大学作学术交流，在此期间，实地考察了美国旧金山、洛杉矶、纽约、华盛顿、拉斯维加斯、圣地亚哥、巴尔地摩等地的中医教育、针灸、中药等方面的发展情况。这里，我仅就中药在美国的实际应用情况作一简要介绍。

赴美以前，我一直认为中药已在美国扎根，有其广阔的市场。此次纽约、洛杉矶等几大城市之所见，证实了美国的中药市场确有一番景象：在唐人街，中药店林立，各种成药、保健品应有尽有，中药饮片选料精良，遵古炮制，包装讲究，颇有点古色古香。而 1972 年以前，在中医药被一概否认的背景下，美国中药市场十分萧条。尼克松访华后，中医以针灸为主导才逐渐被美国人所认识并接受，中药特别是减肥、强壮、滋补品越来越受美国人青睐。在 20 世纪 80 年代中期美国掀起了花粉热，而后减肥找中药又成热点。今天，艾滋病、吸毒等社会病日趋猖獗，肿瘤、心血管疾病、免疫性疾病增多，在化学合成的西药无能为力的情况下，美国人开始把中药从保健品的地位提到治疗层面进行研究。

一、中药在美国的发展现状

（一）安全方面

国人普遍认为，作为纯天然品，中药无毒副作用，使用安全。但目前已有 30 多种中成药因为“有毒”在美国的某些州被禁止出售。美国东方中医药工商会和加州卫生厅药物管理局在洛杉矶华埠服务中心举行记者会议，宣布并展示禁售的含有毒性成分的中成药。其中包括：北京同仁堂的牛黄解毒片（含龙脑），大活络丹（含蜈蚣），兰州佛慈

[1] 王琦．我所了解的美国应用中药的情况．中国中医药信息杂志，1995，2（4）：41-42.

药厂的牛黄清心丸（含朱砂 2% 或 0%），润肠丸（含麻子仁）等在国内应用多年的成药。在加州唐人街药店，店主还向我们展示了美国东方中医药工商会所颁布的“20 种含有毒素的常用亚洲成药”，内附有这些制剂包装式样。这些认识差异，是由于中外学者对中医药传统理论理解角度不同，对我国中医药治疗机理有待进一步阐明。因此，中药自身安全度的把握与认识，也应引起我们的重视。

（二）剂型方面

目前，美国不少诊所的中药主要是颗粒剂、胶囊制剂等。我应邀参观了位于加利福尼亚州的美国的 BRION 草药公司，其中药产品近 800 种，如 Agastache Formula（藿香正气散）、Alisma Comination（泽泻汤）、Rehmannia（生地黄）、Rhubarb（大黄）等，均为颗粒及胶囊制剂。在参观时，我看到该公司生产设备十分先进，规模也较庞大。在一些药店见到的一种台湾产中药浓缩冲剂，经提炼、浓缩干燥而成，冲饮即可服用，其中单味中药浓缩冲剂，还用于服用成药时加味之用，冲饮、携带十分方便，这十分符合美国的生活习俗。因为他们喝惯了加糖的咖啡、红茶，从未服用过中药汤，也没见过煮药器皿（瓦罐、砂锅），对煎药方法更是一无所知，什么先煎、后下、布包、对冲、另炖、水磨等完全不懂，给他一份英文中药煎服需知，也要再解释半天，就连对煎出的气味也不习惯。所以除在美国的华人外，美国人很少使用汤剂。这种民族习俗的差异导致了颗粒剂及胶囊剂型在美国占有一定的优势。这种颗粒剂一般服用量为每日 15g 左右，但当我向草药公司总经理问及这种颗粒剂与中药汤剂有无作过疗效对比时，他却表示了无奈神情。

（三）剂量方面

在美国，中药处方的用量与国内也有很大的差别。我接触了一些医生发现汉方药量明显小于国内用量。这种情况具有普遍性。以龙胆泻肝汤为例，国内用药总量为 120g 或 96g，而美国 87.0g。其饮片剂量也偏小，我曾写过一篇“我国大陆中药处方用量与港台地区及日本、欧美之比较与思考”，提请大家对国内大剂量的用药作出思考。

二、中药在美国发展存在的问题

（一）使用中药人员水平参差不齐

国内使用中药的人员是经过训练和受过良好教育的中医大夫，而在美国，经过系统学习的人不多。这无疑影响了中药的健康发展。

（二）重中药而轻中医理论

美国人只把中药当成一种辅助治疗的手段，只注重运用有效的草药，并未认识中医药基础理论对于临床用药的指导意义。现美国共有中医学校 30 余家，大都英语讲课，教材比较简单，而且洋中医不懂中文，限制了他们对中医中药的理解，更无法对病人说明中药的奥秘，来解除病人的疑虑。要使中药“飞入寻常百姓家”还要有一个相当时间。

三、发展对策

尽管中草药已在美国的一定范围内落户，但其使用尚受到极大的限制。50 个州及 1 个特区均以不同方式允许针灸存在，但至今没有允许生药、中成药作为药物进行销售、治疗。

（一）要进一步阐明中医药的科学性

从科学哲学来看，中医学与现代科学分属不同的范畴。这些差异，使得中医药虽然有很好的疗效，但美国对中医药的科学性仍持怀疑态度。这成为影响中药在美国发展的主要原因。因此，积极运用现代科学技术阐明中医药的治疗作用机制，将从根本上推动中草药在美国的广泛使用。目前在美国已开展了一些中药的应用研究，如在著名的 UCLA 医学院，Dr.KaKitHui 教授领导的一个小组从事于从临床药理学的角度，阐明中药疗效的研究。

（二）加强学术交流与渗透

针对美国公众和学术界关注的课题，宣讲中医药特色与优势，进行学术渗透并寻求合作，是使中药走向美国社会的有效途径。在美国期间，我在拉斯维加斯，做了题为

“中医性方药功用探略”的报告，指出性方药泛指治疗与纠正性功能障碍、促进性功能、提高生殖能力和节制生育的方药，从整体调节入手达到强身治病的目的，不同于西方用性激素外源性输入，这一命题引起了美国许多学者的极大兴趣。在洛杉矶，我接受美国电视 18 台采访，介绍了中药提高人类精子质量的研究成果，许多观众来信要求接受中药治疗男性不育症；在霍普金斯大学与美国学者讨论了抗过敏的治疗思路，应该是纠正改善患者的过敏体质，而不是单纯着眼于过敏原的研究和对变态反应的对症处理，他们提出了要进行合作的意向。

（三）进一步扩展中药品种进入美国市场

经常见到国内报刊报道某某中药已通过了美国食品及药物管理局（FDA）的审查。其实，如果作为药品，要进入美国的药物都必须经过 FDA 的严格检验，必须明确标出药物的成分、定性、定量指标，大量的药理数据和临床试用报告。一般在美国，一种药物要通过 FDA，需几年至十余年时间，耗费资金百万乃至上千万美元。因此，任何一种中药作为药品进入美国都是不容易的。目前，美国市场上的中成药都是以保健品的形式出现的，也要求对重金属含量、残留农药、卫生学等方面作出严格检查，且保健品不得写明主治功效及治疗字样。不久前，日本的 TJ-114“川村柴苓汤”作为汉方制剂在美国首次通过 FDA 就其适应证进行临床试验的许可，研究完成后可申请正式应用于临床。中药通过这一途径进入美国的领域将大大增强其应用地位。

四、前景展望

包括中药治疗在内的替代医学疗法在美国的发展尽管还有很多障碍，但已受到美国政府越来越多的关注。1992 年，美国国会授权批准成立了国立卫生研究院（NIH）替代医学办公室（OAM），提出要对包括中药治疗在内的六大类替代医学疗法进行研究。OAM 在其国际合作计划中专门指出“中国中西医结合很普遍，要获得中国对中药有效性的研究成果”，OAM 还与 FDA 进行了常规会谈，以获得他们的合作，以重新评价现行草药、顺势疗法药物的研究与使用的规章。1993 年，OAM 拨款 200 万美金，用于资助替代医学研究，1994 年增至 350 万美金。这一切都表明，中药的研究与应用在美国已露出了金色的曙光。

第四节　国内外中药处方用量比较与思考[1]

我国中药处方用量有逐步增大倾向，并引起国内外学者的关注。有报道，白芍一日量 60g、当归 30g，而蒲公英、大青叶一类草药日 30g 用量亦颇常见。上述药品用量已超过《中国药典》之 1 ～ 4 倍。（按《中国药典》规定，白芍一日量为 6 ～ 15g，当归 4.5 ～ 9g，蒲公英、大青叶为 9 ～ 15g），如果作为个别经验，则有待于进一步总结验证，拿出有说服力的数据，但如作为一种普遍趋向则需予以足够重视。研究这一问题的意义在于：①有助于处方用药的规范，增加用药的安全度，有助于逐步摸清各药的药效量与中毒量，做到安全用药、合理用药。②进一步提高生物利用度，充分发挥药效，从而可以节省大量的生药资源。③可为国为民节省大量的用药开支，我国是一个拥有 11 亿人口的大国，真正做到合理用药，其节省经费是相当可观的。

以下从我国大陆（内地）处方用量与港台地区，以及日本、欧美国家作一比较。

我国目前汉方用量，一般是日本的 3 ～ 5 倍，有的甚至达 10 倍之多。对中日用量的差异，日本学者曾提出如下观点：①中国生药质量较差，药效不高；②二者所用于疾病谱有异；③水质不一，提取率不同；④地理及体质有别，日人身居岛国，体弱不耐重剂；⑤中国煎药方法粗糙，且饮片较大，有效成分难以充分提取，日本生药切小块精煮，提取率高；⑥日本药原不足，不断探索用小剂量取得效果的经验，中国对此则缺乏应有的重视。中国学者桑氏则在上述归纳的基础上，还提出中日用药理论及用药心理的不同，均颇多见地。笔者于 1989 年 9 月至 1990 年 3 月应邀在西欧讲学及临床数月，接触到法国、意大利、比利时、荷兰等国的一些医生及处方，视其用量亦明显小于中国，便带着这个问题查阅了一些海外资料，同样发现中国香港、中国台湾、美国等地区和国家用药量比大陆普遍为低，如《香港中草药》所载苍耳子散，苍耳子、辛夷花、白芷各 6g，薄荷为 4.5g；治疗血瘀经闭及痛经所用方的桃仁、当归为 6g，川芎 3g，红花 4.5g。而台湾用四物汤生药总量一日为 27g，猪苓汤为 28.8g，参苏饮、六君子汤、独活寄生汤为 36g，超过 36g 的方剂用量很少。为了便于对比，笔者以龙胆泻肝汤为例，将中国大陆、中国台湾地区与日本、美国用量作一比较，发现明显差异（表 6–3）。

[1] 王琦．我国大陆中药处方用量与港台地区及日本、欧美之比较与思考．王琦医学论文集，1993：604–608（原载于《中国中医药报》1994.8.26）．

表 6-3　龙胆泻肝汤在中国大陆、中国台湾、日本、美国用药量比较

中国大陆	龙胆草（酒炒）9g，黄芩（酒炒）9g，栀子9g，木通9g，泽泻15g，车前子12g，生地（酒炒）15g，当归（酒炒）9g，柴胡9g，甘草3g △据贵阳中医学院主编《方剂学》，（方出《医方集解》贵州人民出版社）	药味10	累积量 120.0
	龙胆草3～6g，黄芩3～9g，栀子6～9g，木通3～6g，泽泻6～9g，车前子9～15g，生地9～15g，当归4.5～9g，柴胡3～9g，甘草1.5～9g △据《中华人民共和国药典》	药味10	累积量 96.0
美国	龙胆草 Long Dan Cao（Gentian）3～6g. Gentian scabra 黄芩 Huang Qin（Scutellaria）9～12g. Scutellaria baicalens 栀子 Zhi Zi（Cardenia）6～9g. Gardenia jasminoides 泽泻 Ze Xie（Alicma）6～9g.Alisma plantago 车前子 Che Qian Zi（plantago seed）6～9g. Plsntago asiatica 木通 Mu Tong（Akebia）6～9g.Akebia trifoliate 生地黄 Sheng Di Huang（Presh rehmannia）9～12g. Rehmannia glutinosa（Presh rehmannia） 当归尾 Dang Gui Wei（End part of Chinese angelica）6～9g Angelica sinensis 柴胡 Chai Hu（Bupleurum）6～9g.Bupleurum chinensa 甘草 Gan Cao（Licorice）1～3g.Glycyrrhiza uralensi △据杨谦志著《中药与方剂手册》美国洛杉矶出版	10	87.0
中国台湾	龙胆草4.5g，黄芩4.5g，栀子4.5g，木通4.5g，泽泻4.5g，车前子4.5g，生地4.5g，当归3g，柴胡4.5g，甘草3g 据黄荣合编《经验实用民间中药处方》，台北大华出版事业股份有限公司	10	42.0
	龙胆草1.0g，当归5.0g，甘草1.0g，泽泻3.0g，地黄5.0g，木通5.0g，山栀子1.0g，车前子3.0g，黄芩3.0g △据许鸿源《常用汉方方剂图解》，方出《筛氏医案》，台北新医药出版社出版	9	26.0
日本	当归1.5g，泽泻2.0g，甘草1.5g，黄柏1.5g，地黄1.5g，车前子1.5g，芍药1.5g，连翘1.5g，木通1.5g，龙胆草2.0g，川芎1.5g，薄荷叶1.5g，黄芩1.5g，山栀子1.5g，黄连1.5g，防风1.5g △据许鸿源《常用汉方方剂图解》，方出日本一贯堂	16	25.0

“药可治病，亦可致病”，素为医家之警，中医的治疗思想一贯以人的正气为本，追求“以平为期”。《素问·五常政大论》指出：“大毒治病，十去其六；常毒治病，十去其七；小毒治病，十去其八；无毒治病，十去其九；谷肉果菜，食养尽之，无使过之，伤其正也。”言其药有“大毒”“常毒”“小毒”，即是无毒药物也有性味上的偏胜，故用药物治病，必须适可而止，过用或长期服用药物是损害健康的重要原因，因此《素问·至真要大论》强调“久而增气，物化之常也，气增而久，夭之由也”。这些都是从安全用药出发的。事实上近年有关中药过敏、中毒或产生其他副作用的报告日有增多，对此不能等闲视之。

以小量愈病代有名家，即我国现代一些名医亦十分重视“以小取胜”，如蒲辅周老中医用药惯多轻灵，对脾胃虚弱之病，更主张药量宜轻，宁可再剂，不可重剂。认为重则欲速不达，反致虚弱更甚。曾治一久不愈中阳虚弱之低烧患者，投升阳益胃汤，每日煮服 15g（按：比日本量还小）而获效。蒲老常云：“东垣创补中益气汤，黄芪一味，劳役热甚者方用一钱，余药皆为分数，即因中虚不任重剂之故，医者不可不察。”中医研究院已故名老中医郑守谦著有《药性类篡》《本草约言》等书，提出刚柔、动静、升降、浮沉是药性的总和，特别强调用药要恰中其病，不能太过，对皂刺一类药，有时只用 1 ～ 2g，可见药不在多，而在对症，无论从中医治病的指导思想及临床实践来说，用药剂量偏大的倾向均应加以克服，正确引导。笔者仅从学术角度提出如下几点意见。

1．加强对中医临床医师制方法度的要求

中医制方，自古即有大、小、缓、急、奇、偶、复之分，而其组成又有君、臣、佐、使之别，又有相须、相使、相畏、相杀、相恶、相反的七情和合，形成了药物组成复方时相互间的协调和制约作用，如相须的蜈蚣、全蝎同用（止痉散）总计量 1g，即有显著的抗痉厥作用，故医者对处方药用量要从方剂整体上（包括药效学、作用原理、组方配伍）进行考虑，而不是对某一味或某几味药任其增大剂量。

2．从方剂效能与机体内外环境统一的高度来把握运筹用量

所谓内环境，是指用药剂量重视体质因素。《素问·五常政大论》就提出“能（耐）毒者厚药，不能（耐）毒者薄药”的问题。纵观日本、中国台湾许多方剂书籍都把体质作为用药的重要依据。所谓外环境，是指“择时给药”。现代时间治疗学研究证实，许多疾病按照机体生理、病理相应节律给药，能充分利用体内积极抗病因素以增强药力，其用药量要小于原剂量的数倍但能获得更佳效果。更有“气运论治”，即按五运胜复理论用药，仅以原方 2/3 量获效。

3．加强煎煮炮制研究，重视药效发挥

首先药材部门应提供优质药材，包括选料及饮片炮制加工等，在中药的煎煮上要达到现代药剂水平，如加水量、煎煮时间、次数、温度、器皿，以及先煎、后下、包煎、共煎、单煎后混合等均应制定规范要求，使之充分发挥药效。

4. 提倡推广煮散剂的应用

煮散乃是重要剂型之一，现在将古方许多“散”改为汤剂服用，不仅大量浪费药材，而且效果不佳。岳美中老师生前治表虚自汗，用玉屏风散（粗末），每日量9g，煎两次，早晚服，多有治验。岳老说，回忆初学医时，读李东垣《脾胃论》，见好多方剂下都标明为粗末，每服三四钱，怀疑这样小的剂量难以愈病，即擅改散作汤，药量超原方数倍，后通过实践才体会到原来对东垣制方用量的认识不仅不够，而且是错误的。散末不但外用和调服用量很小即效，且泡或煮（煮散）服，因其药物面积小，与溶媒的接触面大，有效成分容易析出，故亦较饮片汤剂省药甚多而疗效不逊。仲景用散达50余方，及五代至宋，更是盛行“以汤为散”（《伤寒总病论》），甚至发展到“一切为散，遂忘汤法”（《圣济总录》）的地步，《本草纲目》对散末应用甚多，其用量多为“方寸匕”“匙”、多不越二三钱（6～9g）。实际上日本现在方剂大多用的也是煮散方法，如果我们也重视起来，同样会节省大量药材。

5. 督促遵守国家药典的规定，增强用药安全的法制观念

药典是国家制定的药品标准，具有权威性，如日本药局规定甘草粉末成人一日量仅为1g，若超过3g，就作违反规定论，而在我国用马钱子、曼陀罗等过量有人追究，用甘草过量引起钠潴留，板蓝根过量致敏都是无人问津的，用人参更是杀人无过了。其实用的只要是“药”，就要受《药典》制约，《中国药典》对每味药用量都有明确规定，医生根据需要在原有剂量上酌情增减是许可的，但如一倍、两倍、三倍地增加剂量，就违背药典规定了。如果你强调用黄芪独特，他强调用当归独特，都不受药典约束，置药典何用呢？故建议对较大超量用药（无论何药）应提出理由经上级医师批准，对有丰富经验的专家，亦需处方上另行签字以示负责，必要时并需向上级部门提供理论及实践依据的文字报告，使大家均有依归。以上各端仅从学术角度论及，真正要使我国中药用药量合理还必须加强中医药主管部门领导管理。

附篇

Ⅰ. 历年发表的方药论文目录

1. 倪诚，王琦，俞若熙，等. 王琦讲堂第二讲“关于乌梅丸与五苓散治疗疑难杂病医案的探讨”. 中医药通报，2012，11（2）：5–13.

2. 王济，王琦，刘保兴，等. 疏肝益阳胶囊对动脉性勃起功能障碍大鼠 VEGF、IGF 及 Akt1 激酶表达的影响. 中华男科学杂志，2012（2）：184–188.

3. 倪诚. 王琦教授从化气布津论五苓散制方思想及其运用心法. 北京中医药大学学报，2011，34（10）：699–701.

4. 倪诚. 王琦教授从气血逆乱热扰水停论高血压病主方. 辽宁中医药大学学报，2011，13（8）：15–16.

5. 倪诚. 王琦教授主病主方学术思想和临床经验总结及治疗变应性鼻炎的临床研究. 北京中医药大学，2011：22–78.

6. 王济，刘保兴，李东桓，王琦. 疏肝益阳胶囊对动脉性勃起功能障碍大鼠 ET 和 CX43 表达的影响. 中华中医药杂志，2011（12）：2948–2950.

7. 王琦. 方为人所用，方为人所宜. 福建中医药大学学报.2010，20（1）：1–3.

8. 姜敏. 王琦老师用硫黄温阳一则. 世界中西医结合杂志，2010，9（5）：800.

9. 王琦，倪诚. 辨体用方论（一）. 天津中医药，2009，26（1）：1–4.

10. 王琦，倪诚. 辨体用方论（二）. 天津中医药，2009，26（2）：93–95.

11. Xiu–Min Li，Qian–Fei Wang，Brian Schofield，Jie Lin，Shau–Ku Huang and Qi Wang.Modulation of Antigen–Induced Anaphylaxis in Mice by a Traditional Chinese Medicine Formula，Guo Min Kang.The American Journal of Chinese Medicine，2009，37（1）：113–125.

12. 王琦，五草汤，陈贵廷. 中国当代名医名方录（修订本）. 北京：中国中医药出版社，2008：183–184.

13. 吴宏东，王琦，任小娟，等. 过敏康Ⅱ号胶囊对 AsAb 阳性大鼠睾丸 Bcl–2、Bax 表达影响的实验研究. 中国男科学杂志.2007，21（4）：39–41.

14. 王琦. 方药活用论. 天津中医药大学学报.2006，25（3）：126–131.

15. 王琦. 新编方剂学. 北京：人民卫生出版社，2006.

16. 王琦，倪平，吴卫平，等. 疏肝益阳胶囊治疗勃起功能障碍的作用机理研究［J］.

中国中药杂志，2005（1）：59–64.

17. 王琦，杨吉相，李国信，等 . 疏肝益阳胶囊治疗勃起功能障碍多中心随机对照试验 . 北京中医药大学学报，2004（4）：72–75.

18. 朱燕波，王琦，折笠秀澍 . 日本汉方循证医学研究的困难性、现状及其对策 . 中国医药学报，2004，19（9）：548–550.

19. 王琦 . 汤方辨证及临床 . 北京：中国中医药出版社，1999.

20. 王琦，王前奔 . 中药毒副作用研究进展述评 . 中医文献杂志，1999（12）：69–72.

21. 王琦，王前奔 . 中药毒副作用发生的原因及其对策 . 中国中医药信息杂志，1998，5（9）：5–7.

22. 王琦 . 评《中医方剂大辞典》. 中国中医药报，1998–04–17.

23. 王琦 . 评《中华本草》. 中国中医药报，1997–03–14.

24. 王前飞，王葛英，陈仁涉，王琦. 过敏康抗过敏作用的实验研究. 中国免疫学杂志（增刊），1995，8（11）：153–154.

25. 王琦 . 我所了解的美国应用中药的情况 . 中国中医药信息杂志，1995，2（4）：41–42.

26. 钱彦方，王琦 . 轻健胶囊的降脂减肥动物实验研究 . 实用中西医结合杂志 . 1994，7（10）：592–595.

27. 王琦 . 韩国仁山竹盐临床及基础实验研究 . 韩国仁山竹盐临床及基础实验研究报告论文集 .

28. 王琦 . 韩医药现状考察 . 山东中医杂志，1992，11（4）：63–64.

29. 王琦 . 日本汉方研究的特色 . 北京中医学院学报，1991，14（2）：12–13.

30. 王琦 . 我国大陆中药处方用量与港台地区及日本、欧美之比较与思考 . 王琦医学论文集，1993：604–608（原载于《中国中医药报》1994–08–26）.

31. 盛增秀，王琦 . 拯危救急话经方 . 上海中医药杂志 . 1989（1）：17–18.

32. 盛增秀，王琦，蒋厚文，等 . 通窍活血汤的临床应用 . 江苏中医杂志 .1985，6（8）：45.

33. 盛增秀，蒋厚文，王琦，等 . 生化汤的临床应用 . 上海中医药杂志，1984（3）：30–31.

34. 盛增秀，王琦，蒋厚文，等 . 活络效灵丹的临床应用 . 黑龙江中医药，1984（5）：48–49.

35. 盛增秀，王琦，蒋厚文，等 . 桂枝茯苓丸的临床应用 . 河北中医，1984（4）：43.

36. 盛增秀，王琦，蒋厚文，等．膈下逐瘀汤的临床运用．湖北中医杂志，1982（6）：48–49.

37. 盛增秀，王琦，蒋厚文，等．补阳还五汤的临床运用．辽宁中医杂志，1982（10）：44–45.

38. 盛增秀，王琦，蒋厚文，等．桃核承气汤的临床应用．陕西中医，1982，3（3）：26–27.

39. 王琦．五位现代名老中医应用经方经验（一）．陕西中医，1982，3（3）：17.

40. 王琦．五位现代名老中医应用经方经验（二）．陕西中医，1982，3（4）：12–13.

41. 王琦．五位现代名老中医应用经方经验（三）．陕西中医，1982，3（5）：20.

42. 王琦．五位现代名老中医应用经方经验（四）．陕西中医，1982，3（6）：17–18.

43. 王琦．五位现代名老中医应用经方经验（五）．陕西中医，1983，4（1）：21–22.

44. 王琦．论经方的研究意义及其运用．贵州医药.1982（2）：64–67.

45. 王琦，李铁君．对叶天士医案运用桂枝汤及其类方的探讨．湖北中医杂志，1980（4）：5–8.

46. 王琦，夏治平．升提固脱煎合并外治法治疗子宫脱垂 20 例．辽宁中医杂志，1980（6）：22–23.

47. 周凤梧，王琦．谈组方法度及加强小方研究应用的意义．山东医药，1979（1）：22–23.

48. 王琦．加强小方的研究工作．江苏医药（中医分册），1978（2）：46–47.

49. 王琦，夏治平．虎杖的临床运用．赤脚医生杂志，1977（3）：29–31.

50. 王琦，夏治平．验方草药选．陕西新医药，1976（1）：45.

51. 夏治平，王琦．凤尾草的临床应用．广西卫生，1976（3）：42.

52. 王琦．龙胆泻肝汤的临床运用．江苏医药，1975（5）：19–21.

53. 王琦，夏治平．验方草药选．赤脚医生杂志，1975（5）：28.

54. 夏治平，王琦．赤小豆临床应用．陕西新医药，1975（4）：41.

55. 夏治平，王琦．萆薢渗湿汤的临床应用．广西卫生，1975（4）：41–43.

56. 王琦，夏治平．“转胎方”矫正胎位不正 89 例初步报告．赤脚医生杂志,1975（9）：46.

57. 王琦，钱道宏，夏治平整理．青蒿治疗疟疾 125 例疗效观察．陕西新医药，1975（3）：19–20.

58. 夏治平，王琦．大蒜、芒硝外敷深部脓肿．新中医，1975（1）：9.

59. 夏治平，王琦 . 验方四则 . 江苏医药，1975（1）：79.

60. 王琦 . 大蒜头、芒硝配合大黄调醋治疗急性阑尾炎 . 新医学，1973（8）：398.

61. 王韵樵，王琦 . 龙胆清脑汤治疗流行性脑脊髓膜炎 37 例的临床小结 . 江苏中医，1965（12）：22-24.

62. 王琦 . 白喉验方 . 江苏中医，1958（5）：37.

63. 江韵樵（王琦整理）. 服曼陀罗过量引起中毒症的一例报告 . 江苏中医，1958（10）：30.

Ⅱ. 历年出版的方药著作目录

1. 王琦，盛增秀，蒋厚文，等 . 经方应用 . 银川：宁夏人民出版社，1981.

2. 蒋厚文，盛增秀，王琦，等 . 活血化瘀方药临床应用 . 南京：江苏科学技术出版社，1987.

3. 盖海山 . 王琦临床方药应用十讲 . 北京：中国中医药出版社，2006.

4. 王琦 . 王琦临床医学丛书 · 下册 · 方药心悟 . 北京：人民卫生出版社，2003.

5. 王琦 . 九种体质的发现 · 下篇 · 辨体论治应用概论 . 北京：科学出版社，2011.

Ⅲ. 方药论著相关图片

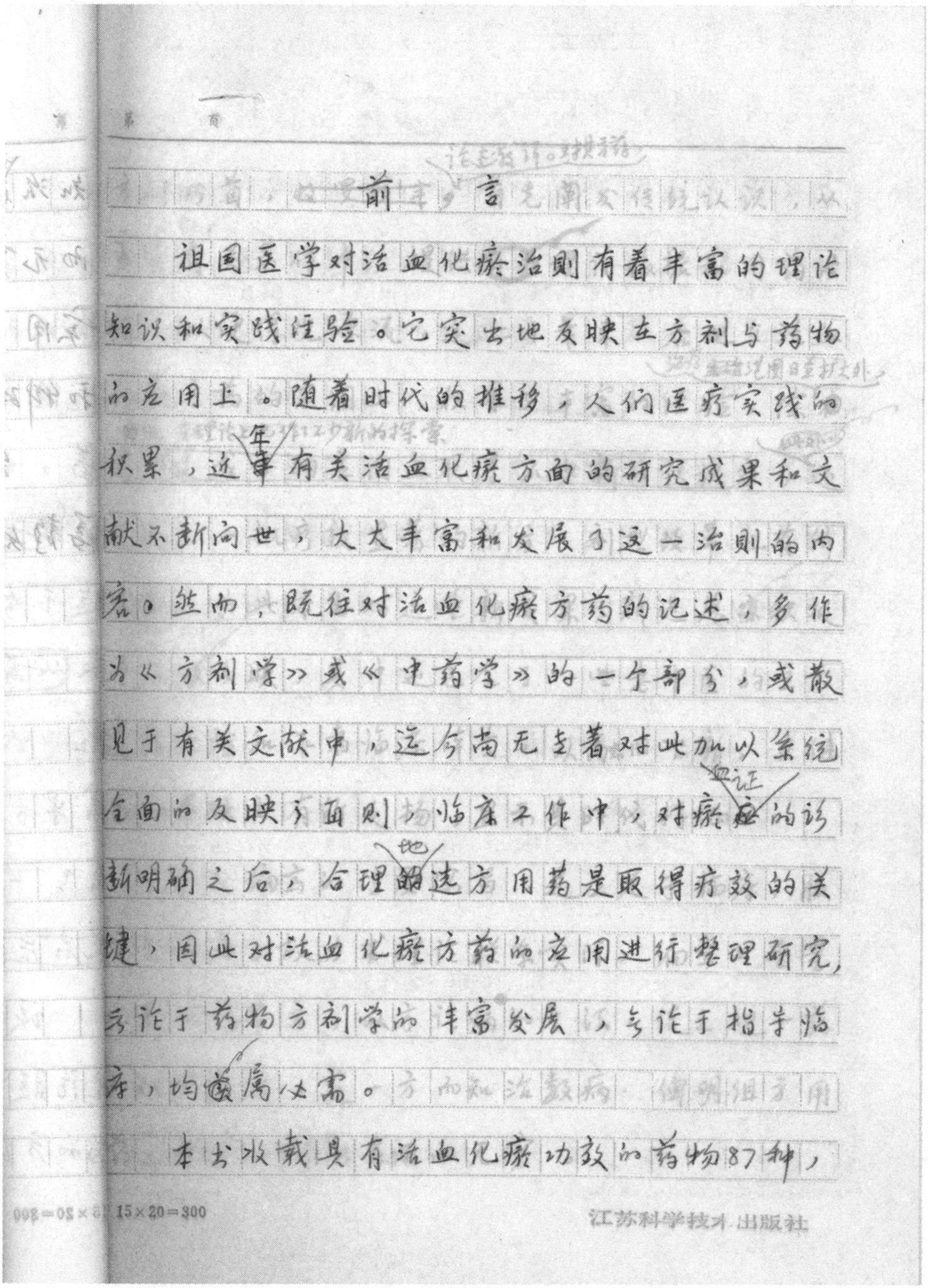

前言

祖国医学对活血化瘀治则有着丰富的理论知识和实践经验。它突出地反映在方剂与药物的应用上。随着时代的推移，人们医疗实践的积累，近年有关活血化瘀方面的研究成果和文献不断问世，大大丰富和发展了这一治则的内容。然而，既往对活血化瘀方药的记述，多作为《方剂学》或《中药学》的一个部分，或散见于有关文献中，迄今尚无专著对此加以系统全面的反映。在临床工作中，对瘀血证的诊断明确之后，合理地选方用药是取得疗效的关键，因此对活血化瘀方药的应用进行整理研究，无论于药物方剂学的丰富发展，或论于指导临床，均属必需。

本书收载具有活血化瘀功效的药物87种，

15×20=300　江苏科学技术出版社

图Ⅲ-1　专著《活血化瘀方药临床应用·前言》手稿

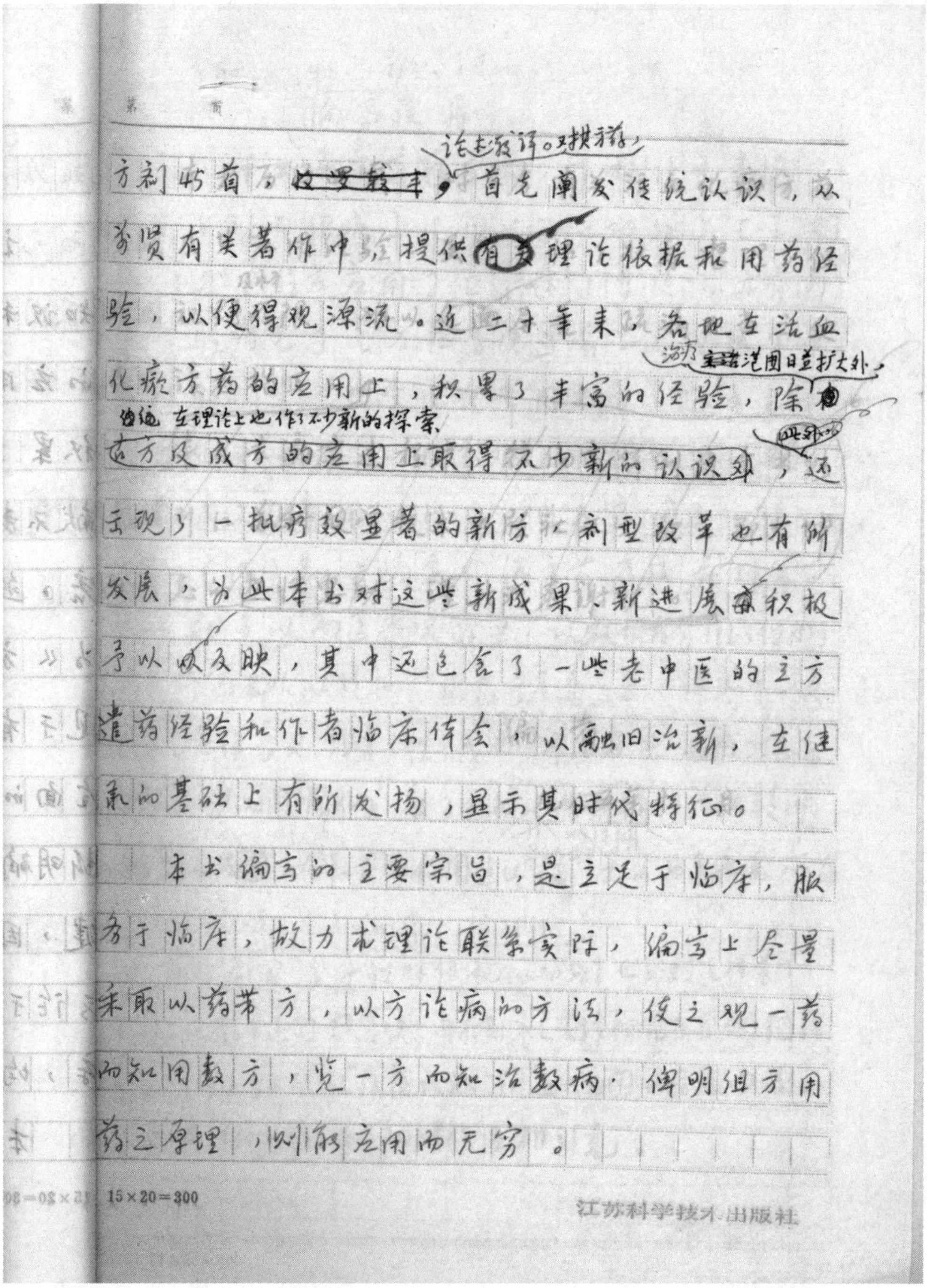
第 页
方剂45首，~~以资教本~~，论述较详，对拱辩，首先阐发传统认识，从
前贤有关著作中，提供有关理论依据和用药经
验，以便得观源流。近二十年来，各地在活血
化瘀方药的应用上，积累了丰富的经验，除治疗范围日益扩大外，
在理论上也作了不少新的探索
古方及成方的应用上取得不少新的认识外，此外，还
出现了一批疗效显著的新方，剂型改革也有所
发展，为此本书对这些新成果、新进展积极
予以反映，其中还包含了一些老中医的立方
遣药经验和作者临床体会，以融旧治新，在继
承的基础上有所发扬，显示其时代特征。
本书编写的主要宗旨，是立足于临床，服
务于临床，故力求理论联系实际，编写上尽量
采取以药带方，以方论病的方法，使之观一药
而知用数方，览一方而知治数病，俾明组方用
药之原理，以解应用而无穷。
15×20=300
江苏科学技术出版社

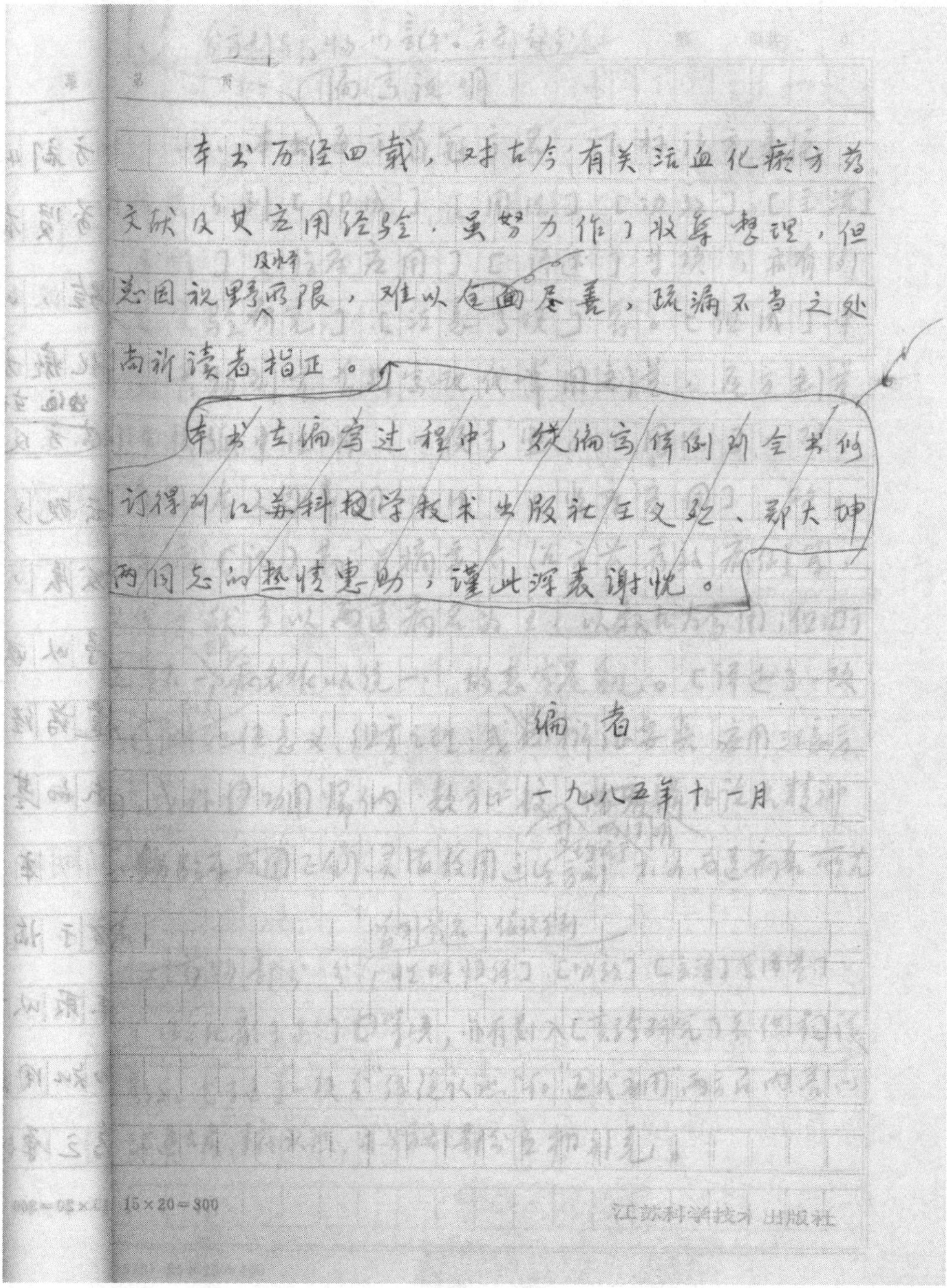

本书历经四载，对古今有关活血化瘀方药文献及其应用经验，虽努力作了收集整理，但总因视野及水平所限，难以全面尽善，疏漏不当之处尚祈读者指正。

本书在编写过程中，从编写体例到全书修订得到江苏科技学技术出版社王文延、郑大坤两同志的热情惠助，谨此深表谢忱。

编者

一九八五年十一月

15×20=300　　江苏科学技术出版社

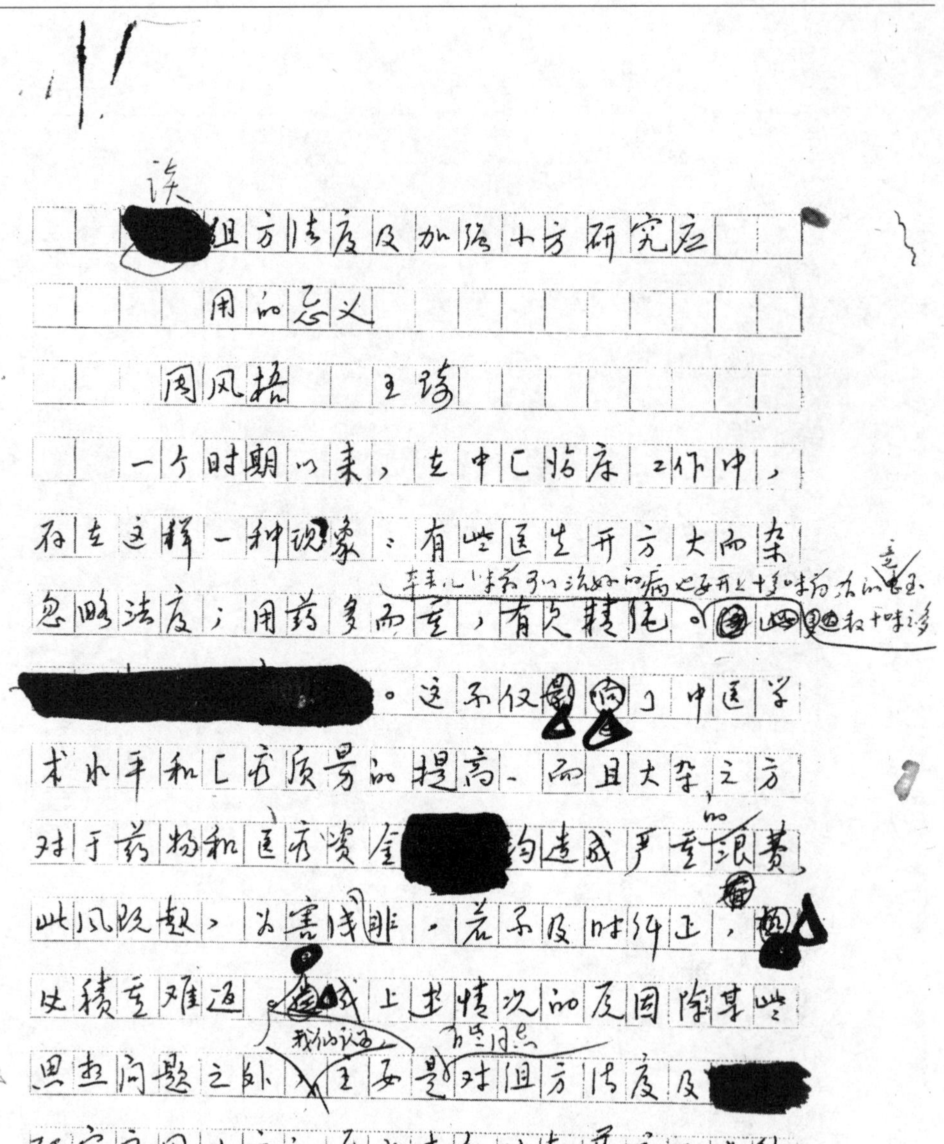

谈[redacted]组方法度及加强小方研究应用的意义

周凤梧　王琦

一个时期以来，在中医临床工作中，存在这样一种现象：有些医生开方大而杂，忽略法度；用药多而重，有欠精纯。本来几味药即可治好的病也要开上十多味药方为满意[redacted]。这不仅影响了中医学术水平和医疗质量的提高，而且大杂之方对于药物和医疗资金[redacted]均造成严重的浪费。此风既起，为害匪浅，若不及时纠正，[redacted]则积重难返。造成上述情况的原因，我们认为除某些思想问题之外，主要是对组方法度及[redacted]研究应用小方的意义未能引起普遍和足够的重视。为此，本文拟就有关问题[redacted]作一粗略的讨论[redacted]

18×15=27[redacted]　　第[redacted]页

图Ⅲ-2　论文《谈组方法度及加强小方研究应用的意义》手稿

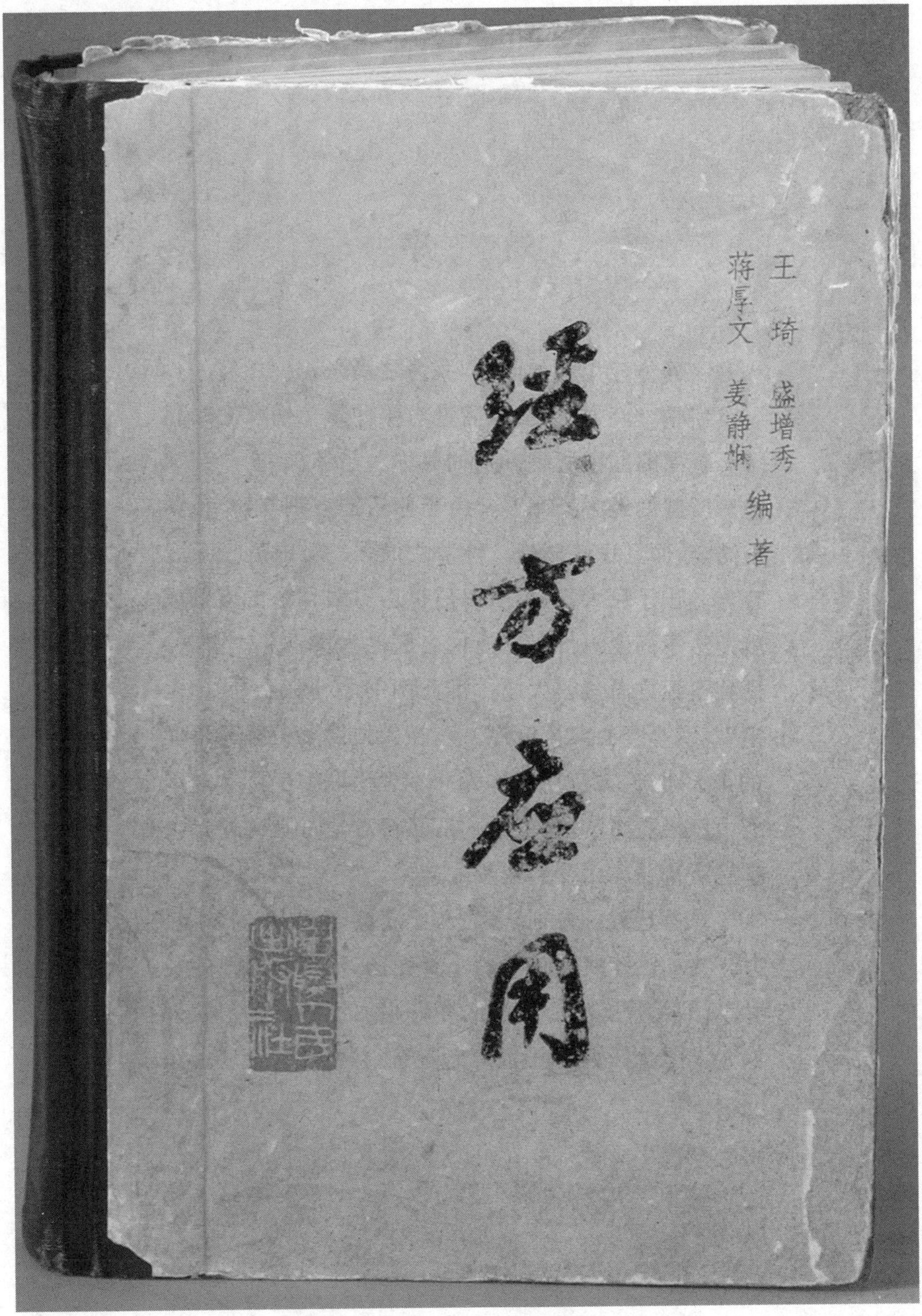

图Ⅲ-3　专著《经方应用》，1981年由宁夏人民出版社出版

刘　序

《经方应用》的问世，我为之高兴。

所谓“经方”，实为后世对张仲景《伤寒论》和《金匮要略》中所载方剂的尊称。与《汉书·艺文志》所载的经方家有别。由于仲景把方剂与辨证紧密结合，而且疗效显著，科学性很强，对中医临床治疗学作出了巨大贡献，所以后世医家对仲景的方剂成就，给予高度评价，如清代名医徐大椿说：“惟仲景独祖经方而集其大成；惟此两书真所谓经方之祖”（《金匮心典·徐序》）。在大力发展中医药事业的今天，《经方应用》作为一本理论联系实际和继承老中医经验而加以整理的书，必将对学习研究仲景之学有所裨益，而受到读者欢迎。

该书选载的方剂，多为久经实践而常用的有效方，诸如治疗痰饮咳喘的小青龙汤，治疗心动悸的炙甘草汤，治疗胸痹心痛的瓜蒌薤白白酒汤，治疗妇人经水淋漓及妊娠下血的胶艾汤等，书中皆有论述。医

图Ⅲ-4 《经方应用·刘序》

学总是随着时代的前进而发展的。仲景所用方剂，经过历代的医疗实践，已不断扩大了它的主治范围，从该书收集内容的丰富及治疗病种的广泛来看，亦可窥其涯略了。

我以为学习研究经方，重在掌握仲景的辨证论治思想，明确这一点，无论治外感或杂病，均能机圆法活，举一反三。作者所选案例，多能体现这一精神。至于所加按语、评述，亦能抓住辨证眼目，而启发读者的思路。不仅如此，该书对组方法度、用药规律，诸如方药的剂量、加减、煎服法等均能阐述精蕴，也是难能可贵的。

余不敏，得以忝附骥尾，故不揣浅陋而为之序。

刘渡舟　于北京中医学院

一九七九年暑假

任　序

经方之说有二，曰经验方，曰经论方。《汉书·艺文志》所载经方十一家，皆属于经验方。自张仲景著《伤寒论》载方百有十三，《金匮要略》载方二百二十六，徐大椿谓："古圣治病方法其可考者，惟此两书，真所谓经方之祖。"称仲景方为经方，即经论方也。惟近人陈无咎则云："经方有二，一遵六经而制方，如《伤寒论》方是；一循经而制方，如《宣明论》方是，下此者，非经方也。"所谓"循经制方"，指按《内经》病证之旨意所制方药而言；但迄未闻有以经方称《宣明论》方者。张元素于太阳病制九味羌活汤，少阳病制一物黄连泻心汤，厥阴病制正阳散，亦未闻有以经方称之者，则陈氏仅为一家之言，究非学术公论。第医学日趋昌明以后，经验方不复为后人所重视，"循经制方"之说，止是徒鸣孤高而已。惟仲景经论方，仍为众所乐道，故王琦诸君集之成书，以广其传焉。

图Ⅲ–5 《经方应用·任序》

近代两经方家，江阴曹家达，巴县吴棹仙，与余皆有师友之谊，皆亲见其运用经方之神奇，亦各有录验传于世，然皆一人之治验也。今王琦诸君《经方应用》之辑，则扩而充之，凡前人医案之所记载，当代杂志之所报道，以及耳闻目睹者，悉依方类列，并为之解说，欲读者既能掌握经方之应用，更能理解应用经方取效之所以然。由是而知经方之应用于多种病证可以取效，应用于不同病人亦可以取效者，不仅在于有其丰富之经验，尤在于理解经方组合之原理所在，斯能应用而无穷矣。王琦诸君集书既成，属弁一言，余固辞不获，爰就经方之义及其成书之旨表而出之，是为序。时己未季夏也。

任应秋　时年六十有六于北京

周　序

《伤寒》、《金匮》是祖国医学最早的临床学、处方学，是内科外感、杂病的辨证基础，是研究祖国医学必读的典籍。

两书所载方剂，每方各有其主证，并具有依据兼证、变证加减的规律，其中既贯串着明确的原则性，又包含着高度的灵活性。后世医者尊为处方的鼻祖，故称之为经方。

《经方应用》一稿，已通篇阅读，作者掌握了大量的临床资料，是实践检验中的经验总结，充分证明了古方今用的临床价值，且体现了祖国医学的辨证特点，在继承发扬祖国医学方面起到应有的作用，是有志学习和研究中医的良好读物。

周凤梧　于山东中医学院

一九七九年一月二十四日

图Ⅲ-6 《经方应用·周序》

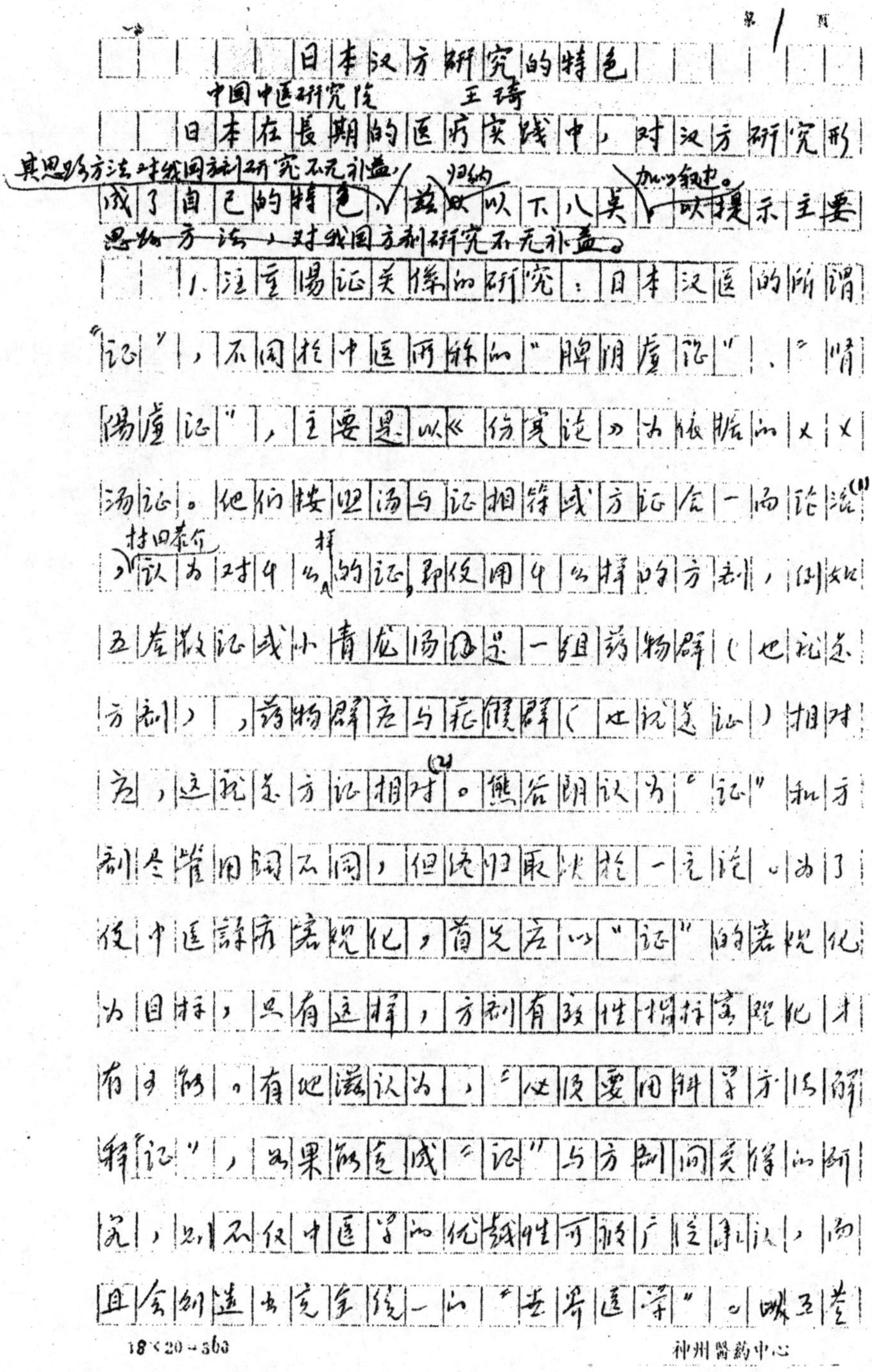
第 1 页

日本汉方研究的特色

中国中医研究院　王琦

日本在長期的医疗实践中，对汉方研究形成了自己的特色，归纳以下八点加以叙述，以提示主要思路方法，对我国方剂研究不无补益。

1. 注重湯证关係的研究：日本汉医的所谓"证"，不同於中医所称的"脾阴虚证"、"肾阳虚证"，主要是以《伤寒论》为依据的"X X汤证"。他们按照汤与证相符或方证合一而论治[1]。杵田恭介认为对什么样的证，即使用什么样的方剂，例如五苓散证或小青龙汤证是一组药物群（也称为方剂），药物群应与症候群（也称为证）相对应，这称为方证相对[2]。熊谷朗认为"证"和方剂尽管用词不同，但统归取决於一元论。为了使中医诊疗客观化，首先应以"证"的客观化为目标，只有这样，方剂有效性指标客观化才有可能。有地滋认为，"必须要用科学方法解释证"，如果能完成"证"与方剂间关係的研究，则不仅中医学的优越性可能广泛承认，而且会创造出完全统一的"世界医学"。磯五巻

18×20＝360　　神州醫藥中心

图Ⅲ-7　论文《日本汉方研究的特色》手稿

鸣 谢

本书在编写过程中参考了以下著作：

[1] 王琦，盖海山．王琦临床方药应用十讲［M］. 北京：中国中医药出版社，2006.

在此，特向参与以上著作编写者表示感谢！